INTERMITTENT FASTING TRANSFORMATION

給女性的 6週 168 間歇性斷食全書

專業營養師教妳善用532原則，用食物調整荷爾蒙，產後、更年期、停經都適用，年過40也能瘦！

辛西亞・梭羅 Cynthia Thurlow —— 著　王念慈 —— 譯

獻給我的摯愛塔德（也是我的支柱）、男孩們（傑克和連恩），

還有「毛孩們」（庫柏和百克斯特）；

謝謝你們一路陪著我成長，鼓勵我逐步完成人生中的狂野夢想。

目 次

Part 3
開始妳的 6 週間歇性斷食計畫

為女性量身打造的「168間歇性斷食計畫」

　　身為女性，我們都想要日子過得快樂、有意義又充滿活力，而這樣的日子絕非癡人說夢話。現代人擁有人類歷史上最長的「平均餘命」（life expectancy），也擁有最佳的健康習慣。我們更懂得吃，更懂得聰明但不蠻橫的鍛鍊自己，也更懂得在繁忙的生活中找到平衡。我們掌握了自己想要的一切，對未來也有諸多期待。可是隨著年歲漸長，我們會注意到自己不再像過去那般青春或活力充沛；我們會覺得，自己彷彿變成了另一個人。

　　妳有過這種感覺嗎？如果有，我想要向妳介紹一位女性。

　　這位女性過去是一位專科護理師（nurse practitioner）。這是一份勞心勞力的工作，每天她都要周旋在病人、家屬和同事之間，花大量的時間去滿足各方的需求。除此之外，她還有兩個正在上小學的兒子，但她覺得自己的工作讓她錯過了許多與他們相處的時光。夜裡她總會睡睡醒醒，所以到了早上，她常常很難從床上爬起來。她的體重逐日攀升，她覺得鏡中的自己又胖又老。

即便生活中充滿不如意的事，她依舊秉持著「衝衝衝」的精神去應對。為了改善症狀，她試著調整自己的飲食和活動狀態，不但減少了碳水化合物的攝取量，還增加了日常的運動量。可是，她把碳水化合物的攝取量減得太低，運動量則提升得太高，反而導致情況變得更糟。

後來，她的生理機能也出現了一連串的問題，像是：腸道受到嚴重的感染，開始對含有麩質和乳品的食物相當敏感；甲狀腺失去了應有的能力，無法維持身體正常的代謝和其他功能；皮質醇（cortisol，一種壓力荷爾蒙）長期處在高漲的狀態。正常情況下，皮質醇只該在我們面臨「戰鬥或逃跑」（fight-or-flight）這類緊急狀況時升高，平時它則應該維持在僅足以使人保持警覺和清醒的濃度。

在荷爾蒙方面，當時她正好步入了「環更年期」（perimenopause，徹底停經前的五到七年）的生理階段，這個時期的荷爾蒙會劇烈變動。她的黃體素（progesterone）日益下滑，雌激素（estrogen）也起伏不定。這些荷爾蒙變化不僅使她變得更胖，還讓她老是想吃東西。雪上加霜的是，她的生活壓力也加劇了這些荷爾蒙的波動，讓它們的起伏變得更加強烈。

她受夠了這一切，下定決心要好好整頓自己的生活方式。她不再過度操練自己，改做瑜伽等比較溫和的運動；她不再攝取促發炎的食物，還為身體補給充足的養分。但，她的體重依舊沒有半點進展，連一公斤都沒有減少。

最後，她默默接受了醫師對她的診斷，即甲狀腺低下，並一心認為只要吃下那些處方藥，就可以神奇地減去身上的贅肉。可是，它們沒有。她的體重沒降、症狀也沒有什麼改善，看到這樣的結果，她的醫師、家人和朋友，都出於好意對她說：「妳已經四十幾歲了，習慣這樣的自己吧！這個年紀本來就會這樣。」她大受打擊、心灰意冷，對自己

全面下滑的健康狀態感到束手無策。

這位女性就是我。那時的我壓力太大、睡得太少、飲食中的碳水化合物含量又太低，再加上我同時身兼妻子、母親和忙碌臨床人員等角色，這一切都對我的健康造成了衝擊。顯然，這樣的生活方式不再適合當時的我，我需要一套全新的對策。

終於，我找到了一個簡單明瞭的方法，就是「間歇性斷食」，它改變了一切。我又驚又喜地發現，它治癒了我的身體、使荷爾蒙回到平衡狀態，也覺得它讓我拿回了對自己人生的主導權。除此之外，我還健康地瘦下來了。

究竟，這套神奇的間歇性斷食到底是什麼？這本書會告訴妳關於它的所有事情，但簡單來說，**間歇性斷食就是一套減少進食頻率的飲食策略，它最在意的是吃東西的「時間」，而非「種類」。**

起初，我對間歇性斷食抱持著半信半疑的態度，因為它看起來很激進，與傳統的飲食觀念大不相同。畢竟，健康飲食的基礎不就是要一日三餐，然後餐間再來點富含營養的小點心嗎？然而，從大量的臨床證據可看出，事實不盡然如此。

我深入探究這門學問時，發現間歇性斷食對人體有幾項驚人的好處，像是：它能恢復我們與生俱來的生理節律、燃脂能力，從細胞層次重整健康，還有穩定荷爾蒙；這些好處會讓我們較不容易肥胖，也比較不易得到糖尿病、心血管疾病和自體免疫疾病。除此之外，間歇性斷食還可預防「代謝靈活性異常」（metabolic inflexibility）；在之後的篇章中，妳會常聽到我提這個詞。如果妳的代謝失去靈活性，就很難有效利用脂肪和碳水化合物產生能量，而這也可能讓妳得到胰島素阻抗、高血壓和發炎等代謝性疾病。

這些發現令我十分雀躍。我知道我必須做出一些改變，因為當時我

的身材大走樣，付出的努力又沒有得到理想的結果。所以我決定放手一試，看看間歇性斷食到底能為我帶來怎樣的成果。事實證明，它為我帶來了非常大的轉變。我終於瘦下來了，瘋狂失衡的荷爾蒙也回歸正常。我變得更有活力，思緒也變得更清晰。我早上能完成更多事情，因為我沒有吃早餐，或者說，沒有吃進需要身體消化的食物。

不只這樣，我整天的工作產能都提升了，因為我的行程不用再繞著三餐和點心打轉。間歇性斷食改變了我的人生，而且我知道，它還會改變成千上萬名女性的人生。就是這樣的想法，促使我發展出這套「給女性的 6 週間歇性斷食計畫」。

沒錯，這套獨特的個人化計畫就是專為女性設計。我們有別於男性，擁有女性獨有的身體結構和生理機能。這些差異都與荷爾蒙有關，女性的荷爾蒙每天都會依據生理階段，包括：更年期前期（premenopause）、環更年期（perimenopause）、更年期（menopause）和更年期之後，產生不同的波動。沒有所謂人人適用的間歇性斷食方式，正是因為這一點，造就了這份 6 週間歇性斷食計畫，與其他飲食法之間的巨大差異。

幫助更多女性健康瘦下來

現在，我透過這份 6 週間歇性斷食計畫，幫助許多女性看到和感受到更好的自己，過去她們從沒想過自己能夠如此。這既是我的專業，也是我的志業。不過，在我一路走到這一步、以此為業之前，也經歷過不少曲折。

我的職業是專科護理師，是位領有合格證照，且取得成人照護（adult primary care）碩士學位的護理師。我們會評估病人的狀態、做出診斷，並協助他們入院。我們就跟醫師一樣，可以為病人開藥和提

供治療。在 1990 年代之前，從沒人想過這一行會發展成眼前這番榮景，但今日，有許多人都選擇把他們的健康交付到我們手中。

我原本並不打算從醫，而是想當一位律師。我讀法律先修課程時，成績很好，也很喜歡研讀律法，但我後來發現自己並不想以此為業，所以並沒有繼續走這條路。我跑去電腦公司上班，卻覺得很痛苦。當時我認為，此刻我依然這麼認為──那種生活不是我要的人生。

我會走入健康照護這個產業，是因為我的狗。我一直都很想要養狗，之後終於養了一隻。我很寶貝牠，而在照顧牠時發現，我很享受把生物照顧得健康的感覺。這個生物不僅限於動物，也包含了人。這就是我當時決定重返學校，改學醫的原因。令人莞爾的是，促成這個轉捩點的關鍵竟是我的寵物。不過可別以為我就這樣去從醫，在我準備去學醫時，我的一位教授告訴我：「別去念醫，妳會很痛苦的，專科護理師比較適合妳。」

我把這個建議聽進去了，而且覺得很有道理。畢竟，我有很多從事醫護工作的家人，稱得上是出生醫護世家。那一瞬間我意識到，這就是我的天職，所以我再次調整了自己的從業方向，自此之後就一直朝著這個方向前進。

我終於看清自己的價值和能力，也相信自己能在健康照護領域開創出一番新氣象。之後我在美國約翰霍普金斯大學（Johns Hopkins University）完成了學士和碩士學位。剛畢業時，我選擇繼續留在霍普金斯工作，因為我對母校頗具威望的愛滋病研究有很濃厚的興趣，所以就以研究實習生的身分參與那些研究。

這份工作很有成就感，但步調有點慢。我是個靜不下來的人，喜歡步調快一點的工作環境。因此，我跑去急診室當護理師。在那裡，妳隨時都要處理各種不同的新狀況。此外，我對心臟照護也很有熱情，所以

後來又到心臟科擔任專科護理師。我很享受這一切。

只不過，當時我心中始終有一個疑慮。投身臨床的這些年來，我默默注意到一個現象：大部分的病人在就醫後，健康狀況都是愈來愈差，而非愈來愈好。在急性和致命性疾病治療上，西方醫學確實能帶來諸多幫助，但對於慢性疾病的預防，它卻完全沒有顧慮到。

就在這個時候，我結了婚，還生下了第一個兒子。不過，我兒子的健康狀況不是很好，這一點讓我很擔心。雖然我一直餵母乳，但他在大約 4 個月大時，出現了嚴重的濕疹，整個人被折磨得可憐兮兮。看了幾次醫生，塗上各種藥膏後，他的濕疹依舊不見起色。我知道必須另尋他法，而且在找到方法之前，我絕對會一直找下去。經過一連串的搜尋，我發現他的濕疹很可能是腸道健康失衡所致。於是我從飲食下手，只給他吃天然、未經加工又營養豐富的食物。事實上，我餵他吃的所有食物都是自己親手做的，不含任何商業食品。終於，他的濕疹消失了。這段經歷不但讓我知道，我兒子有嚴重的食物過敏體質，也讓我明白，**很多健康問題其實都源自「飲食」**。

在此同時，我還是持續對傳統醫學處理和治療疾病的方式懷有疑慮。漸漸地，我對開藥治病這件事愈來愈失望，反而對營養和健康之間的關係感興趣。我想知道我的病人為什麼會得到那些慢性疾病，所以我投注了更多心力去了解這一塊。

我開始關注該用怎樣的方式去幫助和治療病患，才能讓他們的問題不會演變成慢性病。本來我想再去讀博士，但後來我決定研讀健康指導顧問的認證課程（wellness coaching certification）。取得認證後，我發現自己非常認同這種以「營養計畫」為主的治療方式，也很喜歡用這樣的方式去幫助病人。所以就在此時，我做出了一個艱難的決定：離開醫院，自己開業。

這個決定是我有生以來做過最棒的決定之一。我打造了一個成功的事業，至今已經幫助過成千上萬名的女性。經常有人邀請我演講，討論女性健康、營養和間歇性斷食之類的主題。我講過兩場 TEDxTalk，第一場在 2018 年，第二場在 2019 年。我的第二場 TED 演講分享了「女性執行間歇性斷食的技巧」，引起熱烈的迴響，不但獲得超過 1300 萬次的觀看次數，還讓我被大家視為間歇性斷食和女性健康的頂尖專家。這樣的反應真是令我又驚又喜！我很感恩並以謙恭的心，繼續在這條路上耕耘。

我也很慶幸自己此刻能做著這份超棒的工作，引導和照顧像妳這樣，覺得對自己的健康已經束手無策的女性。有這樣的感覺很正常，如果妳已經在傳統醫療體制中處處碰壁，這樣的感覺會更加強烈。妳需要也值得用一套截然不同的方式照顧自己的健康。這套方法安全、天然又具有彈性，可以幫助妳得到最大的效益。我人生的使命還有天職，就是要為妳提供這些選擇和計畫。

後來我又針對個人或團體，陸續設計了一些獨特的營養計畫，幫助大家了解健康的大小事，像是如何飲食、生活、照顧身心，還有能幫助我們活得更健康、更充實，把人生調整到最佳狀態的其他工具。

人類吃下的食物和「吃進它們的時間」，對於體重和身心健康有著極大的影響力。只要知道這些重要的觀念，妳就能好好傾聽身體的聲音，給予它需要的養分，並恢復健康。透過間歇性斷食和營養的療癒力，來幫助像妳這樣的女性，是我畢生的志業。

6 週後，妳將煥然一新

現在，妳和我就即將跟著這本書，一起踏上間歇性斷食的旅程。這份給女性的 6 週間歇性斷食計畫是妳改頭換面的契機，它會讓妳看見它

的力量，幫助妳擁有更輕盈的身形、更美好的身心狀態，而且不用好幾個月的時間，只需要 45 天，約 6 週的時間。

這 6 週不只會改變妳的人生，也會改變生活方式。它們會幫助妳重啟代謝和生活的規律、恢復體內荷爾蒙的平衡、提升活力、擺脫老是想吃東西的念頭、減重以及逆轉慢性病症。它們提供了一個能快速看見成效，又能對健康帶來深遠幫助的對策：妳只需要改變飲食的種類和時間，還有休息和修復身體的方式，再搭配一些簡單的行動即可見效。

妳會用專屬於自己的方式執行間歇性斷食，因為每個女人的生化特徵都不會一樣，有所謂的「生物個體性」（bio-individuality）。根據妳的年齡、性別、生理階段等因素，妳會有自己的荷爾蒙狀態、代謝方式，還有其他的特定健康需求。正因為我們都是獨一無二的個體，所以這套計畫會依照妳的生物個體性「量身打造」；這也是這套計畫不同於其他間歇性斷食的一大原因。

多年來，我已經用這套方法親自指導過上千名女性，都得到非常好的成果。她們來找我時，都是為了減重，但在成功變瘦後，卻會繼續自主性的執行這套方法，因為她們很享受它帶來的抗老和其他的健康益處。這套方法會融入妳的生活，成為日常中的一部分。

最近我開設了一門「間歇性斷食菁英班」的課程，以下是一些女性學員上完這門課的反饋：

「我總共瘦了 3.6 公斤，大部分的腰間肉都不見了。我覺得身體變得更協調，可以很平順地長時間禁食。工作時，我不會老想著要吃披薩和糖果，也不會覺得很累，這對我幫助很大。短短的 3 週內，我的生理、心理和情緒都出現了正面的變化。」

「開始上這門課後，我的睡眠變好了，選擇食物的能力也變好，還

瘦了 3 公斤。對我這個 58 歲的停經婦女而言，這些好處徹底翻轉了我的人生。我終於意識到，自己值得這樣的生活，也值得為這樣的健康付出努力。」

「我不再總是有餓肚子的感覺，能充分感受到飽足感，而且也只會想吃健康的食物。我的血糖值變正常了，睡眠品質也改善了，可以一覺到天明。我的活力大增，所以現在我每天快走的強度，已提升到一天 3.5 英里。」

「我戒掉了糖癮。我的思路變清楚了，話說到一半就忘了接下來要說什麼的情況也消失了，且也瘦了 3 公斤。」

「間歇性斷食使我有時間為自己安排一段晨間儀式，用散步、深呼吸和一杯綠茶開啟一天。我覺得很棒，能平心靜氣地處理我的網路事業。開始間歇性斷食後，至今我已瘦了 9 公斤；不但達到目標體重，還養成了容易燃脂的體質。」

不只變瘦，而是變得更健康

這些女性能如此成功地貫徹這份計畫，妳也可以。這份計畫共分三個階段，第一個階段是「啟動期」（Induction）。這是為期 1 週的準備期，它會告訴妳該如何整頓自己的食品儲藏室、減少飲食中的麩質和乳製品、戒掉一直吃零食的習慣，並學會選擇能啟動身體燃脂力的食物。採取這些簡單的行動後，妳會在站上體重機時立刻看見成效：體重機顯示的數字變小了。移除那些會讓妳倦怠、脹氣（或任何腸胃不適）和思路不清的食物後，妳就會感覺到自己充滿活力，並開始改善健康。

下一個階段是「優化期」（Optimization），妳會學到該如何創造個人的禁食和進食時段，以及如何根據生理階段（育齡期、環更年期、更年期或更年期之後）選擇和安排飲食中的巨量營養素（macronutrient，即蛋白質、碳水化合物和油脂）。如果妳很喜歡身體在第一週的變化，那麼此階段帶來的成果，肯定會令妳欣喜若狂。妳的整體健康狀態，不論是在體重、渴望吃東西的念頭、睡眠品質、荷爾蒙平衡、思路清晰度、活力狀態或消化功能等，都會大幅改善。

在那之後，就是最後一個階段「微調期」（Modification）。在這個階段我會提供妳一份週計畫，告訴妳一些進階的間歇性斷食技巧，幫助妳更上一層樓，包括延長禁食時間、改變禁食方式和調配碳水化合物的攝取量等，都是其中的一部分。在這個階段，妳先前體會到的那些好處都不會消失，甚至還會變得更明顯。

誠如我在前文中所說，妳一定會迷上這種生活方式，並願意繼續用該方式生活。因此，我會提供妳一些維持這種生活方式的策略。6 週間歇性斷食就像是個引路人，帶著妳一步步走入這樣的生活方式，而從這一刻起，妳就能自然又輕鬆地將它落實在日常中！

這本書就像是一條救生索，能幫助妳變得更好、活得更好。只要妳開始照著我的計畫執行間歇性斷食，並謹守它的每一項策略，我在前文提到的所有好處，都會陸續在妳身上發生。在這本書中，我會詳細說明間歇性斷食的運作方式，並讓妳了解自己的身體是以怎樣有趣的方式和諧運轉。我也會透過一些基礎科學理論，帶妳一窺它如何影響體重、各種疾病和整體健康狀態。

妳會學到應該如何吃才能得到最佳成果，而且有美味的食譜和易於遵循的飲食計畫當後盾。我們會深入探討這份計畫，包括三個階段的具體細節，且根據妳的生理階段調整這份計畫，同時幫助妳付諸行動。這

一路上的每一步，我都會在一旁指導，好讓妳有所啟發、收穫，朝向成功邁進。

　　閱讀這本書時，我建議妳照著章節的安排依序閱讀，這樣妳才會對這整份計畫的脈絡有清楚的認識。請以開放的心胸閱讀本書，因為我會與妳分享一些妳從未聽過的新資訊。知道這些知識後，妳就不會認為變胖、倦怠、思路不清和其他健康問題是老化的正常現象。才不是這樣！

　　我也要提醒妳，執行這份計畫時，請不要對自己太苛刻，因為這份計畫本來就保有許多彈性。它不是一份死板的計畫，相反的，它是一份以妳為中心的計畫，配合著妳獨有的生化反應和生活方式運行。一旦妳找到了與間歇性斷食的相處之道，就會明白，這是一套能讓妳奉行終生的生活策略。

　　我想讓妳知道，我理解妳的處境。記得嗎？過去我也曾因傳統醫療的不足，苦尋解方好一段時間。我永遠都忘不了那段日子，當時我覺得自己臃腫、提不起勁又沒活力，只能在一次又一次的失敗中掙扎。但請妳聽我說，我會善用這番獨特的優勢來幫助妳，也能理解變胖、活力低落、老是想吃東西等問題是怎樣的感受。

　　最好請容我問問妳：妳做好翻轉這一切的準備嗎？如果做好了，就給自己 6 週的時間，妳一定會變瘦、不再老是想吃東西，並為身體注入活力。不僅如此，還能用這樣的最佳狀態，快樂又長壽地度過餘生。

　　躍躍欲試了嗎？那麼就與我一起踏入間歇性斷食的世界吧！

辛西亞・梭羅 Cynthia Thurlow

註：欲查閱本篇引用的參考文獻，請至網站 cynthiathurlow.com/references。

透過「間歇性斷食」，
打造健康的身體及荷爾蒙狀態

為什麼要進行「間歇性斷食」？

當妳的年紀從三字頭、邁入四字頭時，某些事情就會悄悄在體內發生。妳可以從一些小地方注意到自己的轉變，像是日益發福的身形，和老是想要吃東西的渴望。早上起床，妳無法再像過去那樣，從床上一躍而起。妳可能會出現脹氣、睡不好、腦霧和情緒起伏不定的症狀。妳覺得自己未老先衰，而且一點都不想要接受這樣的事實。大部分的女性在發現這些轉變時，多半都會感到痛苦、沮喪，還有害怕。

我懂。我真的懂，因為我自己就有過這種經驗，還幫助過無數像妳一樣的女性。妳有這樣的感覺很正常，妳並不孤單。但請放心，讓自己變得更健康這件事永遠不嫌晚，妳還是有機會重拾昔日的外貌、健康、活力和清晰的思路。

希瑟就是一個好例子。她來找我的時候 54 歲，已經停經 4 年，整個人非常低落。「任何方法對我都無效」，她用一種消沉、沮喪的語調對我說：「我少量多餐、計算熱量，還瘋狂運動，但體重就是不下降。我討厭這些多餘的贅肉，它讓我覺得自己又老又疲憊。老實說，我已經

對這一切不抱任何期望了。」

希瑟甚至服用了一種叫做「芬他命」（phentermine）的減肥藥。芬他命的藥性與安非他命（amphetamine）這類的「興奮劑」相似，它會刺激中樞神經系統（神經和大腦），使心跳和血壓升高，並抑制食欲。不過它也有許多可怕的副作用，光是輕、中度的症狀就有：失眠、頭痛、頭暈、血壓嚴重飆升、胸痛和呼吸急促等。

這種藥根本連碰都不該碰。我和希瑟談過後，就以我個人的經驗和專業引導她，讓她明白減重和駕馭更年期的最佳方法，而且這一切都是從生活方式下手，無需使用任何藥物。我告訴她，我為她規畫的計畫，每一個環節都能緩解她的症狀，幫助重新找回青春和有活力的自己。

希瑟打起了精神，決定全力以赴的執行這份計畫。她調整了她的飲食，緩緩地展開了間歇性斷食的生活方式。她的成效令人眼睛一亮，才8週就瘦了 4.5 公斤，而且朝她的目標體重持續下降中。這段期間，她沒有被餓到，也不覺得自己吃得特別少，或是特別疲累。現在她已經變得更有活力，也更有自信，過去她從未想過自己在這個年紀還能擁有這樣的狀態。

就跟希瑟一樣，或許妳一直照著傳統的減重方式土法煉鋼：計算熱量、少量多餐，還有一定要吃早餐，這些都是我們長久以來被灌輸的減重觀念。或許妳能因此瘦幾公斤，但之後妳就會遇到撞牆期、出現溜溜球效應，或是無法維持理想體重。

又或者，妳還會招來其他更令人心煩的症狀。舉例來說，妳不只晚上睡不好，就連早上起床也要花上更長的時間；或許身上疼痛的地方變得更多、更強烈；或者無法像過去那樣條理分明的思考，甚至是清楚地記住生活中的大小事。這就像是妳知道身體正在改變，卻只能眼睜睜的看著一切發生。這種感覺很糟、很惱人，也很容易令人放棄努力，即便

妳一心想要找回那個狀態絕佳的自己。

在女性健康和減重這一塊，我永遠都會看見令我驚訝的建議，許多看似「有道理」的建議，其實都不太能幫助到女性，我個人曾經最愛的「少吃多動」就是一例。這個建議完全沒幫到過去的我，反而還帶來了反效果。我不只變胖，無法擺脫眼前困境，還覺得自己變得更不健康。

因此，我要提醒妳：千萬不要因此感到自責。不是妳搞砸了這一切，搞砸這一切的是那些建議。以下就是那些「老掉牙建議」的四大教條：

不當建議 ①

掌握熱量的攝取量和消耗量，這是最重要的事

如果妳為了減重或控制體重，不停地計算熱量，那麼妳恐怕畫錯重點了。我們該關注的，應該是吃進的蛋白質、碳水化合物和油脂的「品質」，而不是一直計算熱量。這是我們減重、控制體重和照顧健康的一大關鍵。選擇優質的食物才能讓妳獲取充足的營養素，例如：維生素、礦物質和纖維素。

劣質的食物，即加工的碳水化合物，例如：糖果、洋芋片、汽水和商業化的烘焙食品等，會使人發胖和生病，不是因為它們的熱量很高，而是會引發一連串的反應，增加身體的脂肪儲存量。這些食物被吃進肚裡後，會快速分解成糖，而為了處理這些糖，胰臟會分泌大量的胰島素。胰島素是一種荷爾蒙，就像是脂肪細胞的肥料，它會告訴妳的細胞，把吸收到的熱量轉化成脂肪。

另一個問題是，我們減少熱量的攝取時，身體會有所反抗。為了讓食物和能量支持身體更長的時間，我們的代謝速度會慢下來，飢餓感也會變得更強烈。這對體重控制不只沒有半點幫助，還會讓體內控管飢餓感的荷爾蒙——瘦體素（leptin）和飢餓素（ghrelin）失衡。（之後的

章節會對這些荷爾蒙做更詳盡的介紹）

不當建議 ②

早餐是一天中最重要的一餐

大錯特錯！在一大堆劣質研究和早餐麥穀片產品的行銷手段之下，我們一再被灌輸吃早餐是一件健康的事情。我們都聽過這樣的話「不吃早餐是非常糟的習慣，會導致糖尿病、變胖和其他健康問題」。

但事實是，根本沒有多少研究證據支持這樣的論述。一項文獻回顧研究，分析了自 1990 年到 2018 年發表的十三項臨床試驗，做出了這樣的結論：「無論是否有吃早餐的習慣，吃早餐恐怕都不是個好的減重策略。建議減重的成年人吃早餐需要謹慎，因為早餐可能會造成反效果。」這項研究也發現，不吃早餐者的體重比吃早餐者輕。

所以不吃早餐沒有關係，甚至它其實是個好點子，能為妳帶來很多好處。

不當建議 ③

吃東西的種類比時間重要

吃下健康、天然、未經加工的食物，當然很重要。可是要讓一切有所不同，妳吃東西的「時間」也很重要。這個「時間」也要考量到「用餐時間」是否與妳的晝夜節律（circadian rhythm）同步。這套複雜的生理系統會調控妳的睡眠 - 清醒週期（sleep-wake cycle），以及所有與它相關的荷爾蒙和代謝路徑。間歇性斷食會配合妳的晝夜節律和代謝規律進行，達到改善人體諸多健康指標的效果，例如：胰島素敏感度（insulin sensitivity）、心臟危險因素、大腦健康、整體疾病風險，還有最重要的，即過重和肥胖。

舉個例子來說，一項為期 10 週的減重研究發現，相較於讓受試者按照原本的用餐時間進食，改變他們的進食時段（要求受試者把早餐時間延後 90 分鐘，並將晚餐時間提早 90 分鐘），反而可以減去兩倍的體脂肪，而且就算在進食時段，也能隨意享用想吃的食物。由此可知，「**進食時間」才是最重要的，它是擁有健康體重及遠離眾多疾病的關鍵。**

不當建議 ④

少量多餐可以促進脂肪燃燒、穩定血糖

這句話妳聽過多少遍了？許多人認為，少量多餐可以刺激代謝，使身體燃燒更多熱量，也可以控制飢餓感，讓人比較不會覺得肚子餓。但已有研究證實，這都不是事實。根據加拿大渥太華大學（University of Ottawa）的研究發現，在限制熱量的飲食條件下，一日六餐的減重成效並不會優於一日三餐。

另一項研究則發現，進食頻率由一日三餐轉換為一日六餐，既不會刺激熱量燃燒，也不會提升減脂效果。至於食欲的部分，並沒有證據顯示，一日六餐能抑制飢餓感；反而是每餐吃多一點，但不要吃那麼多餐，能降低整體的飢餓感，並令人感到飽足。

幾年前，我幫助過一位叫做凱倫的健身選手。就跟許多運動選手一樣，她也在各種建議的洗腦下，堅信一日六餐是減重和保持健康的唯一方法。可是這個方法並不適合凱倫。為了做到一日六餐，凱倫一天到晚都在備餐，還變得過度在意吃飯這件事，進而導致她常暴飲暴食。我協助她把飲食方式轉換成 6 週間歇性斷食計畫後，她整個人都不一樣了。凱倫告訴我：「間歇性斷食改變了我的人生，還讓我學到了好多飲食知識。現在我活力充沛、皮膚光亮、睡眠品質超好，而且不再是食物的囚犯了。」

這些不合時宜的教條導致肥胖率日益攀升，現代人的代謝狀態每況愈下，並衍生各種疾病，也使得各世代的生活品質不斷走下坡。從流行病學的角度來看，此刻這些健康危機正持續影響著為數眾多的女性。美國國家衛生統計中心（National Center for Health Statistics）的數據顯示，過去幾年來，20 歲以上女性的肥胖盛行率已經從 25.5％上升到 40.7％。2019 年的一份期刊報告推測，到了 2030 年，美國的總人口中，將有 25％以上的人都會符合「重度肥胖」的標準，而這也會是女性之間最常見的肥胖等級。當然，肥胖與許多致命的疾病都有關聯，像是心臟病、第二型糖尿病、各種癌症和憂鬱症等。

是時候承認這個事實了，在處理過重、肥胖和健康狀態不佳的相關議題上，我們需要一套更好的辦法，而間歇性斷食就是這套辦法中的重要一環，同時，它也是帶領我們邁向「健康自由」和「體重自由」的一盞明燈。

什麼是「間歇性斷食」？

簡單來說，間歇性斷食（intermittent fasting）就是「減少進食的頻率」。妳會有一段時間什麼都不吃（即禁食時段），只在特定的「進食時段」吃東西。在進食時段裡，妳可以享用蛋白質、健康的油脂和非澱粉類的碳水化合物，而且不需要對熱量斤斤計較。妳會慎重的定下進食和禁食的時段，並刻意減少進食的頻率，可能是少吃一餐，也可能是數餐。

目前最廣為大眾使用的間歇性斷食法有三大類，分別是：隔日斷食法（alternate-day fasting），今日進食，隔日禁食；5：2 間歇性斷食（5：2 intermittent fasting），一週禁食 2 天，其他 5 天進食；以及每

日限時進食法（daily time-restricted feeding），一天有 12 至 16 小時以上（含晚上睡覺時間）什麼都不吃，只在特定的時段進食。

我的 6 週間歇性斷食計畫就是以「限時進食法」為中心，並以「16：8」的模式為基礎（16 小時禁食，8 小時進食）發展而來。這是一套是最容易執行、最具彈性，也最適合各年齡層女性的計畫。妳可以根據自己的生理階段（育齡期、環更年期、更年期或更年期之後）安排進食和禁食時段，這樣它就能配合著妳的狀態，幫助維持體內荷爾蒙的平衡。另外，這樣的禁食時間其實不算很長，待身體漸漸適應禁食後，還可以一點點的慢慢拉長禁食時間。

跟眾多其他類型的飲食計畫不同，許多研究顯示，限時進食法的依順率（adherence rate）比較高，亦即可以輕鬆落實它，而且想持續多久就多久！我的計畫也會讓妳在進食時段，吃進各種富含營養的食物。最重要的是，這份 16：8 計畫能為健康帶來許多經過驗證的好處，尤其是在女性健康這方面。

對一般大眾而言，間歇性斷食是一個新觀念，它是一種新穎的飲食方式，直到最近才流行起來。話雖如此，但大家常常忘了，其實間歇性斷食很早以前就出現了。事實上，它與我們先祖的飲食模式不謀而合。在史前時代或物資尚未如此富足的年代，我們的祖先不會天天固定吃三頓飯，並時常吃零食。他們不像今日的我們，可以輕易取得無數的食物。他們可能會好長一段時間都沒吃東西，因為在當時，要找到食物並不是件容易的事。視季節和氣候而定，有些日子，他們可能會一天吃好幾餐，但有些日子，他們可能就只會吃一餐，甚至完全沒吃任何東西。正因為如此，我才會認為，人類很適合用間歇性斷食的方式飲食，因為我們就是這樣演化而來，本來就內建這樣的進食模式。

為了健康、為了荷爾蒙，還有為了妳身為女性的福祉，間歇性斷食

是妳最強而有力的選擇。實際上，它的力量也比我能開立的任何藥物都要強大。**縮短進食時段，拉長禁食時段**，能為妳帶來一些驚人的好處，以下就是間歇性斷食的十大功效：

① 燃燒脂肪

許多三十幾歲、四十幾歲或五十歲以上的女性，都為了減重節食多年，但她們的體重始終起起伏伏。不僅如此，這個起伏還有逐年增長的趨勢，從原本的一年 4.5 公斤上下起伏，變成 9 公斤、14 公斤或更巨幅的震盪，所以有很多女性的衣櫃裡，都塞滿了各種大、小尺碼的衣服。這種會造成體重上下起伏的節食方式，就是所謂的溜溜球飲食（yo-yo dieting），對健康非常不好。美國心臟協會（American Heart Association）的一份研究指出，相較於體重多年來都穩定保持在某個數值的女性，採取溜溜球飲食的女性，其罹患心臟病的風險較高。反覆節食絕對不是一個好的飲食習慣，不過現在妳有能力擺脫這樣的習慣，因為間歇性斷食能幫助妳。

間歇性斷食之所以能幫助妳的一大原因是，它可以平衡體內的荷爾蒙狀態。人體的多個重要荷爾蒙都能因間歇性斷食而活化，而且這些荷爾蒙在體重控制和健康上，多半都能帶來許多正面影響，例如：提升「脂解作用」（lipolysis，即燃燒脂肪）、增進代謝靈活性（適當使用燃料的能力，詳情請見下文）、避免身體囤積脂肪等。在接下來的章節中，我會詳細介紹這些荷爾蒙。

除了平衡體內的荷爾蒙狀態，斷食還能加速代謝，這也能幫助妳維持健康體重。一項回顧性研究就指出，斷食可以減少 4％ 至 7％ 的腹部脂肪。由此可證減重時，間歇性斷食是我們的一大利器。

間歇性斷食能幫助我們的另一個原因，與人類身上的脂肪種類有

關。人體有兩種脂肪組織：棕色脂肪（brown fat）和白色脂肪（white fat）。棕色脂肪可以燃燒能量，因為它含有大量的粒線體，是細胞的發電廠。

如果能選擇，妳會希望身上的脂肪以哪一類居多？棕色脂肪，對吧？但事情沒有那麼簡單。成人身上的棕色脂肪並不多，一般來說，棕色脂肪只會大量存在於嬰兒身上，他們那些可愛的「嬰兒肥」（baby fat）通常都是由棕色脂肪構成。不過好消息是，科學家最近發現，我們可以把白色脂肪轉變成棕色的！間歇性斷食就是促成這個轉變的推手。

這個美好的發現是在小鼠實驗中觀察到的。當時研究人員讓一組小鼠以隔日斷食的方式進食；另一組小鼠則讓牠們想吃就吃，愛吃多少就吃多少。後來他們在斷食組的小鼠身上發現，間歇性斷食改變了牠們的腸道菌相，而此舉也促使腸道生成了短鏈脂肪酸（SCFAs）。這個反應能將囤積脂肪的白色脂肪，轉化成燃燒脂肪的棕色脂肪，不但能有效降低肥胖，還可改善胰島素阻抗（此為導致糖尿病的一大問題）。

當然，這個研究的實驗對象是小鼠，不是人類，這一點我在引述研究時都有考量到。然而，小鼠的代謝方式和人類相似，所以這些發現還是非常值得注意。這項研究傳達出的重要訊息是，間歇性斷食對燃脂有非常大的幫助。

② 促進腸道健康

現在來談談腸道。小腸裡住著數兆個微生物，統稱為微生物體（microbiome），它們會分解食物，合成營養素，例如：維生素 K 和 B 群。它們以膳食纖維還有某些澱粉類食物為食，創造出對肌肉功能和預防疾病至關重要的化合物。我們腸道裡的微生物甚至會影響心情和思想，在大腦和消化系統之間傳送信號。此外，它們還會做許多其他的事情，

像是減少發炎反應和調節妳的胃口，以上這些都會影響體重和健康。

而近來研究發現，腸道內有兩大類與體重控制相關的細菌：擬桿菌門（Bacteroidetes）和厚壁菌門（Firmicutes）。兩者之間的平衡，似乎左右著體重的起伏。許多研究都有這方面的發現，以 2020 年的近期研究為例，研究人員發現相較於體重適中者，肥胖者有較多的厚壁菌門，較少的擬桿菌門。不過，也有不少研究沒有觀察到這方面的關聯性，所以此事目前尚無定論。

除了減重，用對的食物餵養腸道裡的細菌，還能維持好菌和壞菌間的平衡，守護健康。但是，可不是只有食物的種類會影響這份平衡，吃東西的時間也會。舉例來說，**在禁食期間，好菌的勢力就會快速擴張**。

另外，動物研究顯示，腸道細菌有自己的晝夜節律，而且這樣的週期會不停在不同菌種之間上演。研究腸道微生物體的科學家認為，我們睡覺和禁食一整夜的時間，或許是某一群細菌蓬勃發展的最佳時機；等到我們清醒和進食的時候，就又會是另一群細菌的天下。這樣的循環每 24 小時就會進行一次。

另外，間歇性斷食對「複合位移運動」（migrating motor complex，MMC），這種重要的消化機制也有幫助。這個機制會以大約 2 小時的週期，控制胃和小腸的收縮。

複合位移運動在小腸也扮演著「管家」的角色。它會掃蕩小腸裡所有的食物碎粒，把它們送往大腸。有鑑於它的運作週期，複合位移運動只有在禁食期間能發揮清掃小腸的功能。我們進食的時候，這項功能就會自動停止運作。因此，假如妳在餐間吃很多零食，可能就會使複合位移運動的功能大打折扣。利用間歇性斷食安排用餐時間，可提升複合位移運動的效能。

斷食也可以激發「環腺苷酸」（c-AMP），這是腸道細菌使用的能

量分子，構成腸道內襯的那些細菌更是需要它們。同時，這個能量轉換也會進一步活化保護腸道內襯的基因，使得腸道擁有更好的力度和完整度。如此一來，腸道裡的細菌、食物碎粒和毒素就不會外漏（這種症狀叫「腸漏症」〔leaky gut syndrome〕），引發健康問題。

腸道裡的細菌能為妳做的好事還不只這些。某些細胞可以分泌血清素（serotonin），並因間歇性斷食受到保護。血清素是一種重要的荷爾蒙，在人體具有多種功能，與情緒和幸福感息息相關。人體有好幾個地方都會生成血清素，但這些細胞大部分都位在腸道，因此會受到間歇性斷食保護的細胞就是它們。研究也顯示，間歇性斷食可以減輕憂鬱症。更何況，女性比男性更容易得到此症，尤其是在中年之後。

③ 創造代謝靈活性

在閱讀這本書時，妳會經常看到我提到「代謝靈活性」（metabolic flexibility）這個詞。簡單來說，它指的是細胞將碳水化合物和油脂轉化成能量的能力。如果妳具備代謝靈活性，就能燃燒掉吃進的碳水化合物和油脂；或者，就能在沒吃任何東西的時候（間歇性斷食時），燃燒體內的脂肪。簡而言之，妳的代謝會很靈活，身體可以透過各種來源的燃料產生能量，不論這個燃料是剛剛才吃進肚裡的食物，或早就儲存在體內的存糧。

在舊石器時代，我們的祖先都擁有良好的代謝靈活性，因為在大自然中生活，食物一定會有豐饒和貧脊的時候。為了應付那些沒東西吃的時刻，他們的身體必然要有很好的燃脂能力。反觀步調快速的現代，人類生存的環境出現了很大的轉變。大量取之不盡的加工食品，讓我們的身體不再倚重燃燒體脂肪的能力，因為沒東西吃的時刻已從常態變得少之又少。

為什麼擁有良好的代謝靈活性很重要？因為它能為健康帶來許多好處，包括讓妳：能量持久、荷爾蒙平衡、血糖不容易大起大落、減少嘴饞，以及提升燃脂能力等。此外，它還能提升妳的運動表現。**代謝靈活性好的人，會以「脂肪」為主要燃料，而非碳水化合物，同時他們也不會很快就感到疲累**。與此相對，代謝靈活性比較差的人，就無法快速燃燒脂肪，會燃燒比較多的肝醣（glycogen，儲存在人體的碳水化合物），而且會比較快感到疲累。

間歇性斷食是提升代謝靈活性的最佳方法之一，因為妳會強迫身體利用儲存的脂肪，尤其是在定期減少攝取碳水化合物的情況下。

④ 提升粒線體健康

我們身體裡的細胞，有數千個叫做粒線體（mitochondria）的胞器，它們是細胞的發電廠，能將氧氣和吃進的營養素轉化成能量。人體有九成的運轉能量由粒線體產生。如果粒線體無法產生足夠的能量，就會導致所謂的粒線體疾病（mitochondria disease）。有缺陷的先天遺傳基因，或不健康的後天生活方式，都會造成粒線體疾病；而且幾乎人體的每個部位，舉凡腦部、神經、肌肉、腎臟、心臟、肝臟、眼睛、耳朵或胰臟等，都可能因這個疾病受到傷害。

斷食能從幾個不同的面向，保持粒線體的健康，甚至是創造新的粒線體。斷食會增加「去乙醯酶」（sirtuins）家族的數量，這種蛋白能確保妳的細胞以最佳狀態運作。去乙醯酶也能為人體帶來許多功效，例如：調節脂肪和葡萄糖的代謝、對抗慢性發炎、增進能量、提升警覺度，以及修復細胞內受損的遺傳物質等。另外，它們同樣能協助創造新的粒線體。

去乙醯酶與 NAD+ 這種分子共同運作，NAD+ 是「菸草醯胺腺嘌呤

二核苷酸」（nicotinamide adenine dinucleotide）的縮寫，它能提供
去乙醯酶進行各種工作時所需的能量。但是 NAD+ 會隨著年齡減少，
這是我們會覺得比較容易累、腦霧，或免疫力變差的原因之一。而透過
斷食能增進 NAD+ 的數量，既能對抗老化，又能延年益壽。

除了去乙醯酶，斷食也會活化其他創造新粒線體的路徑，例如
「5' 腺苷單磷酸活化蛋白激酶」（adenosine 5' monophosphateactivated
protein kinase），這是一種酵素，簡稱 AMPK。AMPK 是人體調控能
量代謝和燃燒脂肪的重要角色。科學家認為，當我們年紀漸長，AMPK
的活性就會大幅降低，這也是食欲、體重和活力等會產生變化的另一
個原因。**激發 AMPK 活性的關鍵，就是讓身體處在能量耗損**（energy
depletion）**的狀態，也就是斷食。**

⑤ 清除有缺陷的細胞

斷食是觸發「自噬作用」（autophagy）最有效的方法。自噬作用
是更新細胞的一道程序，1970 年代，比利時的科學家克里斯堤恩・德夫
（Christian de Duve），他在研究胰島素時，意外發現了這個過程。自
噬作用會清除受損、失能或老化的細胞，幫助身體整頓細胞的狀態，使
它們以更強大、乾淨和有效率的方式運作。妳可以用廚餘處理機來想像
自噬作用的功能，它會分解、消滅廚餘，給妳一個清爽的廚房環境。自
噬作用的英文 autophagy 是由德夫所創，在希臘文中，auto 代表「自
我」，phagy 則代表「吃」。

1983 年，一位名叫大隅良典（Yoshinori Ohusmi）的日本科學家，
在酵母菌實驗中，發現了調控自噬作用的基因，沒有那些基因，這個機
制就無法運作，細胞也無法自我修復。這兩位科學家後來都成了諾貝爾
獎的得主。

值得注意的是，「細胞壓力」會促進自噬作用；而剝奪細胞的養分（斷食）就是其中一種細胞壓力，所以斷食能夠啟動自噬作用，並改善所有細胞的功能。

　　自噬作用對抗老和長壽極為重要。自噬作用期間，細胞會先分解自己的部分結構，並用液胞（vacuole，細胞內的小腔室）隔離這些部分，再消化它們。之後，細胞就會產生以死亡胞器、受損蛋白質和氧化粒子為主的廢棄物。然而，除非這些廢棄物有被妥善處理，否則它們就會堆積在細胞內，對細胞造成毒性，甚至加速老化。此時，皮膚會變得較蒼老，身體感覺遲緩、活力下降，還有荷爾蒙也會失衡、無法正常運作。

　　斷食是這一切的救星！它可以加速這道清理程序，成為逆轉老化的幫手。當採取斷食後，自噬作用平均會在24到48小時後加速，而妳的身體也會進入生酮狀態（ketosis）。這是正常的代謝狀態，此時妳的身體會以脂肪酸為能量，而非葡萄糖。生酮狀態會產生酮體（ketone），並成為最主要的燃料。斷食約12小時後，妳就會漸漸進入早期的生酮狀態；此階段身體不再只以碳水化合物為燃料，會開始燃燒體內儲存的脂肪。

　　在進食階段，妳也能透過一些飲食技巧來活化自噬作用，像是減少碳水化合物的攝取量，以及攝取比較健康的油脂，例如：草飼奶油、印度酥油（ghee）、椰子油、橄欖、特級初榨橄欖油和酪梨等。但前提是要好好拿捏分量。**攝取太多油脂時，身體就不會以體內的脂肪為燃料，反而會燃燒這些油脂來產生能量。**

　　此外，某些食物中的天然化合物也能活化自噬作用，例如：芹菜素（apigenin，巴西里、芹菜和許多香草等）、漆黃素（fisetin，草莓、黃瓜和洋蔥等）、吲哚（indole，綠花椰菜、球芽甘藍、高麗菜和白花椰菜等）、槲皮素（quercetin，酸豆、蘋果和羽衣甘藍等），以及白藜蘆醇

（resveratrol，花生、葡萄、紅酒和白酒、藍莓、蔓越莓和可可等）。

除了這些，還有一些方法能促進自噬作用，像是喝咖啡或草本茶；食用藥用菇類；補充蘋果醋；以薑黃素、薑黃和辣椒調味食物；服用小檗鹼（berberine）補充劑，它是一種天然化合物，可由多種植物提煉。

在生活方式方面，讓自己處在冷、熱環境中，進行高強度間歇訓練（HIIT），還有良好的睡眠品質等，同樣也有增進自噬作用的效果。

⑥ 增進大腦健康

一旦妳將間歇性斷食納入日常，就會發現，腦袋變得更靈光了。為什麼會這樣？原因有很多。斷食能透過下列方式增進大腦健康：

- **提升腦源性神經滋養因子**（brain-driven neurotrophic factor，BDNF）**的濃度** 腦源性神經滋養因子是一種大腦激素，濃度過低時，會導致腦霧、憂鬱和其他心理健康問題。而足量的腦源性神經滋養因子可增加血清素，這種大腦化學物質能讓心情愉悅。

- 加速 β-羥基丁酸（beta-hydroxybutyrate，BHB）生成 β-羥基丁酸是腦源性神經滋養因子的幫手，是一種肝臟本來就會生成、人體含量最豐富的酮體。在執行斷食或低碳水化合物飲食的期間，β-羥基丁酸的生成速度會加快。β-羥基丁酸除了有助大腦生成新的腦細胞和腦細胞之間的連結（突觸），還可供給大腦思考時所需的能量，並預防大腦出現神經退化性疾病，例如阿茲海默症。

- 增加生長激素的分泌量 它會保護大腦、再生腦細胞，並防止腦細胞死亡。

- 清除大腦的 β-類澱粉斑塊 此舉可預防神經退化，避免腦組織受損。

- 許多人主張大腦認知運作的主要能量來源是葡萄糖 然而，大腦偏好的燃料形式其實是 β-羥基丁酸這類酮體，而非葡萄糖。過多的葡萄糖會毒害大腦，阿茲海默症就是由這種情況發展而來。對大腦來說，酮體和 β-羥基丁酸才是更好的燃料選項。已有大量研究發現，酮體對阿茲海默症、癲癇和創傷性腦損的病人有所幫助。

- 誠如前文所說，斷食時，妳的身體會產生酮體 酮體能供應大腦50%到75%的燃料，其餘的部分則會以葡萄糖來補足（透過糖質新生作用〔gluconeogenesis〕生成）。如果妳有腦霧、缺乏生產力或精神狀態不佳的問題，讓身體進入生酮狀態或許是個不錯的化解之道，而間歇性斷食就可幫助妳達成這個目標。一旦身體開始產生足量的酮體，大腦功能就會好轉，思路清晰度和精神狀態也會改善。

⑦ 強化免疫力

新冠肺炎肆虐全球之際，我們聽到了很多有關免疫力的大小事；免疫力是身體對抗致病原，不受其感染的抵抗力。免疫力通常是由自身的免疫系統建立，扮演著人體國防部的角色，無數的細胞、組織和器官組成了這套複雜的網絡，它們攜手合作，一起保護身體，使它不受入侵者的傷害。

這套防禦系統相當精妙，成員各有所長，能用不同的方式守護身體。有些免疫保護者會創造一層屏障，阻擋病原菌進入人體。有些則會攻擊病原菌，把那些越過屏障，跑進人體的傢伙處理掉。萬一處理不掉，它們就會派出其他防禦力更強的免疫保護者，趕在入侵者勢力壯大前，把它們殲滅。要擁有絕佳的健康狀態，少不了強健的免疫力，但這不是件一蹴可幾的事。想要擁有強健的免疫力，妳必須透過一系列的健康習慣來強化，而間歇性斷食就是其中一項。

不過等一下，這句話聽起來怎麼有點矛盾？「不攝取營養」要如何強化免疫力？

請妳想一想這個情況：當大自然中的動物生病時，牠們就會停止進食，讓自己好好休息。我在我的寵物身上看過這個情況，妳或許也看過。這是牠們降低內在系統壓力的原始本能，如此一來，身體才能喘口氣，以更好的狀態對抗感染。此時，身體的能量會全力支援免疫和療傷。生病期間還會持續進食的生物，就只有人類！

可是，倘若我們養成定期斷食的習慣，就能在體內引發某些非常重要的反應，達到強化免疫的效果。間歇性斷食能從以下面向強化免疫力：

- 幫助身體清掃消化系統。消除腸道內潛藏的有害微生物，以及可能破壞免疫力的物質。

- 使免疫系統能將能量導往療傷和對抗外敵之用。
- 減少發炎「細胞激素」（cytokine）的釋放。細胞激素是由免疫系統生成，但這些蛋白質若過量，就會對器官和組織造成損害。
- 殺死老舊、受損的免疫細胞，並生成新的免疫細胞。
- 建立人體對細胞性毒素的抵抗力。
- 提升腸道幹細胞的再生能力，使它們的機能更好，並改善腸道內襯的完整度（成體幹細胞的機能下降會導致老化）。

　　免疫系統是人體名副其實的「黃金團隊」，每個成員都合作無間。至於間歇性斷食則是保養這個團隊的得力助手，能將免疫系統的健康和戰力維持在水準之上。

⑧ 降低發炎反應

　　間歇性斷食的另一個強大功效，是降低體內的發炎反應。發炎反應有兩種：急性和慢性。急性發炎是人體受到傷害，例如：刀傷、挫傷或感染等，做出的最初始反應。等到這些損傷癒合後，這種發炎反應就會消退。

　　慢性發炎則是完全不一樣的情況。觸發慢性發炎的因素很多：有可能是感染遲遲未好；有可能是免疫反應異常，錯誤地攻擊了健康的組織；也可能是肥胖等病症所致。這類發炎反應很不好，它與心臟疾病、中風和癌症等疾病息息相關。

　　不過我們對它並非束手無策。研究顯示，**人體在斷食期間，發炎反應的代表性細胞「單核球」（monocyte），不但活性會變低，釋放到血液中的量也會變少**；這意味著，斷食能自然而然地減弱了發炎反應。

　　慢性發炎也與自由基（free radical）有關，這種具高度破壞力的分

子，會攻擊身體的細胞。人體的正常代謝過程、粒線體的機能不佳，或是接觸到有毒食物或環境等，都會產生自由基。不論這些自由基是從何而來，發炎反應的成因和後果皆與它們脫不了關係。發炎反應會因自由基造成的細胞性損傷引發，而發炎反應本身也會產生大量的自由基。沒錯，這是一個惡性循環。

　　斷食能降低體內的自由基，使妳遠離發炎之苦。已有數項研究觀察到這項好處，雖然研究人員不清楚斷食抑制自由基的機制，不過有部分科學家認為，交替進行進食和禁食，會剝奪細胞獲取葡萄糖（血糖）的機會，迫使它們利用其他燃料來產生能量，例如脂肪酸。長期來看，這樣的細胞反應其實非常正面，因為它會促進細胞的汰舊換新，將機能欠佳的粒線體漸漸去除，遞補上健康的粒線體，而此情況可減少自由基的生成量。

⑨ 延緩老化

　　這是我最喜歡的間歇性斷食功效，因為它能讓我們保持青春活力。這項功效與我前文提到的幾項斷食好處有關，包括藉由提升粒線體健康和自噬作用，促進細胞的新生和再生。不過，間歇性斷食也會以其他方式對抗老化，最主要的一種就是預防縮短壽命的病症，例如肥胖、糖尿病、心血管疾病、腦部疾病，甚至是腫瘤生長。最重要的是：間歇性斷食能活化抗老機制，幫助我們將身體維持在更年輕、更健康的狀態。

⑩ 生活變得更美好

　　自從間歇性斷食在我的日常中占有一席之地後，我的生活就發生了一些意想不到的變化。我每天都有更多時間去達成活動目標。我可以陪毛孩庫柏（拉不拉多貴賓犬）和百克斯特（黃金貴賓犬）走更多的路。

我比較容易維持生活的規律，享受有品質的家庭、休息和睡眠時光。我有多餘的時間去做家事，把家裡整頓乾淨——因為以前我多半沒空做這些事。間歇性斷食簡化了我的生活，讓我有更多時間去做許多重要的事情。只要妳願意減少一天或一週的用餐次數，妳也能體會到這些美好的好處。

對許多人而言，間歇性斷食也有助「靈性的覺醒」（spiritual awareness）。從宗教的角度來看，妳會發現大多數的主流宗教都有斷食這項古老的傳統；對他們來說，斷食是一種靈修，能讓他們從中養成自律或得到啟發。斷食能使妳抽離飢餓等生理感受，靜下心來，增進內心的安定感，並強化靈性的連結。最終，斷食在妳眼中可能將不再只是一種飲食方式，而是一種養護身、心、靈的每日或每週生活儀式。

請繼續閱讀下去，下一章我們會針對間歇性斷食和荷爾蒙平衡的主題，做更深入的討論。

註｜欲查閱本章引用的 51 篇參考文獻，請至 cynthiathurlow.com/references。

Chapter
2

平衡體內的重要荷爾蒙

　　我開始研究間歇性斷食後，不只把它帶入自己的生活裡身體力行，之後也將它帶入臨床幫助其他女性。在這些經驗中，我驚訝地發現，間歇性斷食對平衡荷爾蒙有非常大的幫助。荷爾蒙在我們的生理、情緒，甚至是精神健康方面，都扮演著非常重要的角色，因此，可以找到一種能維護其平衡的天然手段，是一份非常棒的禮物。執行間歇性斷食的女性表示，她們會變得比較有力量和活力，也會覺得自己比較有能力完成生活中的事情。許多人最終都能在生活的各種面向上做出正面的改變，像是改變處理壓力的方式、克服人生各種挑戰的態度，或是重新燃起對人生的熱情。也就是說，間歇性斷食不僅僅能幫助甩肉，還能對體內的荷爾蒙造成深遠且令人欣喜的影響。

　　克莉絲就是一個典型的例子。這位 45 歲的媽媽來找我時，非常想要改善自己的健康。當時克莉絲處在環更年期的生理階段，有時候這個生理階段又稱為「轉變之前的變化」。有數百萬名女性到了 40 至 45 歲之間的生育年齡尾聲，都會開始出現經期不規律、睡眠問題、倦怠和變

胖等步入更年期的症狀。

　　克莉絲每晚都會從睡夢中醒來，然後在床上翻來覆去好幾個小時。在她這個年齡層，這個惱人的問題十分常見。美國疾病管制與預防中心（CDC）的數據顯示，就 24 小時的平均睡眠時間來看，環更年期的女性有 56％一天睡不到 7 小時，比例較其他幾個生理階段的女性高（更年期之後的女性為 40.5％，更年期前期為 32.5％）。她覺得自己精疲力盡，幾乎快無法正常生活了。

　　除此之外，克莉絲還有熱潮紅，以及經血量大和經期不規律的問題。她的年度身體健康檢查報告指出，其血壓和禁食血糖都過高，膽固醇的數值也不正常。她的醫師希望她服用糖尿病藥物和史他汀類藥物，因為她的健康惡化得太快。克莉絲沒有力氣、也提不起勁陪伴孩子，這讓她對「媽媽」一職產生罪惡感。

　　這些發生在克莉絲身上的狀況，全都與荷爾蒙失衡有關，尤其是這三種重要荷爾蒙：胰島素、皮質醇和催產素（oxytocin）。它們失去了平衡，而她的身體和健康也為此付出龐大的代價。

　　我要克莉絲放心，因為這些症狀不會一直纏著她。（也不會一直纏著妳！）她加入了我的 6 週間歇性斷食課程。在短短的 2 週內，就能一覺到天明了。她活力充沛，甚至連消化都變好了。在減少碳水化合物的攝取量，還有執行肌力訓練計畫後，克莉絲很快就瘦了 4 公斤。她的血糖穩定了，經期變得比較規律，經血量也不再那麼大。

　　將間歇性斷食融入生活的 6 個月後，克莉絲的胰島素數值恢復正常，體重也輕了 22 公斤。她的血壓值回到健康區間，血脂狀況也有所改善：三酸甘油酯變低，HDL（高密度脂蛋白膽固醇）變高，總膽固醇變低。透過這個簡單、但非常有效的策略，再加上其他方法的從旁協助，克莉絲改變了人生，妳也能夠如此。

平衡荷爾蒙的機制

就定義來說，荷爾蒙（hormone；編註：「激素」為意譯，而常見的「荷爾蒙」則為音譯，兩者意思相同。在本書中「激素」和「荷爾蒙」會交替出現使用）是由各種腺體（統稱內分泌系統）分泌到血液中的化學信使。它們會隨著血流行經全身，影響任何含有其「受體」（receptor）的細胞。它們與受體之間的運作方式，就類似鎖和鑰匙之間的關係，如果鑰匙和鎖的卡榫對上了，那麼門就會打開。同理，如果某個荷爾蒙和細胞的受體對上了，那麼細胞就會開門，讓這個荷爾蒙進入細胞。

所有荷爾蒙的生成作用都始於大腦，而其各自相異的結構，則會與人體的特定器官和腺體發揮特定功用。荷爾蒙的幕後指揮中心是下視丘－腦下垂體－腎上腺軸（hypothalamus-pituitary-adrenal axis），簡稱 HPA 軸。HPA 軸會調控體溫、飢餓感、消化、免疫、心情、性慾和能量；它也會左右我們面對壓力時的反應，不論是在生理或心理方面。

下視丘和腦下垂體都位於大腦。下視丘負責控制飢餓感、倦怠感、睡眠和體溫，會分泌許多不同的荷爾蒙；它的搭檔腦下垂體則負責與其他腺體溝通，例如：腎上腺、甲狀腺、卵巢和睪丸等。腦下垂體所分泌的荷爾蒙會影響人體的代謝、生長、性發育、生育、血壓和其他方面。

正常情況下，HPA 軸會將荷爾蒙維持在微妙的平衡狀態，以滿足我們的生理需求，例如：睡眠、飢餓、口渴和生存所需的其他事情。遺憾的是，糟糕的睡眠品質、壓力和攝取的食物種類等因素，也會反過來破壞這個平衡。

在接下來的幾章中，我會逐一介紹這些荷爾蒙，請妳心中一定要有個觀念：它們應該分工合作，不該各管各的。妳可以把它們想像成一個

管弦樂隊：每個荷爾蒙都是一個獨特的樂器，雖然有些樂器可能會在某些時候成為主音，但每種樂器都必須演奏出正確的音符。如果有哪一種或多種荷爾蒙的生成量超出或低於需求量，就會使整個樂隊演奏的曲子走調。

荷爾蒙界的三巨頭

至於荷爾蒙管弦樂隊的指揮家，則是由荷爾蒙界的三巨頭共同擔任，主導整場演出的走向，它們就是前文提到的：胰島素、皮質醇和催產素。妳因年齡增長感受到荷爾蒙失調症狀，通常都與這三種有關。

舉例來說，胰島素會影響許多其他的荷爾蒙，像是屬於性荷爾蒙的雌激素、黃體素和睪固酮（testosterone）。平衡了胰島素，這些荷爾蒙就能回到比較理想的狀態，妳的身體也會變得更健康、更強健和更有彈性（我們會在第四章更詳細的討論性荷爾蒙）。

皮質醇也必須處在平衡狀態。過量的皮質醇會影響雌激素、睪固酮和脫氫異雄固酮（dehydroepiandrosterone，DHEA），它是保持活力和抗老的重要荷爾蒙。皮質醇和甲狀腺激素之間也有著微妙的平衡，一旦這個平衡出現變化，甲狀腺的健康可能就會出狀況。過量的皮質醇甚至會干擾胰島素的運作。

催產素是一種非常多用途的荷爾蒙，雖然我們對它不太熟悉。它有助維持皮質醇的平衡，也能改善胰島素問題。除此之外，它還能平衡許多其他的荷爾蒙，像是黃體素、雌激素和睪固酮等。這三種荷爾蒙對人體的其他每一種荷爾蒙都有著極大的影響力。當妳在間歇性斷食的幫助下，將它們調整到最佳的平衡狀態時，就能享有良好的健康狀態。

胰島素——最關鍵的代謝荷爾蒙

胰島素是對間歇性斷食很有反應的重要荷爾蒙之一。它由胰臟分泌，對人體有非常大的影響力。胰島素在血糖（葡萄糖）、代謝、細胞成長和修復、腦部機能和體重控制等面向，都扮演著關鍵角色。

胰島素的重要性

妳把食物吃進肚裡後，消化系統會分解食物，分離出它的營養素，如此一來，身體的細胞和組織才能吸收它們。食物中的碳水化合物會被分解成葡萄糖，進入血流，使血糖濃度因食物的消化暫時升高。這時，胰臟會釋放胰島素，把葡萄糖送進細胞。血液中的葡萄糖愈多，妳的胰臟就會釋放愈多胰島素。

正常情況下，胰島素會將葡萄糖送進細胞，供給細胞能量。它會與全身細胞上的胰島素受體結合，使細胞敞開大門，讓葡萄糖進入細胞。因此，胰島素能正常運作，將葡萄糖送進細胞的過程相當重要，因為這樣妳才能保有代謝靈活性；這也意味著身體能利用任何可取得的燃料產生能量，包括：脂肪、葡萄糖或肝醣（儲存在人體的葡萄糖）。

葡萄糖進入細胞後，妳的血糖就應該回歸正常值，整個過程通常會在 2 到 3 小時內完成。這個過程整天都在發生。妳吃了一頓飯，葡萄糖就會上升，然後胰臟就會分泌胰島素把它降下來。協助胰島素進行這個過程的是升糖素（glucagon），它會與胰島素一起調控血糖，讓血糖保持在適當的數值。

在妳不需要用葡萄糖補給能量時，身體就會以肝醣的形式，把它儲存在肝臟和肌肉內。簡單來說，肝醣就是由許多葡萄糖分子連結在一起後組成。在妳需要快速提升能量，或是身體沒有從食物獲取足夠的葡萄

糖時，肝醣就會被分解成葡萄糖，提供身體燃料。同時，胰島素也可啟動將葡萄糖轉換成肝醣儲存的機制。

肝臟大概能儲存 100 公克的肝醣，肌肉裡的肝醣儲存量則因人而異，但根據期刊《生理學前沿》（*Frontiers in Physiology*）於 2011 年發表的某項研究指出，肌肉的肝醣儲存量大約是 500 公克。肝醣的儲存量除了與飲食有密切的關係，也與運動時燃燒了多少肝醣息息相關。

一旦肝醣的數量達到儲存量的上限，任何超量的肝醣都會被轉化成三酸甘油酯（triglyceride）。這種脂肪能持續在血流中循環，供給人體能量，也能被存入脂肪組織。另外，假如妳的碳水化合物攝取量，經常超乎身體可儲存的肝醣量，那麼身體就別無選擇，只能把它們全部儲存在脂肪細胞中。胰島素主導了這整個過程，日積月累下來，妳就會愈來愈胖。在這個情況下，胰島素會抑制脂解作用（分解脂肪來產生能量）。所以沒錯，如果妳吃下一大塊乳酪蛋糕，最終它可能就會化為屁股、腰腹或大腿上的一塊贅肉。

當胰島素失衡時

習慣吃大量甜食和精製碳水化合物，是導致胰島素持續高漲的主要原因，而這也會導致妳被「胰島素阻抗」的風險所籠罩。當妳的細胞對胰島素的接受力愈變愈差，它們的受體就不會為細胞開門，胰島素就無法把葡萄糖從血液移入細胞；這種情況，就是所謂的胰島素阻抗。換個方式想，妳或許會比較好理解。假如有個送貨員（胰島素）天天都送一大堆包裹（葡萄糖）到妳家門口，很快妳就會受不了這些成堆的包裹，然後大喊「走開」；胰島素阻抗就是這麼一回事。

這是個很糟的情況，因為它可能會引發第二型糖尿病、癌症、心臟疾病和其他疾病，並在體內創造出一個容易發胖的生理條件。胰島素阻

抗也可能加重熱潮紅和盜汗等症狀，這些症狀有可能是雌激素過低、血糖波動和食物敏感（food sensitivity）等因素所致。

促成胰島素阻抗的另一項因素是慢性壓力。面臨龐大的壓力時，胰島素和皮質醇都會升高。為了替身體做好應對壓力的準備，皮質醇會「升高血糖」，以確保肌肉能在必要之時即時獲得能量、做出反應。要做到這一點，皮質醇會減緩胰島素的生成量，避免葡萄糖被胰島素儲存起來。可是，萬一皮質醇長期處在升高的狀態，「身體就會一直處在胰島素阻抗的狀態」。

有胰島素阻抗的人，代謝靈活性都不好。按照我在前文所說的，這就意味著這個人的身體無法有效利用任何可取用的燃料，即透過碳水化合物和脂肪來產生能量。研究指出，胰島素阻抗者、糖尿病前期者或第二型糖尿病者的代謝靈活性通常都不好。幸好，這個問題還是有化解之道，那就是採取間歇性斷食、攝取正確的營養，以及改變其他面向的生活方式。

此外，胰島素失衡時也會使女性容易出現下列狀況：

- **雌激素相對優勢**（estrogen dominance） 在這個狀況下，體內會有雌激素過量、不平衡的情形。它可能會以經前症候群（premenstrual syndrome，PMS）、子宮內膜異位（endometriosis）、卵巢囊腫（ovarian cyst）、大量經血、良性乳房疾病和加速老化等病症表現出來（欲了解更多與雌激素相對優勢相關的內容，請見頁 74 至 75）。
- **胃口改變，滿腦子都是想吃甜食和碳水化合物的念頭** 基本上，這份渴望是胰島素阻抗所致，因為它會使血糖處在一個不穩定的狀態。每當血糖快速下降，大腦中的某些細胞就會發送強烈的信號給下視丘，並進一步刺激妳對食物的渴望和老是想吃東西的衝動。

- **打亂多巴胺和血清素的平衡** 兩者皆為飢餓感正常運作的一環，但在失衡的情況下，感到飢餓的頻率可能就會增加。
- **多囊性卵巢症候群**（Polycystic ovary syndrome，PCOS） 這是某些育齡女性會碰到的荷爾蒙失調病症。依據美國梅約醫學中心（Mayo Clinic）的說法，多囊性卵巢症候群的確切成因尚不明朗，但胰島素過量、遺傳、發炎和雄性激素過多都是可能的觸發原因。此症候群的常見的症狀有：經期不規律或過長、不孕和卵巢囊腫等。「鹿特丹標準」（Rotterdam criteria）將此症候群由輕至重分成數級，利用這套標準，妳的醫師就能根據症狀做出診斷。
- **水腫** 妳有沒有想過，為什麼老是感覺自己脹脹的，或是看起來腫腫的？胰島素較高可能是其中一個原因。這些胰島素會導致腎臟保留比較多的鹽分和水分，使身體保有較多的液體。想要降低胰島素，限制碳水化合物的攝取量是一個方法。一旦減少碳水化合物的攝取量，身體就會開始透過尿液排出體內的鹽分（鈉），而這個過程就是「利尿作用」（diuresis）。利尿後，妳就會覺得腫脹感降低了。採取低碳水化合物飲食的前幾天，體重會快速下降，有一部分原因就是利尿作用。這裡的利尿作用與肝醣，還有它的保水性有關。每公克的肝醣會抓取 3 到 4 公克的水。因此，當妳的身體開始燃燒體內儲存的肝醣，被肝醣抓住的水分就會排出，造成所謂的「脫水」（losing water weight）現象。

斷食能改善胰島素阻抗

採取間歇性斷食的生活方式，能使胰島素處於比較健康的狀態。原因是：「食物」是胰島素分泌的原動力。如果妳吃個不停，就會不停分

泌胰島素。當胰島素一直處在高漲狀態，就會儲存更多脂肪，並更容易出現胰島素阻抗和代謝靈活性異常的問題。但在斷食時，體內的胰島素就會下降，然後細胞會變得對胰島素比較敏感，身體也會開始消耗體內儲存的葡萄糖，最後，它就會開始利用脂肪作為燃料。

在 2018 年的一項研究中，研究人員發現斷食能「逆轉」胰島素阻抗，並使病人在不影響血糖的情況下，停止胰島素治療。胰島素和斷食之間的關係，也有助病人減重和縮小腰圍。

另一項研究針對間歇性斷食和胰島素阻抗做了分析，發現斷食受試者的血糖降了 3％到 6％，胰島素則下降 20％到 31％。該研究的研究人員認為，在加速減重、保護心臟健康和預防第二型糖尿病方面，斷食的效果跟傳統的熱量限制飲食一樣好。

執行間歇性斷食，不只能讓身體有比較長的時間處在胰島素較低的狀態，還能啟動許多好處，例如燃脂。

皮質醇──主要的壓力荷爾蒙

在高壓下，妳的身體會處在備戰狀態，並對壓力源採取以下其中一項行動：戰鬥（fight）、逃跑（flee）或凍結（freeze），而這套反應是由交感神經系統（sympathetic nervous system，SNS）控管。

下視丘活化交感神經系統後，交感神經系統就會向腎上腺發送信號，要它將腎上腺素（epinephrine）釋入血液，並將血流導往肌肉、心臟和其他重要器官；此時，脈搏和血壓會加速，呼吸也會開始變得急促。

如果威脅持續存在，下視丘就會釋出促腎上腺皮質激素釋放激素（corticotropin-releasing hormone，CRH），這個激素會進入腦下垂體，使它分泌促腎上腺皮質激素（adrenocorticotropic hormone，ACTH）。

接著這些促腎上腺皮質激素會流往腎上腺，刺激它們生成大量的皮質醇。皮質醇會釋放血糖，以確保妳有力量和能量保護自己；同時，也會升高血壓，以提升全身各處的氧氣和營養供給量。

　　威脅消失後，皮質醇會降下來，妳的身體也應該回歸到原本的正常狀態，而這都要多虧另一套系統，即副交感神經系統（parasympathetic nervous system，PNS）的幫忙。度過危險後，副交感神經系統就會與交感神經換手，讓身體平靜下來。

　　妳可以用車子的油門和剎車來理解這兩個系統：交感神經就像是油門，會加速壓力反應；副交感神經系統則像是剎車，會停止壓力反應。

　　不過就我個人的觀察來看，現代人大多因為長期面對壓力，一直以戰鬥或逃跑的模式過日子，而這也意味著，他們的交感神經系統運作過頭了。這樣的狀況與杏仁核（amygdala）這個大腦區塊有關。杏仁核也常被稱作「蜥蜴腦」（lizard brain），因為它負責的工作涵蓋了蜥蜴原始大腦的所有機能。**當杏仁核的勢力凌駕在前額葉皮質（負責「思考和理解」的大腦區塊）時，就表示我們無法再理性地做出任何決定。**基於這些理由，我們更該好好控管壓力！

皮質醇的重要性

　　皮質醇對整體健康而言非常重要，少了它我們就活不下去。皮質醇除了能幫助我們面對壓力，還有以下這些重要功能：

- 可作為人體的天然抗發炎藥物，舒緩受傷、關節炎或過敏等病症對人體的影響
- 提振免疫系統
- 改善警覺度、專注力、心情和其他認知功能
- 調節食欲和想吃東西的欲望

- 守護心血管健康
- 助孕
- 協助肌肉應付各種鍛鍊

當皮質醇失衡時

由此可知，皮質醇是一種有益身心的荷爾蒙。不過，在壓力遲遲無法化解的情況下（不論是在感受上，或其他面向），長期高漲的皮質醇就會帶來壞處。這些壓力可能是源自工作、經濟或感情上的不順遂，當它們持續不斷地刺激皮質醇生成，使皮質醇在體內大量流竄，就會對身體造成傷害。長期高漲的皮質醇也會干擾其他激素的生成，例如：胰島素、催產素和我們的性激素，即黃體素、雌激素和睪固酮。如果在交感神經系統過度活躍的情況下，身體一直處在戰鬥或逃跑的狀態，我們就會精疲力盡，並產生各種代謝紊亂的問題，例如：胰島素過高、慢性發炎、免疫力低下、因壓力而起的消化不良，以及其他健康問題。

不過，若說到眾人對過量皮質醇的最大擔憂，就屬它與發胖和肥胖之間的關係。皮質醇會從三個方面使人發胖：

第一，長期高漲的皮質醇會導致「內臟脂肪」（visceral fat）囤積。這種脂肪隱身在腹部白色脂肪的下方，如緩衝墊般環繞著體內的重要器官。保護肝臟和小腸等臟器，是內臟脂肪的主要功能。妳不見得看得見或感覺得到它，但過多的內臟脂肪會增加體內的發炎反應，引發嚴重的健康問題，像是胰島素阻抗、糖尿病、心臟疾病和乳癌等。

皮質醇會透過調動體內的三酸甘油酯，來加速內臟脂肪累積，即是將三酸甘油酯從原本的儲存位置，移動到內臟脂肪細胞內儲存。在這些脂肪細胞內的酵素也會創造更多的皮質醇，讓整個情況雪上加霜，因為腎上腺已經分泌超量的皮質醇了。

三酸甘油酯會像磁鐵一樣被內臟脂肪細胞吸過去，因為內臟脂肪的皮質醇受體是皮下脂肪（subcutaneous fat）的 40 倍之多；皮下脂肪就是位在皮膚下方，妳能用兩隻手指捏起來的那種脂肪。這樣懸殊的皮質醇受體數量也解釋了為什麼會有「皮質醇肚」的現象，這是因壓力過大所產生的腹部脂肪。

　　第二，高血糖會產生比較高的皮質醇，進而促進內臟脂肪囤積。過量的皮質醇也會刺激「糖質新生作用」，這個過程會將體內儲存的蛋白質分解、轉化成葡萄糖，用來當作燃料或儲存起來。同時這個過程也會調動體內儲存的脂肪，讓它們從身體的其他部位，移動到內臟脂肪。讀到這裡，妳就能清楚理解到，當人一直處於高壓時，身體會如何增加內臟脂肪。

　　第三，多項研究顯示，皮質醇會促進食欲，並增加想吃高碳水化合物、含糖食物的渴望。美國加州大學舊金山分校的一項研究表示，當他們給予受試者模擬壓力情境的刺激，在刺激期間和刺激後分泌比較多皮質醇的更年期前期女性，會選擇吃下較多的高糖和高脂食物，而順從這樣的渴望就會使人發胖。

　　雖然絕大多數的問題都是皮質醇過高所致，但皮質醇也可能過低。腎上腺無法產生足夠的皮質醇時，就會發生不足的狀況，而這通常與艾迪森氏症（Addison's disease）或腦下垂體病變有關。

面臨壓力時若斷食，皮質醇可能會升高

　　在討論斷食和皮質醇的時候，一定要說明斷食是一種「具有毒物興奮效應的壓力源」（hormetic stressor）。這類型的壓力對人體有益，可以讓細胞為妳的身體做出更好的準備，以應對未來更大的壓力源。

話雖如此，但假如妳已經承受很大的壓力，斷食就不是一個好主意，至少現在不是。因為斷食不會降低皮質醇，還可能升高它。

因此，我才會力勸想要執行間歇性斷食的女性，**在展開 6 週間歇性斷食計畫前，一定要先做好睡眠、營養和壓力等方面的管理**。只要妳能照顧好這些面向，就能得到間歇性斷食的所有好處，平衡皮質醇當然也是其中一項。在這本書中，妳將學到如何透過各種自我照護策略，建立有效維持間歇性斷食的生活方式。

催產素——愛的荷爾蒙

或許妳曾聽過催產素？它是使我們感受到連結、愛和羈絆的一種荷爾蒙。催產素由下視丘生成，儲存在腦下垂體，並由此處釋放到血液中。其他組織也會釋放催產素，例如：大腦、子宮、胎盤、卵巢和睪丸等。催產素受體的分布也很廣泛，就連消化道的細胞都有它們的存在。催產素會刺激胃液和激素，使身體能吸收更多營養。當這個美好的荷爾蒙處於正常含量時，我們的生理、心理和情緒健康都能有所改善。

催產素的重要性

催產素會在哺乳期間分泌，幫助母親與新生兒建立連結。它的含量也會因為親密關係直線上升，尤其是在性高潮期間。

催產素會隨著月經週期波動，並在排卵期（ovulation）附近達到高峰，這時候身體會在預期受精的前提下排出卵子。如果妳發現這時候的自己變得比較嫵媚和活潑，這一點都不奇怪，因為這或許能增加受孕和懷孕的機會。在月經週期的黃體期（luteal phase，在排卵期之後），催產素的含量會隨著雌激素和黃體素一起降低，這段期間妳會覺得自己的

情緒起伏較大，可能就是這個原因。

催產素與胰島素的運作有關，它會讓我們的細胞對胰島素比較敏感。這是一件好事，因為這能為我們創造更多的代謝靈活性，細胞就能更有效地利用燃料。

催產素也可以抗衡和降低皮質醇，有助管理壓力。催產素過低時，我們會覺得壓力比較大、比較不容易與其他人產生連結感，或是對自己比較沒自信；但在催產素穩定的情況下，它就能讓我們感到幸福又平靜、享受性生活和激情、擁有更好的健康和自癒力，並幫助我們保有和感受到更多活力。

近年來，有許多探討催產素對健康其他面向影響的研究，也發掘了不少令人興奮的新發現。其中一項發現就與糖尿病和體重有關。某組研究人員發現，催產素能逆轉肥胖小鼠的胰島素阻抗，並改善牠們的葡萄糖耐受度（glucose tolerance）。另外，這些小鼠的胰島素機能改善後，體重也隨之下降了。這組研究人員亦對沒有糖尿病的肥胖者做了同樣主題的研究。他們發現，在催產素的幫助下，受試者的好膽固醇（HDL）變多、壞膽固醇（LDL）變少，體重和餐後血糖數值也全都下降。

此外，在控制和預防骨質疏鬆症上，催產素也被認為能扮演神隊友的角色。從 25 到 30 歲開始，女性的骨質就會漸漸流失，這與雌激素的變化有關，更年期之後，骨質流失的速度會變得更快。巴西聖保羅州立大學（São Paulo State University）的科學家表示，當他們提供催產素給育齡結束的雌性大鼠時，逆轉了某些骨質疏鬆症的觸發因子，而這些觸發因子包括：骨密度降低、骨強度流失和造骨所需物質不足等。

當催產素失衡時

想像一下這樣的世界：妳無法與新生兒產生羈絆，無法感覺到與所

愛之人間的連結，或者妳對一夫一妻制的關係感到無趣；這就是沒有催產素的世界。聽起來很糟，對吧？催產素對人體的影響，沒有中間值，簡單來說，只要它的分泌量有達到標準，一切就會完美運作；反之，一旦分泌量不足，就會感受到令人痛苦的症狀。催產素過低的徵兆有：

- 性致缺缺，或是毫無性趣
- 無法建立關係
- 對社交互動不感興趣
- 一直覺得壓力很大
- 憂鬱和焦慮

上述的這些症狀只是其中的冰山一角，但它們都不利於身、心健康狀態。值得慶幸的是，催產素能為我們帶來很多美好的感受，所以值得為它付出一些努力，提高它的含量，是吧？除了母嬰羈絆和親密關係，還有許多方法都可以提高催產素的含量，像是：摟抱、擁抱、做瑜伽、冥想、按摩，或與小孩或寵物玩等，甚至連購物都能促進催產素釋放。

催產素能維持飽足感

提升催產素含量能讓妳更輕鬆和持久地斷食，因為它能抑制飢餓感和想吃東西的欲望。多項研究顯示，催產素能使節食者的飽足感持續較長的時間，餐間也比較不會有想吃東西的渴望。

某項研究中，研究人員給 10 位過重和肥胖男性看了一系列高熱量食物的圖片。看到這些圖片時，他們腦中與飲食愉悅感有關的區塊會發亮。之後，研究人員隨機給了這些受試者催產素或安慰劑，然後他們發現，被給予催產素的那些男性，其腦中與飲食愉悅感有關的區塊會變得

不像先前那般活躍，這表示：催產素降低了他們對高熱量食物的渴望。

　　當然，催產素與渴望食物之間的關聯性，尚需要更多的科學研究來釐清，尤其是女性這一塊。但在這裡我想要對妳說的是：執行斷食時，請不時透過擁抱、親吻，以及其他形式的親密舉動來獲得催產素。我會這麼說是因為，這個會令我們產生情感羈絆的荷爾蒙，其效力只會持續3到5分鐘，之後就會逐漸消散，所以妳需要不時透過一些小動作，將催產素的含量維持在一個健康狀態。

　　毫無疑問，這三個重要的荷爾蒙對健康有著極大的影響，而且它們會隨著妳的生理階段不斷變化，就跟「所有」荷爾蒙一樣。**從生理和情緒層面來看，妳此刻呈現的樣貌，皆由身上的各種荷爾蒙決定。**我們之所以有男、女之分，也百分之百是由它們左右！荷爾蒙對身體的每一項機能都很重要，我這樣說絕非在誇大其辭。因為荷爾蒙一旦無法保持在平衡狀態，妳就無法好好地活著。不曉得該如何恢復它們之間的平衡嗎？我的「6週間歇性斷食計畫」能在這方面助妳一臂之力。

註：欲查閱本章引用的16篇參考文獻，請至 cynthiathurlow.com/references。

Chapter
3

活化「有助減重」的荷爾蒙

　　「不管我做了什麼，我的體重都降不下來。」這是我的病人和客戶最常告訴我的煩惱之一。那些隨著年紀增長，身上所出現不討人喜歡的變化，令她們感到極度沮喪，更覺得自己渾身不對勁又臃腫老氣。她們不喜歡自己的樣子。她們受夠了一再聽到這樣的話：「妳年紀大了。這是無法改變的必然現象，所以只能學會接受這一切。」

　　但即便如此，為了甩掉身上多餘的體重，她們還是十分願意嘗試間歇性斷食。我完全理解她們的感受。畢竟，當初我也是在這樣的背景下嘗試了間歇性斷食。我在環更年期的時候胖了很多，我想要擺脫那些討人厭的贅肉。

　　事實上，隨著年紀的增長和荷爾蒙的變化，我們的身材也會跟著改變，因為妳的身體會變得比較容易長脂肪，而非長肌肉。據估計，美國女性在 30 歲到 70 歲之間，平均會胖約 7 公斤，這段期間她們的飲食甚至沒有任何改變。

　　除此之外，還會流失肌肉（除非有刻意鍛鍊）。於是那些陸續長出，

且不停堆積在腰腹、屁股和大腿等部位的脂肪，會將原本充滿活力、線條緊實的身體，變得又笨拙又鬆垮。

我們多麼渴望看見和感受到最好的自己！假如能達到這個目標，且可以做到，就能享受到許多驚人的好處。我想要提醒每一位女性，減重絕對不只是為了滿足妳對外貌和時尚的喜好。過高的體脂肪會帶來許多健康風險，例如：胰島素阻抗、糖尿病、高血壓、心血管疾病或骨質疏鬆症等，以上這些全都跟肥胖有關。

光靠飲食和運動不足以解決這個問題，妳還必須平衡體內的荷爾蒙。**任何無法平衡荷爾蒙的減重計畫，尤其是「有助減重」的荷爾蒙，都會使妳受到傷害，且得不到長久的成效。**當某些荷爾蒙隨著年齡漸漸失衡或下降，它們就會促使身體發胖，並引發相關的健康問題。

好消息是，現在妳有平衡荷爾蒙的得力助手了：這套以間歇性斷食為主，良好的營養和生活方式為輔的計畫，優於任何傳統飲食的平衡荷爾蒙功效。這套計畫能改善和重新平衡荷爾蒙的狀態，矯正激素不足和各種代謝性問題；妳除了能得到理想、穩定的體重，我在第一章提到的全部好處，妳也能在生活中陸續體會到。

「有助減重」的荷爾蒙有哪些？

其實，所有的荷爾蒙都會影響妳的體重，因為它們皆會影響代謝率、食欲、肌肉組織、利用葡萄糖產生能量的能力、壓力狀態、睡眠和水分滯留狀態。對於某些會影響體重的荷爾蒙問題，妳已經有一定程度的了解，例如皮質醇和胰島素的失衡。不過，除了第二章所說的三大荷爾蒙，還有一些比較細部的荷爾蒙也會影響身材，讓妳離心目中的理想身型愈來愈遠。只要管理好這些荷爾蒙，對妳的體重、身材和食欲都有

正面幫助。

瘦體素和飢餓素——影響飢餓感的荷爾蒙

許多受我幫助的人，在斷食之前都覺得，她們會無法忍受斷食期間的飢餓感，或是會感到虛弱、手腳發顫，又或者是無法清楚思考。可是請妳相信我：妳不太可能碰到以上這些狀況。因為間歇性斷食會幫妳控制兩個影響飢餓感的主要荷爾蒙，包括：促進飽足感的瘦體素（leptin），以及促進食欲的飢餓素（ghrelin）。

瘦體素的重要性

1994 年被發現的瘦體素又被稱為「飽足感荷爾蒙」，科學家認為它握有解開肥胖和發胖生理機制的鑰匙，因為它能降低飢餓感。這個荷爾蒙主要是由白色脂肪細胞（adipocyte，脂肪細胞）生成，但妳的棕色脂肪組織、卵巢、骨骼肌、下腹部和一些其他部位也會生成。

用餐過後，妳會有種想要離開餐桌的感覺，這就是瘦體素帶來的影響。換言之，如果瘦體素正常運作，就能吃到那個恰到好處的飽足點，不會一直想吃東西。另外，瘦體素具有調節能量和食物攝取量的能力，也有助於維持體重。

自從發現瘦體素的存在後，我們對它的了解就愈來愈多。對人體而言，瘦體素不只是一個能抑制食欲並「影響飢餓感的荷爾蒙」，它還能達到下列作用：

- 燃燒血脂（三酸甘油酯）作為燃料
- 幫忙將白色脂肪轉換成棕色脂肪
- 管理脂肪的儲存量

- 影響運動表現（適度活動可提升人體對瘦體素的敏感度）
- 參與造骨作用
- 調節免疫和發炎反應
- 幫忙創造新的血球和血管
- 協助傷口癒合
- 啟動青春期
- 控制血壓、心率、甲狀腺機能和月經週期

當瘦體素失衡時

有些人的大腦很難偵測到瘦體素，無法產生「我飽了」這樣的反應；這樣的狀況叫做「瘦體素阻抗」（leptin resistance），是荷爾蒙失調所致的病症。這樣的人往往都有代謝靈活性異常的問題，也可能因此出現胰島素阻抗。它會讓妳想吃更多的東西，並增加對含糖碳水化合物食物的渴望。

這會引發另一個惡性循環：吃得愈多，體脂肪就會升高愈多，而這一切會讓身體對瘦體素的敏感性降低。妳開始發胖且很難瘦下來，瘦體素阻抗或許就是一大主因。

除此之外，瘦體素阻抗還會造成其他負面影響，例如：破壞甲狀腺健康，可能會減緩代謝；使血壓升高，不利心血管健康；加重焦慮和憂鬱等情緒障礙，並觸發許多其他的問題。導致瘦體素阻抗的原因是什麼？常見的可能因素有：

- 肥胖
- 胰島素長期過高
- 下視丘發炎
- 含有大量發炎性食物的飲食，尤其是糖

- 睡眠品質不佳或失眠
- 缺乏運動

飢餓素的重要性

飢餓素又被稱為「飢餓感荷爾蒙」。當用完餐一陣子，胃裡已經沒有食物時，飢餓素就會像妳的媽媽或祖母那樣登場，要妳「吃點東西」。

飢餓素會刺激食欲、增加食物攝取量，並促進脂肪儲存。根據國際內分泌協會（Society for Endocrinology）的研究指出，給予成年人飢餓素，他們的食物攝取量會增加三成。

飢餓素主要是由胃部生成和釋放，但小腸、胰臟和大腦也會分泌少量的飢餓素。飢餓素由副交感神經調控，這套神經系統與消化的運作息息相關。在飢餓素觸發飢餓感，而妳又吃了一頓飯滿足飢餓感後，副交感神經系統就會將消化系統導向「休息和消化」（rest and digest）模式，飢餓素的濃度也會跟著下降。

飢餓素也會刺激生長激素的釋放，生長激素能分解脂肪組織、促進肌肉組織生長。另外，飢餓素還能保護心血管系統，並幫忙調控胰島素的釋放。

當飢餓素失衡時

當採取減重飲食時，飢餓素的濃度會大幅上升。節食的時間愈長，濃度就會增加愈多，而這就是傳統減重飲食無法長久執行的原因之一。一項針對節食者做的研究就清楚指出：進行 6 個月的節食後，節食者的飢餓素濃度增加了 24%。由此可知，如果妳想要變瘦，降低飢餓素濃度或許有所幫助。

患有神經性厭食症（anorexia nervosa）的人，體內的飢餓素濃度

也很高。這或許是一種防禦機制，因為他們的身體想要刺激當事人增加食物的攝取量，好提升體重。由於飢餓素主要是由胃部生成，所以若進行胃繞道手術，恐怕會傷到其分泌飢餓素的能力。

這整個影響飢餓感的荷爾蒙系統都是為了人體的健康運作，而且絕大多數時，它都能善盡職守。不過，一旦飢餓素和瘦體素之間的平衡出現了任何變化，就會導致食欲增加、渴望吃甜食和簡單型碳水化合物、情緒性過量飲食，以及代謝變慢等症狀。

斷食時，飢餓感反而不會增加

執行間歇性斷食時，大部分的禁食時間都落在晚上睡覺的時候。幸好，在睡覺時，瘦體素的濃度會升高。這表示，大腦會跟身體溝通，睡眠期間身體所需的能量會比清醒時少很多。

至於斷食和瘦體素濃度之間的關係，研究人員在參與齋月的人身上發現了一些值得注意的現象。齋月是穆斯林教的一項斷食習俗，在這個月當中，他們在日落之前都不能吃、喝任何食物。某項研究發現，參與齋月的女性，瘦體素會大幅增加，這意味著她們在禁食期間沒什麼餓肚子的感覺。

當胃因斷食變得空空時，妳大概認為它會分泌更多的飢餓素，讓人覺得飢腸轆轆。不過，出人意料的是，事實並非如此。**斷食其實能夠關閉飢餓素的分泌**，讓妳覺得比較不餓。在一項研究中，研究者讓受試者禁食 33 小時，期間每 20 分鐘就測量一次他們的飢餓素濃度。這項研究的一大發現是，在整個斷食過程中，這些受試者的飢餓素濃度一直都保持在某個穩定的狀態。換句話說，33 個小時不吃東西，並不會讓飢餓程度有所變化。不論妳有吃或沒吃，飢餓感都會維持在相同的狀態。

其他會影響飢餓感的荷爾蒙

除了瘦體素和飢餓素這兩大荷爾蒙，以下幾個荷爾蒙也會從旁影響飢餓感和食欲：

- **神經肽 Y（Neuropeptide Y，NPY）** 主要存在於下視丘，神經肽 Y 會延遲餐間感到飽足的時間。瘦體素能終止神經肽 Y 的活性，切斷進食的信號。

- **多肽 YY（Peptide YY，PYY）** 在用餐後由小腸製造，之後它會進入血液，隨著血流行經下視丘，阻礙神經肽 Y 對下視丘的影響力，降低食欲。

- **膽囊收縮素（Cholecystokinin，CCK）** 它是第一個被發現的飽足感荷爾蒙，膽囊收縮素由腸胃道分泌，其中又以小腸居多。進食後，膽囊收縮素會快速升高，觸發多肽 YY 的釋放。

- **類升糖素胜肽 -1（Glucagon-like peptide-1，GLP-1）** 進食後，人體的消化道會分泌這個荷爾蒙。它是一種飽足感荷爾蒙，能幫助妳產生飽足感。

- **脂聯素（Adiponectin）** 這種荷爾蒙有助提升胰島素敏感度和平衡血糖，如此一來，妳就不會感到飢餓和過量飲食。它也能夠燃燒脂肪。

在另一項研究中，研究人員則發現，禁食 3 天後，受試者的飢餓素會逐漸降低。他們會變得比較不餓，即便已經 3 天沒吃東西。可是，妳不必斷食那麼長的時間。

《肥胖》（*Obesity*）期刊發表了一項探討「16：8」斷食模式的研

究，該研究發現，進行 4 天只在 8 小時進食時段吃東西的飲食模式後，斷食者的飢餓素全面下降了，飢餓感也變得非常低。促成這個結果的其中一項原因是：沒吃東西就不會分泌胰島素，同時血糖也不會起伏不定，所以妳就不會感到飢餓或想吃東西。

綜觀各項從荷爾蒙去探討飢餓感的研究成果，我們可以發現，斷食時，飢餓感不會如預期中的那般增加。相反的，它還會下降，而這正是妳想要的：妳想要吃得少一點，飽足多一點。

間歇性斷食和熱量限制飲食不同，它是透過上述的方式幫助減少熱量的攝取量。另外，請容我再次強調，**執行間歇性斷食時，晚上一定要好好睡覺，使自己保有良好的睡眠品質，因為糟糕的睡眠會增加飢餓素的濃度**。也就是說，假如妳睡得不好，就會整天都覺得肚子很餓，而且滿腦子都想著蛋糕、餅乾、糖果，或其他加工、含有大量碳水化合物的垃圾食物。

升糖素——釋放脂肪的荷爾蒙

由胰臟分泌，升糖素會與胰島素一起調節血糖（葡萄糖），保持血糖的穩定。它的工作是避免血糖掉得太低，而將儲存在肝臟中的碳水化合物轉化為葡萄糖，是它做到這一點的主要方式。如果妳的大腦接收到身體需要食物的訊息，它就會分泌升糖素。升糖素也能夠燃燒脂肪。與生成脂肪的胰島素不同，升糖素會分解脂肪，並將它釋放出來，讓妳的身體能長期用它產生能量。

升糖素的重要性

為了避免血糖過低，升糖素會對肝臟做三件事：

第一，它會將儲存在肝臟中的碳水化合物（肝醣）轉化成葡萄糖，讓這個燃料可以進入血流，產生能量；這個過程叫做「肝醣分解作用」（glycogenolysis）。

第二，它會活化將胺基酸轉化成葡萄糖的反應，這個過程我們在前文提過，叫做「糖質新生作用」。

第三，它會減少肝臟的葡萄糖使用量。這表示，會有比較多的葡萄糖釋入血液，用於維持適當的血糖濃度。

誠如上文所述，升糖素也是一個能夠燃燒脂肪的荷爾蒙。當葡萄糖過低時，它會刺激脂肪分解，作為產生能量的燃料。

當升糖素失衡時

跟大多數的荷爾蒙不同，升糖素鮮少失衡。但如果妳的血糖經常大起大落，升糖素或許就無法正常運作。升糖素異常的徵兆有低血糖，並常伴隨頭暈、昏厥、倦怠和意識紊亂等症狀。

低碳水、高蛋白的飲食，能增加升糖素的濃度

當妳的代謝正常運作時，間歇性斷食會使胰島素保持在較低的濃度。此時升糖素會登場，幫助穩定血糖，以免它們掉得太低。**另外，它也能使身體進入燃脂模式。**

如果妳在進食時段，刻意限制碳水化合物，並提升蛋白質的攝取量，還能更進一步刺激糖素的釋放。也就是說，在執行間歇性斷食時，若能同時以低碳水、高蛋白的原則進食，就能增加升糖素的濃度，達到燃脂、保持血糖穩定，以及避免身體製造過多胰島素（這表示妳會儲存比較少的脂肪）等目的。

生長激素——減緩老化的荷爾蒙

生長激素（growth hormone，GH）由腦下垂體生成和分泌，對全身的每個細胞幾乎都會造成影響，而且會刺激身體釋放生長因子。它也有助其他激素進入細胞，使它們能更有效地發揮作用。因此，在生長、細胞再生和細胞修復方面，生長激素扮演很重要的角色。它常被認為是青春的泉源，因為已有研究顯示，它能減緩老化的過程。

生長激素的重要性

生長激素有助人體維持、建造和修復健康的組織，尤其是肌肉這部分。這很重要，因為肌肉能促進代謝、燃燒脂肪，以及維持比較精實的身體組成狀態（即較理想的肌肉和體脂肪比例）。此外，生長激素也能帶來下列幫助：

- 改善皮膚的彈性
- 打造比較好的骨密度
- 強化免疫系統
- 賦予人體更多的活力和耐力
- 提升思路的清晰度
- 提振心情

生長激素通常都是在早上起床前分泌，且會與皮質醇和腎上腺素一起分泌。這樣的集體反應會向妳的身體發出信號，要它增加體內可利用的葡萄糖濃度，好讓妳有能量展開新的一天。

當生長激素失衡時

　　就跟許多荷爾蒙一樣，生長激素會在妳 20 歲出頭時達到高峰，之後就會隨著年紀的增長走下坡。等年過半百，體內的生長激素含量大概就只剩年輕時的一半，並且會持續減少。這個自然現象帶來的主要負面影響包括：體脂肪增加、肌肉量下降，還有骨質流失。

　　而這也激起了科學家們對合成生長激素的興趣，因為研究發現，它可以延緩某些與老化有關的變化，例如：肌肉量和骨質下降。

　　一般來說，合成生長激素是用於治療因為某些病症無法正常生長的孩童。根據美國梅約醫學中心的說法，若將這種藥物用在正常生長、不需要人工生長激素的孩童或成人身上，恐怕會導致嚴重的後果，例如：

自然提升生長激素的方法

除了斷食，妳還可以利用以下方式提升生長激素的生成量：

- **減少腹部脂肪**　腹部脂肪較多的人比較容易有生長激素異常的問題，罹患相關疾病的風險也會比較高。
- **剔除飲食中的精製糖**　糖會增加胰島素的濃度，而胰島素較高與生長素較低有所關聯。
- **避免睡前進食**　宵夜會使胰島素飆高，干擾生長激素的夜間生成量。
- **優化睡眠品質**　因為生長激素是在夜間釋放。
- **做高強度的運動**　例如：高強度間歇訓練（HIIT）或 Tabata 間歇訓練。

糖尿病、骨骼和內臟（例如心臟、腎臟和肝臟）異常生長、粥狀動脈硬化（因為斑塊〔脂肪〕堆積在血管壁，導致動脈窄化和硬化），以及高血壓。幸好，這類藥物並不是提升體內生長激素的唯一方法，妳也能透過一些自然的方式達到這個目的。

間歇性斷食和生長激素

「間歇性斷食」是最有機會自然提升生長激素的方法之一。斷食時，身體會生成比較多的生長激素（和比較少的胰島素）。一項研究發現，斷食 2 天的人，其血液中的生長激素含量增加了 5 倍之多！較高的生長激素不只能刺激脂肪燃燒、促進肌肉生長，還能讓妳重新感受到青春活力和無數的好處。

正腎上腺素——燃燒脂肪的壓力荷爾蒙

正腎上腺素（norepinephrine，另一個英文別名為 noradrenaline）由大腦和腎上腺製造，既是荷爾蒙也是神經傳導物質（neurotransmitter，在神經末梢之間發送信息的化學信使）。

與皮質醇這類荷爾蒙聯手時，正腎上腺素能幫助身體應對壓力。它與我們原始的「戰鬥或逃跑」反應有關，這套反應是一種生存反應，我們的遠祖在面對劍齒虎或其他掠食者時，它能幫助迎戰或逃離威脅。雖然現在我們可能不會再被兇猛的劍齒虎追擊，但我們的內心或許還是會被很多「猶如劍齒虎」的煩惱籠罩，例如：經濟問題、工作壓力、人際關係不佳等，而正腎上腺素和其他壓力荷爾蒙也會幫助我們對付這些「威脅」。

正腎上腺素的重要性

正腎上腺素能調節注意力、警覺度、警戒度和焦慮感等表現。它也會告訴身體，從脂肪細胞釋放脂肪酸，還有增加血糖濃度，以供給身體更多能量。與腎上腺素聯手時，正腎上腺素會加速心率，使心臟打出更多血液。此外，正腎上腺素也參與了「睡眠－清醒週期」（sleep- wake cycle）的運作，能幫助妳從睡夢中醒過來，並專注在當天的行程上。

當正腎上腺素失衡時

正腎上腺素失衡與憂鬱症、焦慮症、創傷後壓力症候群和物質濫用等問題有關。過低時，它可能會導致倦怠、缺乏專注力、注意力不足過動症（ADHD），甚至是憂鬱症。

斷食會讓正腎上腺素的濃度增加，加速燃脂

斷食時，神經系統會將正腎上腺素釋放到血液中。在正腎上腺濃度較高的條件下，人體能夠燃燒比較多的脂肪，而這這項好處已經在研究中得到證實。在一項研究中，研究人員召募了 11 位健康、精瘦的受試者，請他們斷食 48 小時，並分析了他們的葡萄糖和正腎上腺素濃度。他們發現，斷食增加了正腎上腺素的濃度，並降低葡萄糖的濃度；這是個有利燃脂和減重的生理狀態。

另一項研究則請受試者斷食 72 小時。研究人員發現，交感神經系統調控脂肪燃燒模式的關鍵，就是釋放正腎上腺素。另外，這些正腎上腺素還能加速代謝速率，使燃脂作用更為活絡。

有了這些知識，就不必再把發胖和肥胖的原因，全怪罪在沒好好控

制飲食或缺乏活動上。顯然，荷爾蒙失衡對人體造成的影響，也很可能使妳為減重付出的努力大打折扣。**如果妳有莫名發胖，或似乎怎樣都瘦不下來的狀況，體內某些荷爾蒙的失衡，或許就是問題所在。**

不過請放心，妳可以從很多層面去扭轉這些問題，包括：間歇性斷食、飲食、睡眠、壓力管理，及其他能平衡荷爾蒙狀態的健康生活方式。

註：欲查閱本章引用的 21 篇參考文獻，請至 cynthiathurlow.com/references。

Chapter
4

恢復性激素、甲狀腺激素
和褪黑激素的影響力

　　我對第一次見到喬依思的景象仍歷歷在目。她是一位有著烏黑秀髮的美麗女子，她之所以來找我，是因為年過 50 的她，突然出現一些令人驚慌的生理變化。「我覺得自己一團糟，不單單是身體，還有床事。」她顫聲告訴我：「我晚上會一直盜汗，無法入睡。腰間長出了贅肉，過去從來沒這樣過，我一點也不想要這樣。床事方面，我就是對我老公『沒有感覺』，所以我們的性生活真的減少很多。」

　　如果妳跟喬依思一樣，也跟多年前的我一樣，妳一定懂她在說些什麼；而實際上，這些症狀都是因某些荷爾蒙的起落所造成，而且我們每個人都必然會經歷這樣的人生階段。雖然這些變化很不討喜，輕重程度也因人而異，但透過營養、改變生活方式和間歇性斷食，妳還是能夠管控、甚至是化解它們。

　　要理解這套方法的箇中道理，妳必須再多認識幾個重要的荷爾蒙，了解它們的運作方式，以及它們與妳的感受和生理機能如此密不可分的原因。

概觀來說，我們的身體裡有超過 200 種荷爾蒙，或類似荷爾蒙的物質在流動——這很驚人，也很難以想像。在這之中，我們的性荷爾蒙，即「雌激素」和「黃體素」最受人矚目，不但賦予正常的生育能力和月經週期，也決定了生理特徵，例如：膚質、肌力和身型等。另一個對女性非常重要的性激素則是「睪固酮」。睪固酮會提高性慾，讓我們比較有嫵媚性感、春心蕩漾的感覺；除此之外，它還能提供許多其他的好處，有助於造骨和提升肌肉量就是其中一部分。

這三種荷爾蒙都是經過一連串的化學反應製成，而且它們的原料都是膽固醇。膽固醇是一種蠟狀的白色脂質，遍布於身體內的所有細胞。人體大約有 75% 的膽固醇都是由肝臟生成，而非來自於飲食；剩下的 25% 才是來自於食物，例如：動物性蛋白質和健康的油脂。因此，如果想要用自然的方式平衡體內的荷爾蒙，攝取充足的油脂很重要，此舉能促進荷爾蒙的生成，維持健康的荷爾蒙狀態。

在這章中，除了性荷爾蒙，我們還會認識到其他荷爾蒙，例如甲狀腺激素。甲狀腺激素會影響代謝和心情。雖然它對失衡的胰島素和壓力激素很敏感，但藉由一些生活方式的改變，這些都能迎刃而解。此外，或許妳會發現，我花很多篇幅談論睡眠。**在這個世界上，沒有任何東西能取代一夜好眠的價值，它是重新平衡荷爾蒙健康的一大關鍵。**睡眠就跟時間一樣，一旦錯過了，就是錯過了，沒有辦法用任何方式填補。

執行間歇性斷食時，絕大部分的禁食時段都落在夜間，當睡著時，就是身體修復、排毒和製造生長激素的時刻。可想而知，睡眠對健康的影響極大。在本章中，我們也會討論到能助眠的褪黑激素（melatonin），它可以設定睡眠的清醒週期和晝夜節律。

在這些荷爾蒙和其他荷爾蒙都和諧運作的情況下，妳就能恢復昔日的健康和幸福狀態。不論幾歲，一旦透過飲食、斷食和改善生活方式，

讓荷爾蒙恢復平衡，妳就會發現，自己變得健康又充滿活力。

雌激素——三種女性荷爾蒙的統稱

雌激素是三種女性荷爾蒙的統稱，分別是：雌二醇（estradiol，E2），在生育年齡期間由卵巢分泌；雌三醇（estriol，E3），在懷孕期間生成；和雌酮（estrone，E1），可在更年期婦女體內找到。

雌二醇是在女性生育、行經時期，體內含量最豐富的雌激素形式，它對我們的影響力最為強大。它能增加妳的性慾和身體組織的濕潤度，例如：皮膚、眼睛、嘴唇和陰道。到了環更年期，它的濃度就會開始往下降；更年期之後，它的濃度會下降得更多。

雌三醇占總雌激素的 10％ 左右，但在女性懷孕期間，它會成為體內主要的雌激素形式，因為此時胎盤會不斷生成雌三醇。雌三醇的濃度只有在懷孕期間才檢測得到。

在這三種雌激素中，雌酮是存在於更年期的主要雌激素形式。它也占了總雌激素的 10％ 左右，主要是由脂肪細胞、卵巢和腎上腺生成。相較於雌二醇，雌酮對我們的影響力比較小。

雌激素的重要性

這些在體內自然而然生成的雌激素，會促成我們的性發育、調控月經週期，以及維持正常的膽固醇濃度。

在平衡狀態下，雌激素能使皮膚柔軟又澎潤、預防心血管疾病、影響記憶力和防堵發炎反應。此外，它對體重也有影響，因為雌激素也會由脂肪細胞生成。女性若做了子宮切除手術，還有到了環更年期和更年期時，容易發胖的一大原因，就是雌激素濃度變化的緣故。

到了中年左右，其他因素就會加劇這類與雌激素有關的發胖現象。妳多半會出現肌肉質量和機能往下掉的情況（這種病症叫做「肌少症」〔sarcopenia〕），還會出現胰島素阻抗。這些都是許多女性在年紀漸長後，老是與體重奮戰的原因。

當雌激素失衡時

我幫助過的女性之中，很多人都有雌激素和黃體素失衡的問題。這兩種重要荷爾蒙長期失衡的情況，叫做「雌激素相對優勢」（estrogen dominance）。有雌激素相對優勢的女性，會有雌激素濃度過高，但黃體素濃度過低，兩者無法相互平衡的問題。

雌激素相對優勢的症狀可能與環更年期、更年期，甚至是經前症候群的症狀類似。它會出現包括：情緒起伏不定、易怒、性慾降低、經前症候群的症狀加劇、經期不規律、經血量大、脹氣、發胖、焦慮、落髮、睡眠問題、倦怠、腦霧、記憶力出狀況、熱潮紅和盜汗，以及生育能力方面的問題。

雌激素相對優勢會由兩種途徑造成。第一種是內源性途徑，意即肇因源自體內，即人體生成過多的雌激素，又無法適當地消除或代謝。第二種是外源性途徑，意即肇因源自體外，即在環境中接觸到過多被叫做「環境雌激素」（xenoestrogen）的人工雌激素，又無法適當地將它們排出體外。

其中，可能導致內源性雌激素過多的因素包括：

- **缺乏纖維素的飲食** 由於纖維素有助食物通過消化系統，所以缺乏纖維素的飲食可能會使過量的雌激素無法適當地排出體外，導致它們再度被身體吸收。

- **壓力** 在面對極大的壓力時，皮質醇的分泌量會增加。為了分泌

足夠的皮質醇，腎上腺可能會抑制黃體素的生成量，導致雌激素的濃度上升。

- **飲酒** 研究證實，大量飲酒的女性，其血液中的雌激素濃度會顯著升高。另外，酗酒對肝臟造成的傷害也會阻礙雌激素的排出。
- **咖啡因** 已有研究指出，攝取過量咖啡因會增加雌激素的生成量和分泌量。
- **肝臟排毒能力受損** 正常情況下，肝臟會將所有多餘的雌激素打包，並透過腸道將它排出體外。可是如果妳有不常排便、便祕、營養不良，或腸道微生態失衡（gut dysbiosis，即腸道中的微生物體失去平衡）等問題，這些雌激素就會在體內一再循環，無法排出體外。

在妳的腸道裡有一部分的微生物體是所謂的「雌激素體」（estrobolome），這一類好菌會製造「β-葡萄醣醛酸酶」（beta-glucuronidase），幫助人體代謝和清除過多的雌激素。雌激素體正常運作時，會製造恰到好處的 β-葡萄醣醛酸酶，來維持雌激素的平衡。

不過，萬一妳有上述任何一種狀況，尤其是微生態失衡，β-葡萄醣醛酸酶可能就會過高，或是失去平衡，而雌激素也就會無法適當地代謝和排出體外。這不僅會導致雌激素相對優勢，還可能引發其他雌激素相關疾病，例如：子宮內膜異位症和乳癌。

外源性雌激素，即環境雌激素，是來自環境中的外來雌激素，能產生類似人體雌激素的作用，對人體有害。它們是山寨版的雌激素，會與體內的受體結合，使平衡大亂。環境中處處都有它們的蹤跡，舉凡個人護理產品、殺蟲劑、塑膠，還有乳品和肉品等，都可能含有環境雌激素。

接觸環境雌激素除了會導致雌激素和黃體素失去平衡，還會增加雌

激素相對優勢的風險。同時，就跟許多毒素一樣，環境雌激素也無法生物分解，所以它們會嵌入我們的脂肪細胞，非常難排出體外。**許多病症都與環境雌激素的累積有關，例如：乳癌、肥胖、不孕、子宮內膜異位、性早熟、流產和糖尿病等。**

斷食能維持雌激素平衡，排出毒素

一般來說，妳的身體會透過兩種方式，將雌激素維持在一個最佳的平衡狀態，即生成量很剛好，並能將多餘的激素加工處理、排出體外。間歇性斷食對這兩方面都很有幫助。

其一，斷食對雌激素和生長激素之間的交互作用有正面的影響。我們血液中的雌激素濃度愈高，就表示生成了愈多的生長激素。這對我們來說有著什麼樣的意義？隨著年紀漸長，雌激素和生長激素都會下滑，尤其是在 40 歲之後。我們需要生長激素來幫助「雌激素的信號傳遞」（estrogen signaling），這能使妳的細胞接收到雌激素，並使大腦與卵巢之間保有暢通的溝通管道。由於斷食能提升生長激素的生成量，而生長激素又有助雌激素的信號傳遞，所以雌激素就有機會因此維持在最佳濃度。

其二，由於環境雌激素存在於環境中，無所不在，每個人出現雌激素相對優勢的風險也變得比任何時候都高。間歇性斷食能進行細胞層次的大掃除，加快人體排出這些有毒的雌激素。

其三，誠如我第一章提到的，斷食能使妳擁有良好的腸道微生物體。有了健康的微生物體和雌激素體，腸道裡的細菌就能更有效率地代謝多餘的雌激素，將它排出體外。具體來說，間歇性斷食重整雌激素體健康的方法就是：給腸道定期休息的時間，讓它找回微生態的平衡，進

而幫助預防和逆轉雌激素相關病症。

其四，在雌激素這一方面，間歇性斷食最引人注目的影響力是與乳癌有關的研究。當雌激素平衡時，不但能預防乳癌，也能避免乳癌復發。一項研究追蹤了接受過乳癌治療的女性，發現間歇性斷食者的癌症復發率下降了70％！為什麼會這樣？科學家沒有明確的答案，但或許是因為間歇性斷食既能改善雌激素的平衡，又能提升自噬作用，使細胞能遠離促癌和有毒的環境。

黃體素——重要的女性荷爾蒙

黃體素是一種女性荷爾蒙，在月經、懷孕和胚胎形成的過程中扮演關鍵角色。在更年期之前，黃體素會由卵巢和胎盤製造。更年期之後，黃體素就會由腎上腺生成。

黃體素的重要性

黃體素在人體中有非常多的功能，這些功能都有助於維持良好的健康狀態。它可以平衡雌激素、促進乳房發育、幫助調節睡眠和體溫、協助造骨、維持血糖濃度，還有維護甲狀腺的效能。另外，黃體素也是一種天然利尿劑，能幫助膀胱功能的正常運作，同時，它也能放鬆腸道肌肉，如此一來，妳的身體就能將食物分解成營養素，並將它們吸收和用於身體的各部位。

黃體素平衡時，比較不會有易怒或焦慮等情緒起伏的感覺。黃體素有鎮靜大腦的效果，因為它能刺激 γ-胺基丁酸（gamma-aminobutyric acid，GABA）的受體。γ-胺基丁酸是一種神經傳導物質，能藉由中斷焦慮訊號在神經細胞之間的傳遞，使大腦自然而然地冷靜下來。

當黃體素失衡時

黃體素會在人生中的幾個時間點開始下降，包括：月經週期結束時、排卵頻率變低的環更年期，還有進入更年期之後。可能導致黃體素不足的其他因素則有：壓力、服用抗憂鬱症藥物、甲狀腺機能不佳、缺乏礦物質鋅，以及維生素 A、B6 和 C，和飲食中攝取太多糖分。

黃體素下降的症狀有：焦慮感上升、出現睡睡醒醒之類的睡眠障礙、月經週期變短、乳房脹痛、盜汗和熱潮紅、經痛加劇、偏頭痛、經前症候群和發胖等。

在特定時間內斷食，才能平衡黃體素濃度

黃體素對間歇性斷食非常敏感。如果妳還在育齡期，也就是還會來月經時，妳就必須在月經週期的特定時間內進行斷食，否則體內的黃體素反而會因此耗損。比方說，請不要在月經來潮前的 5 到 7 天斷食（第五章會對此做更詳細的說明）。只要注意上述狀況，正確斷食就能維持和平衡黃體素的濃度。

睪固酮──重要的男性荷爾蒙

另一個重要的激素則是睪固酮，屬於男性荷爾蒙（androgen）的類別，並由腎上腺和卵巢所生成。稍後我要介紹的脫氫異雄固酮，也是一種男性荷爾蒙。基本上，男性荷爾蒙就是在男性體內大量存在的荷爾蒙，但女性體內也會有它們的存在。女性的睪固酮雖沒男性那麼多，但還是足以對身體產生一些強大的影響力。

睪固酮的重要性

睪固酮能觸發女性對性的渴望,所以它對保持「性趣」非常重要。除此之外,睪固酮對妳而言,還有許多其他的幫助:

- 強化骨骼,避免它走下坡
- 維持肌肉量(有助燃脂)
- 保持充沛活力
- 保持記憶力
- 提升幸福感、自信感和生活動力

不過,若想讓睪固酮發揮這些美好的功能,妳的雌二醇就必須保持在最佳狀態。如果沒有充足的雌二醇從旁輔助,睪固酮就無法與妳大腦的受體結合。由此可知,雌激素對睪固酮的運作有著不容忽視的影響力。這再一次呼應了前文所說的,我們體內的荷爾蒙就是一支管弦樂隊,彼此之間都會相互影響。

當睪固酮失衡時

就跟許多荷爾蒙一樣,睪固酮會在 25 歲左右達到高峰,之後便逐漸下滑。到了更年期,睪固酮的自然生成量大概會減少一半。睪固酮不足會令妳難以增加肌肉量,但肌肉量對於減重、血糖控制和其他代謝作用來說十分重要。此外,睪固酮下滑也會使妳性致缺缺。

如果妳有胰島素阻抗,可能就會產生睪固酮過多的狀況;如果能解決胰島素阻抗的問題,就有機會將睪固酮拉回正常值。此外,壓力會影響脫氫異雄固酮的生成量,而這也會影響睪固酮的濃度。

開始斷食後，能提升睪固酮的濃度

若想自然提升睪固酮的濃度，間歇性斷食能助妳一臂之力。別忘了，間歇性斷食是改善胰島素阻抗的好方法。斷食能平衡胰島素，提升代謝靈活性，這兩者皆有助於改善睪固酮的濃度。不僅如此，斷食還能以另一種方式提升睪固酮。根據《臨床內分泌和代謝期刊》（*Journal of Clinical Endocrinology and Metabolism*）中的一項研究指出，間歇性斷食降低瘦體素的濃度後，睪固酮的濃度立刻大增。所以沒錯，一旦開始執行間歇性斷食，妳就擁有了調控睪固酮濃度的一大利器。

自然提升睪固酮的方法

想要提升睪固酮，妳可以這樣做：

- 運動，尤其是肌力訓練和高強度間歇訓練
- 增加蛋白質的攝取量
- 有效管理壓力
- 透過曬太陽、食物和補充劑等管道，獲取充足的維生素 D
- 打造良好的睡眠
- 補充「適應原」（adaptogen），這是一種可平衡荷爾蒙、維護免疫功能，以及協助人體從長、短期壓力中恢復的膳食補充劑（更多相關資訊，請見第七章）

脫氫異雄固酮——荷爾蒙之母

脫氫異雄固酮是一種天然男性荷爾蒙，由腎上腺和中樞神經系統（大腦和脊髓）生成。它是妳血液中含量最豐富的荷爾蒙。

脫氫異雄固酮的重要性

脫氫異雄固酮本身並不是一種性激素，但它是 18 種荷爾蒙的原料，雌激素和睪固酮都是其中一員。脫氫異雄固酮擁有許多好處，能幫助達到下列作用：

- 促進肌肉生長
- 支持骨骼生長
- 提升記憶力
- 緩解壓力反應
- 幫助身體燃燒脂肪
- 打造光亮的皮膚
- 強化免疫力

當脫氫異雄固酮失衡時

脫氫異雄固酮的生成量會在 20 到 25 歲之間達到高峰。在這之後，它的生成量會穩定地每年下降 10% 左右。到了 40 歲的時候，妳或許就會感受到脫氫異雄固酮下降所帶來的負面影響，包括：陰道和皮膚乾燥、憂鬱或焦慮等情緒問題、睡不好、發胖、失去性趣、腦霧，以及比較容易得到與年齡相關的疾病，例如：骨質疏鬆症和心臟疾病。

慢性壓力和其所導致的皮質醇升高，除了可能使妳的脫氫異雄固酮濃度暴跌，也會增加發生胰島素阻抗和代謝異常的風險。脫氫異雄固酮的濃度與胰島素的濃度間，密不可分，意思就是：脫氫異雄固酮的濃度變低時，胰島素濃度就會升高，反之亦然。

斷食能限制熱量，使脫氫異雄固酮增加

跟所有荷爾蒙一樣，脫氫異雄固酮的濃度也能透過健康的生活方式來改善。間歇性斷食就是其中的一環，它能讓妳的皮質醇和胰島素濃度更為平衡，進而達到提升脫氫異雄固酮濃度，和提振代謝靈活性的功效。

除此之外，脫氫異雄固酮也跟許多荷爾蒙一樣，若攝取不含糖和加工碳水化合物的健康飲食，濃度就能提升。日本沖繩的居民就是很好的例子，這個地區的人們是世界上最長壽的族群之一，即便在他們年過 65 歲時，體內的天然脫氫異雄固酮的濃度，還是高於同齡的美國人！這背後的主因與其天然且具備熱量限制特色的飲食有關聯（間歇性斷食就是一種熱量限制飲食）。所以，**我們絕對能藉著吃東西的「種類」、「分量」和「時間」來對抗老化。**

Chapter 5

在不同的生理階段，採取不一樣的斷食

　　許多斷食計畫都忽略了女性的獨特之處；造就這些獨特之處的事情有很多，但我們體內時時刻刻都在變化的荷爾蒙，絕對是不容忽視的一環。它影響了思考、溝通和在這個世界中闖蕩的方式。另外，女性的身體也與男性非常不同——我們可以懷胎十月、生出寶寶，在一生中還會經歷好幾種特別的生理階段。

　　身為女人，妳很可能會比男性多活 5 年。不過，妳也會有各種健康問題的風險，像是：乳癌、酒精濫用、心臟疾病和中風、骨質疏鬆症、退化性關節炎、憂鬱症和焦慮症、壓力、性傳染病和尿道感染等。這當中有許多病症，特別容易在妳停經、漸漸邁向更年期的時候一一浮現，因為那段期間荷爾蒙會出現轉變。

　　從美國聖路易斯華盛頓大學醫學院的研究來看，女性的大腦比男性小，但大腦卻比男性年輕了 4 歲左右，至少在燃燒燃料這方面是如此。這或許能解釋，為什麼女性比較能長時間保持清晰的思慮。我們對衝突感的體會比較深刻，對工作壓力、緊繃感和挫敗感的感受比較強烈，而

且常常會靠著埋頭苦幹來應對這些感受。我們比較有同理心，比較能感覺到其他人的感受，而且非常關心和呵護所愛的人。我們十分美好。

這所有的特質都造就了女性的獨特，使我們比男性對環境、營養和生活方式的改變和暗示更為敏感。這一切也決定了透過什麼樣的飲食、斷食計畫、運動方式和補充劑等，對女性的身體最有用。絕對沒有什麼人人適用的女性斷食計畫，正因為如此，我才要教妳如何為自己打造一套專屬的間歇性斷食計畫。打造間歇性斷食計畫的首要基礎，是妳此刻的生理階段，妳要考量到在育齡期、環更年期、更年期或更年期之後等階段中，自己目前是屬於哪一個階段。**因為每個生理階段需要的斷食和營養補充方式都不同。**

亞日節律和月經週期

當妳正值育齡期的生理階段，身體會隨著整個月的荷爾蒙波動，以便調整狀態。妳的代謝會改變，皮質醇的濃度也會有所變化，這可能會影響到妳對壓力的反應。妳需要不同的睡眠量，可能會整天都覺得比較累，又或者需要時不時與經前症候群奮戰。

這些事情都是妳獨特的「亞日節律」（infradian rhythm）所致，也就是體內掌管月經週期的生理時鐘。亞日節律與晝夜節律類似，只不過晝夜節律是以 24 小時為一個週期，但掌管月經週期的亞日節律卻是以 28 天為一個週期。每一位有月經的女性，體內都有一套亞日節律，它能幫妳調節月經的週期。

在這為期 28 天的亞日節律中，妳會經歷三個不同的階段，然後在月經來潮時，結束整個月經週期，這三個階段分別是：

．第一階段：濾泡期（Follicular）

・第二階段：排卵期（Ovulatory）

・第三階段：黃體期（Luteal）

在每一個階段，妳的身體都會轉換它的能量狀態、溫度、代謝、血糖高低、皮質醇濃度、睡眠品質等諸如此類的小地方。舉例來說，妳或許會注意到，在月經週期的某些階段會睡得比較好，或是皮膚會比較光亮。

另外，妳的代謝能力也會隨著月經週期加速和減緩，而這就是在告訴你，需要改變飲食的種類、執行間歇性斷食，還有增加每週運動強度的原因。這些行動都可以將代謝能力調整到最佳狀態。

身為女性，需要比男性更多的睡眠時間，因為妳的大腦運作比較複雜，需要花較多的時間恢復和重設它自身的認知狀態，這樣隔天才能用清晰的思路面對一天的挑戰。

如果妳還在育齡期，一定要好好維護亞日節律，如此一來，就能以最佳的狀態展現出最棒的自我，即便妳的荷爾蒙正在不斷影響體內的生理運作。間歇性斷食、營養、活動和其他生活方式，都是維護亞日節律的好幫手。

月經週期的各個階段

從初經來潮的那一刻起（12 歲左右），一直到更年期（大約 51、52 歲），女性每個月大概都會出血 3 至 7 天，而這就是所謂的月經。隨著時間一年又一年地過去，出血時間會漸漸縮短，月經週期會漸漸拉長。妳或許會跟許多女性一樣，出現了經前症候群等與月經有關的困擾。經前症候群會引發一系列的症狀，例如：脹氣、經痛、乳房脹痛、頭痛、

情緒起伏、易怒、發胖、老是想吃東西等。

月經週期可不只是月經來潮這麼簡單，它是歷經了濾泡期、排卵期和黃體期這三個階段的荷爾蒙循環後，才迎來的大結局，即「行經期」（menstruation），也就是月經。女性在行經期的出血，是來自子宮內膜的脫落，這個過程會發生在月經週期的第一天到第五天。接下來，就讓我們來深入了解每個階段的細節。

濾泡期

從月經來潮的那一刻起，妳的身體就已經做好了要在子宮裡孕育受精卵的準備。在這個階段，雌激素的濃度會由低處開始，穩步向上增加，為排卵和可能的受孕做準備。上升的雌激素會增加「黃體生成素」（luteinizing hormone，LH）的濃度，後者控制了卵巢的運作。下降的雌激素則會觸發「濾泡刺激素」（follicle- stimulating hormone，FSH），這種激素會促使妳的卵巢生成數個稱為「濾泡」（follicle）的小囊，雌激素就是由這些小囊製造。每個濾泡裡都有一顆尚未成熟的卵子，待最健康的卵子成熟後，其餘的濾泡就會被身體重新吸收。這個時候，妳的身體也會開始釋放更多的雌激素。通常在月經週期的第六天到第十四天是濾泡期，待排卵後，這個階段就告一段落。

處於濾泡期時，雌激素會在過低和過高之間取得微妙的平衡，萬一這個平衡受到破壞，它就會對妳造成影響。原則上，這些影響有好、有壞，例如：

- 減緩代謝
- 降低皮質醇
- 提升能量
- 提振心情

如果雌激素變高，又比較占優勢，在濾泡期時，葡萄糖的濃度多半會偏低。因此在這個時候，妳的細胞通常會對胰島素比較敏感，因為雌激素其實能幫助身體更正常地利用胰島素。

在接下來的幾章中，我會告訴妳，在進食時段可以吃哪些食物，還有該如何運動，但在這裡，我想先向妳說明，要如何才能順應月經週期，並搭配適合的飲食和運動方式。

在飲食方面，請依照下列原則，為身體補給濾泡期所需的營養：

- **攝取富含鋅的食物，也就是海鮮，尤其是牡蠣**　鋅對人體有許多功能，但支持和修復免疫功能是它的主要工作。它也是一種具抗氧化力的礦物質，能對抗在妳體內閒晃、會攻擊細胞又會加速老化的自由基分子。

- **多攝取含有植物雌激素（phytoestrogen-containing）的食物**　它們有助於體內的雌激素維持在健康的濃度。這些食物包括：鷹嘴豆、花生、亞麻籽、葡萄、莓果、李子、綠茶和紅茶等。

- **食用發酵食物**　像是韓式泡菜，或是由高麗菜、胡蘿蔔、白花椰菜、大蒜、黃瓜等蔬菜製成的優質發酵食物，甚至就連低糖的康普茶（每份的含糖量低於 5 公克）也是選項之一。這些食物都可以幫助妳建立更多樣化的微生物體。

- **攝取充足的 omega-3 脂肪酸**　omega-3 脂肪酸有許多好處，這些脂肪可以幫助人體對抗發炎反應，平衡西方飲食（Western diet）中十分常見的促發炎 omega-6 脂肪酸，**且最好是從富含油脂的魚類中攝取**。現在大部分的成年人都是吃著這類飲食。

- **享用清爽一些的餐點**　且要涵蓋非澱粉類的蔬菜和未經加工的澱粉類食物。非澱粉的蔬菜有：各種可做沙拉的蔬菜、綠花椰菜、白花椰菜、球芽甘藍和綠葉蔬菜等；未經加工的澱粉類食物有：

地瓜、南瓜和豆類等。我不知道還能怎樣強調蔬菜的重要性，但它們富含各種營養素，能維持健康、預防疾病和大幅延緩老化。

在體能活動方面，請著重在下列運動：
- 有氧運動和高強度間歇訓練
- 健行、跑步或慢跑
- 做些負重量比較大的肌力訓練
- 混合訓練（cross-training）

排卵期

當卵巢排出一顆可能受孕的成熟卵子時，這個階段就開始了。排卵期會發生在月經週期的第十五到十七天，這時雌激素、黃體素和睪固酮都會達到高峰。排卵期間，卵子會離開卵巢，沿著輸卵管向下，往子宮的方向移動。在這段路程中的任何時刻，精子都有機會使這顆卵子受精。在受精之前，卵子大概能存活 24 小時。

在排卵期時，妳可能會覺得更有性致、更有自信，甚至是更有活力。在飲食方面，請依照下列原則，為身體補給排卵期所需的營養：
- **多攝取富含維生素 C 的食物（水果、綠花椰菜和綠葉蔬菜）** 維生素 C 能幫助處理身體和情緒上的壓力，進而降低壓力荷爾蒙的濃度。此外，也能藉由促進膠原蛋白生成，防止皮膚鬆垮。膠原蛋白是人體的一種結構蛋白，可構成皮膚、軟組織和關節。
- **多吃富含維生素 B 群的食物** 以草飼和有機方式餵養的動物蛋白，以及無麩質的全穀類為主。維生素 B 群在能量生成的過程中扮演要角，且有助鎮靜和維持健康的神經系統。
- **食用富含植物營養素的水果和蔬菜** 例如新鮮的香草和辛香料。

植物營養素有助預防疾病，對平衡荷爾蒙也有正面的影響。

- **用十字花科蔬菜填滿餐盤**　例如：綠花椰菜、高麗菜、白花椰菜和球芽甘藍等。它們含有天然化合物，可加快人體排除有害和多餘雌激素的速度。

- **攝取健康的油脂**　例如橄欖油、椰子油、酪梨、堅果和種子等。排卵期是一個需要能量的階段，所以我們需要這些脂肪和omega-3脂肪酸來支援懷孕、哺乳、能量、激素生成和大腦健康。

- **餐點裡要有優質的草飼和有機蛋白質**　適量的蛋白可以確保身體能夠建造、修復和維持妳的肌肉、結締組織、皮膚和器官。同時，它對飽足感也很重要。

- **多食用有助肝臟健康的食物**　要讓肝臟正確地執行排毒工作，大蒜、甜菜、水果（例如：葡萄、李子和葡萄柚等）、發酵食物、十字花科蔬菜、蒲公英、蘆筍、朝鮮薊和綠茶等，都是很受歡迎的小幫手。

在體能活動方面，請著重在下列運動，它們能呼應妳較高昂的活力狀態：

- 短跑和高強度間歇訓練
- 跑步或慢跑
- 飛輪（spinning）
- 循環訓練（circuit training）

黃體期

雌激素、濾泡刺激素和黃體生成素的濃度均驟降時，就會觸發這個階段。黃體期會發生在月經週期的第十八天到第二十八天。此時，濾泡

會轉變成一群叫做「黃體」（corpus luteum）的細胞。黃體會分泌大量的黃體素。這種激素會增厚子宮的內膜，使它變成一個長滿絨毛、富含養分的床；假如卵子成功受精，就能在此處著床，發展成胚胎。

如果卵子沒有受精，黃體就會在體內消失，使雌激素和黃體素同時驟降。這個時候，卵子也會消失，增厚的子宮內膜則會剝落，形成經血。這個最終的結果叫做行經期，即月經週期的第一天到第五天，就是我們平常所說的月經。

如果在這個階段，雌激素和黃體素失去了平衡，妳就會出現經前症候群的症狀。在這段期間，妳可能會覺得：

· 比較餓，容易攝取較多的能量

· 比較容易想吃東西

· 較沒活力

· 情緒不穩

在黃體期這段期間，妳的血糖濃度通常會升高。這個現象會降低胰島素敏感度，這意味著，胰島素將葡萄糖送進細胞裡的效能會變得很差，導致有較多的葡萄糖在血液中循環。因此，這時的妳會比較容易有胰島素阻抗的問題。

在飲食方面，請依照下列原則，為身體補給黃體期所需的營養，及避免經前症候群：

· 在黃體期時，身體對胰島素的阻抗會變強，所以為了維持最佳的代謝狀態，請避開富含碳水化合物或糖分的食物，優先選擇低碳水化合物食物（例如：綠葉蔬菜、十字花科蔬菜和各種可做沙拉的蔬菜）。同時，也請遠離酒精、含糖食物、乳製品和加工食品，它們都會助長胰島素阻抗和對糖的渴望。

- 注重礦物質的補充，攝取富含鎂的食物（黑巧克力、堅果、種子和菠菜），以及富含硒的食物（巴西堅果）。但請注意，鈉（鹽）的攝取不可過量，以免脹氣。
- 從富含油脂的魚類和其他健康的油脂中攝取 omega-3 脂肪酸。
- 多攝取富含維生素 B 群的食物。
- 用富含纖維素的蔬菜（例如：深綠色蔬菜和未經加工的無麩質澱粉類食物）幫助消化系統正常運作。

在體能活動方面，請著重在下列活動，因為這個階段妳的耐力會比較差：

- 低強度至中強度的運動
- 肌力訓練
- 皮拉提斯
- 瑜伽
- 低強度有氧運動（例如走路）

行經期

這個時候妳的子宮內膜會開始剝落，產生經血。此時，雌激素和黃體素皆會處在很低的狀態，妳的能量和情緒狀態可能也會很低。在飲食方面，請依照下列原則，為身體補給行經期所需的營養：

- 多攝取富含維生素 B 群的食物。
- 多攝取富含鎂的食物（黑巧克力、堅果、種子和菠菜）。
- 從富含油脂的魚類攝取 omega-3 脂肪酸。
- 食用各種顏色的蔬果。這些食物含有大量的植物營養素和抗氧化劑，能幫助身體對抗自由基的傷害。色彩繽紛的植物性食物富含

止痛、消炎的色素，且每一種顏色的植物提供的色素都不同，所以攝取的種類愈多，得到的健康好處就愈多。

- 用甜菜和藥用菇類入菜。甜菜對循環系統很好，不但能提升身體的含氧量，還能透過血液為組織和器官補給養分，支持整體的能量狀態。除此之外，它們也能保護膽囊，幫助它分解和乳化脂肪。至於香菇等菇類，它們具備的營養價值，其實遠比目前研究發現到的結果還要多。實際上，菇類是非常強大的抗發炎食物。
- 飲用骨頭熬製的高湯，以及草本茶。高湯可用來補給膠原蛋白和礦物質，前者是維護肌膚和關節健康的重要蛋白。有幾種草本茶可以緩解經前症候群的症狀，例如：聖潔莓（chasteberry）、蒲公英、覆盆子葉和洋甘菊等。
- 食用未經加工的無麩質澱粉類食物，例如：糙米、地瓜和豆類。
- 餐點裡要有優質的草飼和有機蛋白質。
- 遠離酒精、咖啡因、重鹹和油膩的食物。

在體能活動方面，請著重在下列的溫和活動，因為這個階段除了休息，還是能透過一些活動，提振低落的能量狀態：

- 動作輕緩的低強度運動
- 修復瑜伽（restorative yoga）
- 伸展
- 冥想
- 親近大自然
- 走路、散步

育齡期的間歇性斷食

如果妳還在育齡期，或許會想知道，要怎樣才能自然地支持和優化月經週期。妳或許會好奇，在這個時候斷食是否健康。妳或許也會想了解，可以透過哪些方式，來緩解經前症候群和月經週期有關的其他症狀。

我幫助過的大部分女性都會有這些疑問。然而，間歇性斷食都能幫上忙，且只要有考量到 28 天週期中發生的荷爾蒙波動，並攝取能支持月經週期運作的最佳食物，斷食就能為健康加分。

在育齡期執行間歇性斷食，須注意的重點如下：

① **如果妳 35 歲以下，可採取比較彈性的斷食方式**　例如：隔日斷食，或一週選幾天斷食，這樣就不會將自己置於月經週期紊亂的風險之中。彈性的斷食和比較規律的斷食適合的族群不同，後者適合年過 40 及接近環更年期和更年期的女性。

② **一般來說，打算懷孕的女性，我都不建議她們斷食**　要成為一名健康的孕婦，需要良好的能量和營養補給，這些都要從食物中獲得，並以脂肪的形式儲存起來。當女性的身體無法得到充足的食物，又承受著其他的壓力源（例如缺乏睡眠），生殖能力就可能受到衝擊。妳可能會出現暫時停經的狀況；在醫學上，這種病症叫做「無月經症」（amenorrhea）。

③ **如果妳的月經週期是 28 天，那麼週期的頭三週，是執行間歇性斷食的最佳時刻**　在這段時間裡，荷爾蒙狀態比較穩定，是降低胰島素、發炎反應和活化自噬作用的大好時機。不過，在月經來潮前的 5 到 7 天內斷食，恐怕就會在不知不覺間，將黃體期所需的營養素和荷爾蒙消耗殆盡。

④ **斷食對某些特殊狀況有益**　多囊性卵巢症候群的女性就是一例，

她們多半都會因斷食受惠，尤其是那些需要瘦下來的患者。視個人的情況而定，每天斷食 12 到 16 小時，她們體內的許多荷爾蒙都有機會恢復平衡，包括胰島素，還有其他有助減重的荷爾蒙。話雖如此，但在這裡還是必須注意一件事：如果妳打算受孕，請在症狀改善後就停止斷食。

⑤ **調整壓力狀態**　假如妳的壓力很大，請待比較能掌控自身處境之後，再執行斷食。別忘了，斷食時，皮質醇會升高，這不只會導致雌激素和黃體素失去平衡，甚至還會使妳失去月經。**沒有月經就是身體發出的警訊，告訴妳此刻承受的壓力太大，不適合斷食！**想要主動積極地管理壓力，請看我在頁 170 至 174 提供的建議。

⑥ **請在進食時段及不必禁食的其他時間，攝取大量營養素**　不要一直把心思放在熱量限制上，該吃時就要吃。

另外，如果間歇性斷食會使妳出現營養不良，或低血糖的狀況，那麼妳的「下視丘－腦下垂體－腎上腺軸」很可能也會受到影響，並擾亂生殖激素的生成量。

基本上，如果妳無法正確調控血糖，就表示斷食對妳來說不是個好方法。我在幫助許多女性時，都會請她們先把飲食重點放在蛋白質和健康油脂上，確保每一餐都有攝取到這些營養。待血糖變得比較穩定之後，我才會請她們開始間歇性斷食。

欲了解間歇性斷食的 6 週飲食計畫，請參閱頁 249 至 258。它們可以讓妳輕鬆且安全地執行斷食，並幫助體內的荷爾蒙保持平衡。

環更年期

環更年期是人生中很特別的一段時期，這段時間我們的性激素會開始消長。說實在的，雖然這個時期對荷爾蒙和生理變化有著深遠的影響，但絕大多數的醫學研究都不太重視這一塊。這個時候，身體不會再每個月排出一顆卵子，月經週期也會因為黃體素下降，變得比較不規律。

其他荷爾蒙也會起起落落。皮質醇通常會升高，加劇壓力反應，並干擾其他荷爾蒙。我們會比較容易出現胰島素阻抗，另外，褪黑激素的分泌量會變少，所以一夜好眠會變得極具挑戰。

在環更年期時，雌激素也會大幅波動。環更年期剛開始的時候，雌激素（尤其是雌二醇）多半會上升，這是它對體內黃體素下降所做出的直接反應。在這個生理階段，雌激素和黃體素會一直處於一種翹翹板的狀態，即一個增加，另一個就減少。

一項統計回顧研究發現，在濾泡期時，環更年期女性的雌二醇比育齡期的女性高出三成，但到了環更年期的尾聲，雌二醇就會開始下降。

環更年期的主要特點是：月經週期的長度、排卵的頻率，以及生殖激素的濃度波動變大。至於它們的波動為什麼會變大，目前學界並不清楚。不過有些證據指出，這背後的原因可能跟濾泡減少有關。另外也有人推測，這可能是下視丘失去了調節月經週期的能力所致。

對有些女性來說，環更年期的症狀或許比更年期還要難熬。可是妳不一定要這樣顛簸地走過這段路！間歇性斷食絕對能幫助妳。常見的環更年期症狀有：行經和排卵週期不規律；熱潮紅、盜汗和睡眠問題；情緒變化；陰道和膀胱問題；性慾變化；骨質流失和心血管因素。

行經和排卵週期不規律

隨著年紀的增長，卵巢也會漸漸老去。我們的卵子數量都是一出生就決定了，不同於男性，他們每三天就會製造和補充新的精子。老化會使卵巢無法在排卵期穩定排卵，導致黃體素下降，進而干擾整個月經週期的規律性。

或許，妳的經血量會變得很多，這可能與雌激素相對優勢有關。大量經血會導致貧血和暈眩之類的症狀，或是加重經前症候群。當妳愈來愈難預測排卵時間，月經的間隔時間也會變得更長或更短；經血量也可能會變少，甚至是直接有幾次月經沒來。

熱潮紅、盜汗和睡眠問題

熱潮紅和盜汗是環更年期的常見症狀；一般來說，這是下視丘一時無法適應雌激素濃度下降所致。熱潮紅和盜汗的強度、長度和頻率因人而異。雌二醇過低、血糖波動、食物過敏和腸道問題等，都可能引發它們。在所有環更年期女性中，有高達六成的人都會有盜汗和熱潮紅的經驗。

熱潮紅和盜汗都會干擾睡眠品質，但即使妳沒有這兩項困擾，環更年期恐怕還是會令妳度過數個夜不成眠的夜晚。上述症狀與有助睡眠的褪黑激素息息相關，此時它的分泌量會出現變化。在頁 167 至 170 中，我會告訴妳能遵循哪些原則，可在夜間生成適量的褪黑激素。

情緒變化

如果妳發現自己正處於環更年期，情緒起伏變得更加強烈，也別害怕，妳並不孤單。女性在這個生理階段，之所以會覺得自己比年輕時

更易怒、焦慮和憂鬱，牽涉到許多原因。這當中，荷爾蒙的變化雖然占了一大部分，但睡眠不佳和生活壓力，像是工作需求、照顧年邁雙親和健康變化等，也會使情緒狀態變得更糟。如果妳對此感到憂心，即使日子很難熬，也應該主動尋求專家的協助和諮詢。照顧好自己的感受是最重要的。

陰道和膀胱問題

雌激素濃度降低時（通常是在環更年期的尾聲），陰道組織會開始變得乾澀、不潤滑。這可能會使得性交變成一門苦差事。雌激素過低也會使尿道感染或陰道感染的風險大增。

失去張力的膀胱組織可能會導致尿失禁，這可不是什麼有趣的事；所幸，它是可以治療和逆轉的。

性慾變化

在環更年期時，妳可能會開始漸漸失去性慾，變得性致缺缺。但如果妳在環更年期之前就有令人滿意的親密關係，妳的性慾或許就不會受到影響。

骨質流失

環更年期之後，妳罹患骨質疏鬆症的風險會增加，這主要是雌激素下降所致。這個時候，骨質流失的速度會開始慢慢大於身體補給它的速度。話雖如此，營養和生活習慣都有助於預防骨質疏鬆症，像是：食用富含鈣質的食物（綠花椰菜、寬葉羽衣甘藍，還有鮭魚和沙丁魚等富含油脂的魚類）、限制飲酒量、不抽菸、肌力訓練，以及讓體內擁有充足的維生素 D。

心血管因素

雌激素對心血管系統很重要，因為它能保持動脈的彈性。可是在環更年期時，妳得到心臟疾病的風險就會開始升高。為什麼呢？在環更年期尾聲和更年期時下降的雌激素濃度，就是其中一項因素。

已有研究顯示，間歇性斷食能改善心臟疾病的主要風險因素，包括胰島素阻抗、代謝靈活性異常、發炎反應和高血壓。它也會觸發細胞對抗發炎反應；發炎反應會造成動脈斑塊堆積，導致心肌梗塞和中風。《循環》（*Circulation*）期刊於 2019 年發表的一項研究表示，**相較於從不斷食的人，有間歇性斷食習慣者，其心臟衰竭的機率低了 70%。**

環更年期的時間表

值得慶幸的是，這些改變不會一次全部報到，也不是每位女性都會受到它們的影響。誠如前文所述，環更年期也不是一個會持續一輩子的過程。現在學界已經提出，環更年期可分為五個階段，且各階段都有其症狀。環更年期最早期的症狀很細微，妳甚至可能不會感受到它們。不過隨著環更年期一步步往後發展，症狀也會愈來愈明顯。發胖就是其中一個症狀，它是雌激素的波動所致；雌激素的波動在環更年期的初期就會發生。妳的身體會開始到處尋找其他的雌激素，並在體內儲存的脂肪裡找到它，因為體脂肪會製造雌酮。找到這種雌激素「替代品」後，身體就會開始囤積更多的脂肪，尤其是在腰腹之間。

假如妳知道這些症狀，就可以用更聰明方式照顧身體（像是採取高明的飲食和運動計畫），克服這當中的許多症狀。下頁的表格會帶妳走過環更年期的每個階段，讓妳了解各階段會出現的症狀和荷爾蒙變化。

環更年期的五個階段及其症狀

	階段 A	階段 B	階段 C	階段 D	階段 E
持續時間	2～6 個月	2～6 個月	1～2 年	1～2 年	1 年
月經週期	規律的行經週期和排卵週期	規律的行經週期,但黃體期變短;不會排卵	在月經週期變短和沒有月經之間輪動	不規律的行經週期;此時的排卵機率只剩 50%	月經週期停止
經血量	異常大量的經血	異常大量的經血	捉摸不定的經血量	量少但捉摸不定的經血量;有時候只有幾滴,但有時候又會很多	沒有經血
症狀	乳房脹痛、情緒起伏不定、水腫、經前症候群症狀、盜汗、發胖和偏頭痛。	經前症候群的症狀變多、經痛。	盜汗的頻率變高,且比較常出現熱潮紅的症狀。	熱潮紅,且盜汗頻率更高;有些女性可能會經痛。	熱潮紅,且可能持續盜汗,但其他的環更年期症狀會開始漸漸消退;經前症候群和經痛會徹底消失,乳房脹痛和情緒起伏不定的狀況則會愈來愈少。
荷爾蒙變化	雌激素出現波動。濾泡刺激素和黃體生成素仍正常。不過,此時「抑制素」(inhibin)會很低,這種激素與生殖器官的發育、生殖能力和懷孕有關。	濾泡刺激素會在濾泡期間歇性升高,黃體生成素正常,雌二醇則會達高峰。	濾泡刺激素仍會升高,黃體生成素有時會升高。雌二醇會很高,但可能會有些上下波動。	黃體素很低;濾泡刺激素和黃體生成素持續升高;雌二醇可能會間歇性的忽高或忽低。	濾泡刺激素和黃體生成素仍會居高不下;雌二醇可能會下降,或恢復正常值。

資料來源:https://academic.oup.com/edrv/article/19/4/397/2530801

請注意，環更年期的結束，是指妳整整一年都沒有來月經。女性進入環更年期的平均年齡是 47.5 歲，不過這個年紀僅供參考，沒有幾個人會按照平均值的時間進入環更年期。如果妳有抽菸或從沒生過孩子，可能會更早進入環更年期。

環更年期的雌激素相對優勢

在環更年期時，雌激素濃度會起起落落。在環更年期剛開始的時候，雌激素會升高。這會與黃體素下降同時發生，使雌激素相對優勢的機會大增。

雌激素相對優勢在妳人生的任何階段都有可能發生，但在環更年期發生時，會特別令人頭痛，因為它是造成許多環更年期不適症狀的一大因素。

想要將雌激素相對優勢的風險降到最低，請妳試著這樣做：

- **降低自己接觸有毒環境雌激素的機會**　個人護理產品、塑膠容器和非有機食物等，都可能含有環境雌激素。
- **多攝取十字花科蔬菜**　它們含有大量的吲哚 -3- 甲醇素（indole-3-carbinol，I3C），能幫助肝臟排出多餘的雌激素。
- **好好守護肝臟的健康**　肝臟會過濾血液，排出體內多餘的激素和毒素。多吃抗發炎食物（請參見下一章），並將我在頁 89 列出的養肝食物納入飲食中，就能促進肝臟的健康及其排毒功能。
- **避免或有限度的飲酒，並遠離娛樂性和違法藥物**　這些物質都會對肝臟造成很大的傷害。
- **執行間歇性斷食**　它能幫助身體排出過量的雌激素。

環更年期的間歇性斷食

在環更年期和間歇性斷食之間，有機會形成一段良緣，但要達到這樣的狀態，妳日常中的其他生活習慣也必須同時做出調整，像是打造良好的睡眠品質、有效的管理壓力和健康營養的飲食等；如此一來，才能確保斷食能順利進行，否則，斷食就發揮不了作用，尤其是在妳人生的這個階段。

另外，如果妳仍有月經，在執行間歇性斷食時，就請按照前文育齡期女性的執行重點去做即可。如果妳的月經週期是 28 天，那麼週期的頭 21 天，是執行間歇性斷食的最佳時刻。

請留意妳的壓力狀態。如果壓力很大，請在比較能掌控自己的處境後再執行斷食。別忘了，斷食期間的皮質醇會升高，這會使得黃體素下降、雌激素上升。不過，**假如妳身處於階段 E（月經週期停止），那麼在壓力狀態下斷食，反而會耗損雌激素。**

想要降低壓力，請看我在頁 170 至 174 提供的建議；想要了解間歇性斷食的具體飲食計畫，請參閱頁 249 至 258。

更年期和更年期之後

在醫學上的定義，更年期是指月經連續停止 12 個月。女性進入更年期的平均年齡是 51 歲。

大約有 15%的更年期女性表示，她們步入更年期的過程中，沒有任何不舒服的感覺。不過，其他人就沒那麼幸運，因為在更年期，女性體內的荷爾蒙會更劇烈的波動。舉例來說，雌激素、黃體素和睪固酮都會在這個時期大幅下降，導致許多症狀出現，而這當中也有許多妳在環更

年期就經歷過的症狀，像是：

- 熱潮紅和盜汗
- 膀胱容易受到感染（陰道壁變薄影響到膀胱）
- 脹氣，通常是腸道微生態失衡所致
- 關節和肌肉疼痛
- 骨質疏鬆症
- 陰道乾澀和性交疼痛
- 腦霧，伴隨專注力和短期記憶變差
- 頭痛和偏頭痛
- 輕微憂鬱和情緒起伏不定

在更年期時，飲食需求會隨著年齡變化。以下就是在更年期和更年期之後，飲食上需要留意的事項：

- **增加飲水量，且要同步補充電解質**　1公斤的體重大約要喝30cc，以50公斤的成年女性來說，一天至少要喝1500 cc的水。雌激素下降及膠原蛋白和彈性蛋白等結締組織流失，會導致陰道乾澀，而充足的水分和電解質能緩解這個症狀。另外，適當的補充水分也可舒緩脹氣。有關電解質的資訊，請見第七章。
- **補充優質蛋白質**　更年期的雌激素下降，與肌肉質量下降（肌少症）和骨頭強度下降（骨質缺乏，osteopenia）有關。基於這一點，更年期的女性應該格外注意蛋白質的攝取量，且要選擇草飼和有機的蛋白質，以避開環境雌激素等毒素。
- **日常運動要注重肌力訓練**　進行舉重或任何類型的阻力訓練時，可以用彈力帶輔助，或徒手進行，這些均能預防肌少症和骨質缺乏。

- **持續攝取健康的油脂** 例如：橄欖油、椰子油、酪梨、堅果和種子、堅果醬等，這些食物中的油脂可維持荷爾蒙的平衡。魚類中的 omega-3 脂肪酸除了能降低熱潮紅的頻率，及改善盜汗，也是非常棒的抗發炎營養素。這些食物都很美味，卻容易吃過量，所以食用時需注意分量，因為它們都是高熱量食物。

- **增加鈣的攝取量** 對更年期婦女來說，鈣是一種非常重要的礦物質。在更年期時，鈣需求量會上升，因為雌激素的下降會加速骨質流失。食物是獲取鈣質的最佳管道，但請不要從乳製品攝取，因為乳製品很容易引發過敏和發炎。盡可能從非乳製品的食物中攝取鈣質，例如：沙丁魚、羽衣甘藍、寬葉羽衣甘藍、蘿蔔葉、甜菜葉、芥菜、菠菜、青江菜、杏仁、奇亞籽、芝麻，以及其他富含鈣質的植物性食物。

- **獲取足夠的維生素 D** 維生素 D 本來就該是日常飲食的一部分，但在更年期時，它更是保護骨骼相當重要的一環。維生素 D 可透過曬太陽獲得，但也可以從食物中攝取：菇類和富含油脂的魚類都是不錯的選擇。另外，補充劑亦是補充該維生素的良好管道。我一定會請更年期的婦女補充維生素 D，因為研究發現，它可以預防心臟疾病、骨質疏鬆症、糖尿病、癌症和發胖。補充維生素 D 時，請先洽詢醫師或藥師，了解適合自己的補充量。

- **增加蔬果攝取量** 多攝取這類食物，既能降低發胖幅度，又能獲得保持健康所需的營養素和纖維素。一項為期一年的介入性研究發現，在超過 17,000 名的更年期女性中，攝取比較多蔬菜、水果和纖維素者，其熱潮紅的次數比控制組少了 19%。對更年期和更年期之後的女性而言，十字花科蔬菜非常重要。另一項研究就發現，食用綠花椰菜可以降低某種與乳癌相關的雌激素，並增加另

一種可預防乳癌的雌激素。

- **水果蘊藏著豐富的抗氧化劑，能使妳遠離許多疾病**　尤其是莓果類，包括：藍莓、覆盆莓、草莓和蔓越莓等，均含有許多有益健康的化合物。它們全都是維生素 C 的絕佳來源，維生素 C 對腦部功能和情緒都有正面幫助。蔓越莓能預防泌尿道感染，有些更年期婦女會出現這方面的症狀。我建議女性將蔬菜和水果的攝取量比例，拿捏在 3：1 左右，也就是說，妳應該優先攝取非澱粉類的蔬菜，而非水果。

- **少量攝取一些不含麩質的全穀類**　小米、莧菜籽、苔麩、蕎麥，甚至是藜麥（它其實是一種種子）或糙米，都含有豐富的維生素 B 群，有助提振能量、管理壓力和維持消化系統的最佳機能。但有些女性的身體完全無法接受任何形式的穀類，不論它們有無麩質。所以請在食用穀類後，留意自己是否出現不耐穀類的徵兆，像是倦怠、飢餓感增加、渴望吃東西，或消化不良等。

- **遠離酒精、加工糖類、過量咖啡因，以及辛辣的食物**　它們不但會觸發熱潮紅和骨質流失，還會加劇尿失禁和情緒起伏的程度。

更年期和更年期之後的間歇性斷食

走過了育齡期和環更年期，這個階段的妳可以更自在地執行間歇性斷食，不必再去顧慮某些行動或時間上的限制。許多女性會天天用它來減重、維持體重，或增進健康。女性和間歇性斷食之間最美好的時刻，通常就落在這個時間點。妳可以不用再受制於每個月的月經週期，擔心自己的行程被打亂，或是忘了準備衛生棉等生理用品。妳可以更無後顧之憂地把間歇性斷食融入於日常生活中。

另一方面，間歇性斷食也是減緩老化的好幫手，因為它能從細胞和粒線體下手，再生妳的整個系統；我相信這件事一定會令妳很開心。除此之外，間歇性斷食還能減少熱潮紅等許多不適症狀。在這個生理階段，間歇性斷食能帶來許多好處，包括：

・提升能量
・減輕和控制體重，降低飢餓感
・增加肌肉量（需搭配適當的飲食和肌力訓練）
・強化免疫力，降低發炎反應
・預防某些疾病（因為增加了細胞更新的機會）
・減輕壓力
・改善過重女性的胰島素敏感度
・降低憂鬱和焦慮感
・提升認知能力

有誰不愛這些好處呢？各個年齡層的女性都能因間歇性斷食受惠，但妳一定要知道正確且安全執行的方法，這部分我稍後就會詳細說明。

雖然我們每個人都會經歷不同的人生歷練，可是我發現，那些能從容應對荷爾蒙起伏的女性，都將這些專屬女性的變化視為生活中的一段自然歷程，而非苦難。不論現在的妳是處於人生的哪一個階段，此刻都是好好肯定自己的最佳時機；請站在鏡子前，告訴自己：「我需要先好好照顧眼前的自己，才有機會擁有夢寐以求的生活。」

註：欲查閱本章引用的 19 篇參考文獻，請至 cynthiathurlow.com/references。

Part

2

如何吃及補充營養？

Chapter
6

進食期間，可以吃些什麼？

間歇性斷食除了需要在某個時段不吃東西，也會要在某個時段進食。在進行間歇性斷食的時候，會把三餐都集中在進食時段；這段時間通常是 8 小時，但可視個人情況調整（請見第八章）。

這個時候，妳在進食期間吃了哪些食物就非常重要。妳會想要盡可能選擇最好、最健康的食物，好維持荷爾蒙平衡、餵飽微生物體、保持健康的體重、促進代謝靈活性，以及減少發炎反應。

談及間歇性斷食，我的病人和客戶最想知道的就是：我可以吃些什麼？這也是最重要的問題，**因為正確的飲食和營養，是改變所有生活方式的起點。**妳的飲食選擇對健康至關重要，它能幫助妳成功完成 6 週的間歇性斷食計畫，並持續用這樣的方式生活。

所以，回到這個大家都會問的問題：妳可以吃些什麼？簡短回答就是：巨量營養素。**巨量營養素指的是蛋白質、碳水化合物和油脂，在一份健康、營養的飲食計畫中，它們全都是不可或缺的一員**（順帶一提「微量營養素」〔Micronutrient〕，指的是維生素和礦物質）。為了讓妳充分

理解這份飲食計畫的全貌，接下來我會逐項介紹這三種巨量營養素。

蛋白質

蛋白質是良好健康的基礎。事實上，蛋白質的英文 protein，就是由希臘文的「proteos」而來，有「首要」或「第一位」的意思。

這個巨量營養素在動物性食物中很常見，但也可以在其他食物中攝取到，例如：堅果和豆類。蛋白質是由 20 種胺基酸（amino acid）的化合物組成，其中有 9 種是必需胺基酸（essential amino acid），意思就是人體無法製造這些胺基酸，必須從食物中攝取。

在人體內，蛋白質能夠達到下列作用：

‧ 產生飽足感，所以吃了它之後，妳就會有飽的感覺
‧ 促進生長和修復
‧ 刺激有酵素參與的生化反應，因為蛋白質能調節消化、凝血、能量生成和肌肉收縮
‧ 構成荷爾蒙
‧ 形成體內許多結構的結締框架
‧ 維持人體的正確 pH 值（酸鹼度）
‧ 調節體液的平衡
‧ 強化免疫健康
‧ 運輸和儲存營養素
‧ 補給能量

從間歇性斷食的目的，尤其是從女性的角度來看，蛋白質最重要的功能就是「強化肌肉量」。好好照顧我們的肌肉，是一件很重要的事，

因為它們是利用葡萄糖、氧化脂肪酸和調節膽固醇的最大主力。隨著年齡愈來愈大，肌肉也會愈來愈容易流失（肌少症）。想要預防或減緩肌肉組織的流失，一定要攝取蛋白質，這樣身體才能利用胺基酸來建造肌肉組織，維持肌肉量，遠離肌少症的威脅。

但在攝取蛋白質上，最令人傷腦筋的部分就是：我們到底有沒有吃進足夠的蛋白質？這個問題的真相是，絕大多數的美國人，尤其是女性，都沒有吃進符合理想體重或肌肉組織所需的蛋白質。更令人遺憾的是，大部分的美式飲食所含的蛋白質都不足，只有大量的種子油、加工穀類和糖，這樣的飲食絕對無法養出健康的身體。

女性需要更多的蛋白質。我的客戶聽到她們每天應該攝取的蛋白質量時，都會非常震驚，因為我告訴她們：「妳的理想體重是多少，就該攝取多少公克的蛋白質。」譬如，假設以妳的身高和身形來說，**健康體重是 50 公斤，那麼就應該以每天攝取 50 公克的蛋白質為目標**。請不要被這個數字嚇壞了；妳或許需要花一點心思調整飲食，但要達到這個目標並非不可能。

我特別推薦補充動物性蛋白質，它的胺基酸含量最高，最能支持肌肉、荷爾蒙、酵素和抗體的生長和修復，尤其是紅肉，雖然它的名聲不太好。不過，如果選擇草飼肉品，紅肉對妳來說可是利大於弊，因為它不但有比較多的 omega-3 脂肪酸，還富含 β - 胡蘿蔔素和維生素 E。更重要的是，草飼紅肉中有幾種維生素 B 群的含量特別高，例如：核黃素（riboflavin，即 B2）和硫胺素（thiamin，即 B1）。

採買動物性蛋白質時，請選購各種草飼、有機和放養的產品。就算有預算上的考量，在 Aldi's、Costco 和 Trader Joe's 等量販超市內，多半也能買到符合預算的有機動物性產品。牛肉、野牛、雞肉、蝦和蛋，都是我家中常備的蛋白質來源。

飽和脂肪和心臟疾病

　　紅肉和其他食物中的飽和脂肪，會對健康產生哪些影響呢？它會增加罹患心臟疾病的機率嗎？如果妳本來就有這方面的風險，一定會特別在意這一點。心臟疾病確實是美國女性的主要死因；而糖尿病、過重或肥胖、飲食不健康、不運動、喝太多酒或抽菸等，都是造成心臟疾病的原因。

　　至於攝取飽和脂肪和心臟疾病之間的關係，在營養界一直是個極具爭議的話題，目前的研究都還無法對此做出定論。2015 年，一項回顧性研究針對這個議題，分析了 15 個隨機對照試驗，它們囊括了超過 5 萬 9 千名的受試者。該研究發現，從統計數據來看，減少飽和脂肪的攝取量，對心臟病發作、中風和全因死亡（all-cause death）的人數沒有顯著影響。也就是說，那些受試者就算減少了飽和脂肪的攝取量，其死亡、心臟病發作或中風的機率，還是跟那些吃比較多飽和脂肪的人一樣。

　　事實上，飽和脂肪對心臟健康的影響，與它的來源有關。舉例來說，速食、炸物、含糖烘焙製品和加工肉品裡的飽和脂肪，對健康的影響可能與草飼肉品和椰子中的飽和脂肪大不相同。

　　因此，我在這方面的建議一向是「適量攝取」。如果妳希望能保有品嚐紅肉的樂趣，每週還是可以享用一、兩次的草飼瘦肉，但如果妳本身就是心臟疾病的高風險族群，在這麼做之前，請務必先與醫師好好聊聊。這份 6 週間歇性斷食計畫，將幫助妳化解各種不利心臟健康的問題，例如：血糖、體重還有不健康的飲食方式。

　　如果妳是吃素的朋友，許多植物性食物也能攝取到豐富的蛋白質，例如：豆類、藜麥、堅果和種子。不過，植物性蛋白質的品質和動物性

蛋白質還是有所不同。沒錯，妳可以從植物性食物獲得胺基酸，但要吃到與一小塊牛肉或雞肉等量的蛋白質，則需吃下大量的植物性食物。比方說，140 公克的牛瘦肉約含有 40 公克的蛋白質，而若要從糙米飯吃進等量的蛋白質，妳要吃 9 杯的糙米飯！一口氣吃這麼多的糙米，反而會吃進龐大的熱量和碳水化合物，即 1,964 大卡和 367 公克的碳水化合物。

此外，我想特別談談黃豆，它是素食的主要蛋白質來源。可是請妳了解一件事，大部分的黃豆作物都經過基因改造，長期接觸可能有害健康。常見的黃豆食物有：豆腐、毛豆和許多純素蛋白粉和蛋白棒等。然而，假如妳有會受雌激素影響的癌症家族史（例如乳癌），或許就要與黃豆保持距離。黃豆裡有類似雌激素的化合物，可能會導致雌激素相對優勢。**一般來說，我都會建議完全不要碰黃豆，除非選擇發酵過的黃豆製品，例如：納豆或味噌。**

至於蛋白質補充品呢？在這一方面也必須小心。根據雜誌《消費者報告》（Consumer Reports）的一篇文章指出，許多蛋白粉和蛋白飲品中都含有已知的毒素。「潔淨標章計畫」（Clean Label Project）做的研究報告則表示：「用黃豆或大麻等植物性蛋白質所做的製品，其品質劣於乳清（乳品）或蛋品，不僅鉛含量為後者的兩倍，其他可測得的汙染物含量也比較高。」該篇報告還接著提到：「更重要的是，選購貼著『有機』標章的產品並不能降低我們買到受汙染產品的風險。事實上，平均來看，有機蛋白質補充品的重金屬含量都高於非有機者。」這些發現肯定與製造商想要傳達給人們的理念大不相同。

最後，我要大力提醒妳，不論妳吃的是哪一餐，**進食的順序一定要是：蛋白質第一，健康的油脂第二，然後才是蔬菜或（和）碳水化合物**。這樣的進食順序除了有助提升飽足感、平衡血糖和胰島素，還能滋養大腦。

碳水化合物

碳水化合物的攝取量是個熱門話題：應該吃多少碳水化合物？應該採取低碳飲食嗎？完全不吃碳水化合物好嗎？這些都是非常棒的問題。不過，首先要知道什麼是碳水化合物，而飲食中的碳水化合物可分為三大類：

- 糖類（sugars）：是指單分子或雙分子的糖，例如：葡萄糖、果糖、半乳糖或蔗糖。
- 澱粉類（starches）：是指多個分子組成的糖，經人體消化後，最終它們會被分解成葡萄糖。
- 纖維素（fiber）：纖維素是植物中不可消化的部分，它會降低葡萄糖和脂肪的吸收率、有助體重控制，還會滋養腸道內的益菌、促進腸道菌相的健康。

有時候，碳水化合物也會被二分為「簡單型」（simple）和「複合型」（complex），或「完整型」（whole）和「精製型」（refined）。簡單型碳水化合物就是那些出現在砂糖、果醬、糖果、糖漿和加工食品中的糖；複合型碳水化合物則是澱粉類的另一個名字。

完整型碳水化合物和精製型碳水化合物之間的區別，比較有意義。完整型碳水化合物是指未經加工、精製，且完整保留食物中原有纖維素的碳水化合物。精製碳水化合物則是經過加工，且移除或更動了食物中原有纖維素，或其他營養素的碳水化合物。

完整型碳水化合物有：非澱粉類蔬菜和澱粉類碳水化合物，例如：藜麥、豆類、南瓜、馬鈴薯、地瓜和全穀類。這些碳水化合物都含有大量營養素，如維生素和礦物質，是維持人體最佳運作狀態的必需品。它

們也富含纖維素，不只可以維持飽足感，對荷爾蒙的平衡也很有幫助，因為能協助將對人體有害的過量雌激素排出體外。

精製碳水化合物主要就是前文提到的那些含糖食物，再加上白麵包和白麵粉製成的各式食物。這些食物的熱量高、營養價值低，會導致代謝靈活性異常、發炎反應增加、老是想吃東西、腸道菌相變差，以及血糖上升等各種問題。

記得，食物的品質極其重要，對間歇性斷食而言更是如此。在進食時段中，妳要盡可能讓自己吃進最營養的食物，碳水化合物也是妳必須留意的一環。

誰應該採取「低碳飲食」？

目前學界對「低碳水化合物飲食」（低碳飲食）尚未有明確的定義。以標準美國人飲食（standard American diet，SAD）來說，一天大概會攝取 300 公克的碳水化合物。因此，如果把碳水化合物的攝取量降到 300 公克以下，就某種程度而言，就是在吃一份低碳水化合物飲食。由此可見，「低碳飲食」的標準其實相當因人而異，基於這個原因，我通常不會嚴格定義碳水化合物的攝取量。

以下是常見的三種低碳水化合物飲食方式：

・生酮型：每天低於 30 公克
・低碳水化合物型：每天低於 50 公克
・佛系型：每天低於 150 公克（如果妳選擇這種，只需稍加留意飲食，減少碳水化合物的攝取量即可）

在某些情況下，低碳飲食能為間歇性斷食加分。我心目中的低碳飲

食是每天的碳水化合物攝取量低於 50 公克。如果妳有以下情況，就可以考慮採取低碳飲食：

① **需要減掉可觀的體重**　低碳飲食能幫助妳的身體在獲取能量時，優先燃燒體內儲存的脂肪，而非碳水化合物。最終，妳就會因此變瘦。就跟間歇性斷食幫助妳進入燃脂模式的方式一樣，低碳飲食也能藉由促進代謝靈活性，幫助妳的身體從原本的燃碳水模式，轉變成燃脂模式。

② **有胰島素阻抗**　低碳飲食結合間歇性斷食，可降低身體的胰島素濃度，預防胰島素阻抗。

③ **有瘦體素阻抗**　過量飲食時，瘦體素會長期居高不下，使得大腦無法辨認「我飽了」的信號。這就是瘦體素阻抗。不過，低碳飲食可以克服這個問題。只要變瘦，瘦體素就會自然下降，妳的細胞也不再會對瘦體素產生阻抗。

④ **代謝靈活性可能異常**　低碳飲食會促進身體以「脂肪」為燃料，能改善代謝靈活性。

　　不過，低碳飲食仍有幾個需要特別注意的地方。對有些女性來說，長期執行低碳飲食，可能會影響到甲狀腺機能和女性荷爾蒙（尤其是雌激素和黃體素），導致身體更有效地利用碳水化合物，或是儲存更多的脂肪。因此，在這方面妳必須先做點實驗，了解自身每日需攝取的碳水化合物是多少，因為每個人的狀況都不一樣。

　　除此之外，視妳選擇的類型而定，低碳飲食的限制有可能極其嚴苛，所以用短期或週期性的方式來執行是最好的；碳水循環飲食（carb cycling）也是由此而生。

碳水循環飲食

碳水循環飲食是我採用的一種進階飲食法，這種飲食法會讓妳以每天、每週或每月為單位，去增減碳水化合物的攝取量。碳水循環飲食法有許多好處，它能：

- 調節瘦體素和飢餓素，更好地控制食欲
- 更有效地平衡胰島素的濃度，改善胰島素敏感度
- 提升代謝靈活性
- 輔助甲狀腺素（不具生物活性的甲狀腺激素）轉化成三碘甲狀腺素（具生物活性的甲狀腺激素），對妳的代謝有正面幫助
- 促進脂肪燃燒
- 幫助突破體重不再往下降的減重停滯期
- 補充肌肉中的肝醣，因為低碳飲食和運動都會消耗到肝醣
- 提升體能和運動表現
- 增加妳在食物選擇上的彈性，讓妳在享受碳水化合物之餘，還能從中得到好處
- 創造飲食的多樣性，並提醒身體並沒有在挨餓（尤其是在那些碳水化合物攝取量較高的日子）

碳水化合物攝取量較高的日子，妳最多會有一半的熱量是來自優質的碳水化合物，尤其是在有做一些高強度的運動和重量訓練的那幾天。在高碳水化合物日，我會攝取較多的健康碳水化合物、較少的油脂，蛋白質攝取量則會一如往常。

與此相對，低碳水化合物日就是不會做高強度運動，或是做一些皮拉提斯或瑜伽的日子。在這些日子裡，妳的碳水化合物攝取量大概會占

每日熱量攝取量的 25%。低碳水化合物日的目的，是增加脂肪的消耗量，因為它能降低胰島素濃度，幫助身體以體內儲存的脂肪為能量。在低碳水化合物日，我會攝取較少的碳水化合物、較多的健康油脂，蛋白質攝取量同樣維持不變。

在這份 6 週間歇性斷食計畫中，碳水循環是優化期的一個環節，同時它也是一個可長期使用、用來維持成效的工具。

使用血糖儀

前文提及，在間歇性斷食這方面，我不認為「每個人適合的碳水化合物攝取量都一樣」，因為每個人的狀況都不同。因此，我建議使用「連續血糖監測」（CGM）裝置或血糖儀（glucometer），去了解妳的血糖濃度會對斷食、飲食型態和運動方式產生怎樣的反應。我個人是使用 Nutrisense 的連續血糖監測裝置和 App。使用上很方便，也不用受任何皮肉之苦。妳也可以使用血糖儀，不過它們大多需要在手指上扎針。

不論妳用的是哪一套系統，早上的禁食血糖濃度都應該落在 80～95 mg/Dl 內，或略低一些。在進食前和用餐後的 30 和 60 分鐘，妳也應該檢測血糖狀況。一般來說，血糖應該維持在 80～90 mg/dL 內。需要注意的是，**假如餐後血糖值升高幅度超過 30，或許就表示這一餐的碳水化合物太多了，下一次就要減少碳水的分量。**

妳要追求的血糖狀態是整體的穩定性。因此，萬一發現自己的血糖老是超過 100（尤其是在餐後），就表示碳水化合物攝取量可能太高了。血糖值超過 100 時，除了與吃的東西有關，也會受壓力、睡不好和疾病等其他因素影響。如果餐後血糖值飆破 140，就表示妳可能有胰島素阻抗、食物不耐等問題。這個時候請以「減碳水，增油脂」的原則調整飲

食，酪梨和 MCT 油（中鏈脂肪酸油）都是增加油脂攝取量的好夥伴。

連續血糖監測裝置不只能監測血糖，還能成為了解自身飢餓感的線索。以下就是幫助妳做到這一點的幾個原則：

① 覺得餓時就檢測血糖，持續 3 天，並把這些數值記錄下來，算出平均值。這個平均值就是妳的「飢餓感觸發點」。在連續 3 天的追蹤紀錄後，就可以透過血糖值，了解自己此刻是否在處於「飢餓感觸發點」。

② 如果發現自己在觸發點時進食，就表示妳的油箱空了；但如果不在那個點，就請妳繼續禁食，下一餐再吃，因為這表示油箱還很滿，還有能量可以燃燒。

③ 由於葡萄糖是一種非常活躍的燃料，比脂肪更容易在體內遊蕩，所以在醒來和進食前測量血糖，是很棒的舉動，這可以確保妳不會長期處於燃料過剩的狀態（不論是在脂肪或碳水化合物方面）。

④ 妳的餐前血糖與一早醒來的禁食血糖息息相關。如果想減重和變健康，比起擔心進食後升高的血糖，更應該把心思花在管理餐前血糖上，因為這對妳更有幫助！另外，用餐過後也需要檢測血糖值。如果它的升高幅度低於 30，就表示蛋白質、油脂和碳水化合物的比例拿捏得很好；如果超過 30，就表示吃太多碳水化合物，下一餐必須調整攝取量。或者，也可以避開特定的碳水化合物，改吃地瓜、南瓜或豆類等比較好的碳水化合物。如果餐後血糖的升高幅度常常超過 30 mg/dL（或 1.6 mmol/L），很可能是食用過多的精製、加工碳水化合物所致，此時就需好好調整飲食內容。

⑤ 假如採取碳水循環，最適合在黃體期安排攝取較多碳水化合物，

尤其是即將進入行經期的前 5 到 7 天。這個時候，妳對胰島素的阻抗比較強，所以在碳水化合物的種類上需特別留意。不過，這可不表示能吃大量的碳水化合物，而是指能每天多攝取一到兩份，每份 30 公克的優質碳水。以我自己為例，我通常會多吃 1/3 杯根莖類蔬菜，例如：地瓜、南瓜或豆類。

總之，從營養的角度來看，碳水化合物並非萬惡之源，妳的飲食絕對可以囊括它們。對許多人而言，要長期執行低碳水或無碳水飲食是很困難的事。所以，學習如何用長久、永續的生活方式，兼顧享受碳水化合物和維持體態的目標，會是比較理想的做法。請好好了解對身體最好的行為有哪些，並替它做出明智的選擇。

油脂

油脂是依它們的「飽和度」（saturation）來分類，而飽和度指的是其脂肪酸鏈上的氫原子數量。每個脂肪酸都有各自的氫原子數量上限，當脂肪酸攜帶的氫原子數量達到這個上限，就會被稱為「飽和」（saturated）。脂肪的飽和度越高，在室溫下就越固態；牛肉、乳製品、奶油和部分植物（例如椰子），都含有飽和脂肪。

如果脂肪酸鏈上有一個或多個地方沒被氫原子填滿，這個脂肪酸就是「不飽和」（unsaturated）。有一個地方沒被填滿的脂肪酸，稱為單元不飽和脂肪（monounsaturated fat）；橄欖油、橄欖、酪梨、堅果和種子等，都含有單元不飽和脂肪。「多元不飽和脂肪」（polyunsaturated fat）則是有兩個以上的地方沒被氫原子填滿，許多植物油都含有這類脂肪，而魚類中的 omega-3 脂肪酸也屬於多元不飽和脂肪。

我們的身體除了需要以油脂作為燃料，也需要以油脂維護大腦和心臟等器官的健康。除此之外，油脂對我們還有以下幫助：

- 提供必需脂肪酸（essential fatty acid），它們是一種類似維生素的物質，具保護人體的功效
- 協助配送脂溶性維生素（A、D、E 和 K）
- 形成細胞膜
- 構成保護人體的防護層
- 支持生長和發育
- 提供能量
- 調節瘦體素，讓它能告訴大腦「我飽了」
- 提升食物的風味

油脂與荷爾蒙平衡

荷爾蒙的生成和調節都少不了油脂。雖然絕大部分的荷爾蒙都是由腺體分泌，但脂肪組織也會製造部分荷爾蒙；雌激素就是其中一例。

在性激素這一塊，膽固醇也扮演要角。少了膽固醇，人體就無法製造雌激素、黃體素和睪固酮。飲食中的油脂就是身體製造膽固醇的其中一個管道。是的，很多人都怕膽固醇過高，但膽固醇過低也會造成許多健康問題，像是認知障礙和荷爾蒙失衡。由此可知，我們還是要攝取對的油脂，也就是我所說的「健康油脂」。

要維持荷爾蒙的平衡，最健康的油脂選項有：富含 omega-3 脂肪酸的魚類、亞麻籽和奇亞籽，以及酪梨、椰子油、橄欖油、堅果和堅果醬。另外，放養的有機蛋也是很棒的健康油脂來源。

我的確是把「飽和脂肪」視為健康油脂的一員，但它們要來自草飼

的瘦肉，而非加工食品，因為它們是製造性激素的基本班底。食用飽和脂肪確實會使不健康的 LDL 膽固醇增加，但在此同時，通常也會伴隨著健康的 HDL 膽固醇增加，以及三酸甘油酯下降。高度加工的食品才是比較大的問題，像是汽水、白米、白麵包、含糖麥穀片、甜食和零食等。研究發現，這類食物只會增加 LDL 膽固醇。誠如我在頁 112 補充欄所述，「適量攝取」是關鍵。有些飽和脂肪其實能幫助身體燃燒脂肪，椰子油中的飽和脂肪就具備這樣的功效。

在解決健康問題或疾病時，請不要只鎖定某一種巨量營養素或微量營養素。相反的，妳應該把整個飲食的營養狀態都納入考量；換句話說，應該要全面的審視飲食，把重點放在建立健康的飲食型態上。

話雖如此，但妳還是應該極力避免攝取某些油脂，像是部分植物油中常見的多元不飽和脂肪，這類植物油又叫種子油（seed oil）。許多加工食品都有這些油脂，它們含有大量的 omega-6 脂肪酸，會增加人體的自由基和發炎反應。**屬於這類有害油脂的種子油有：大豆油、花生油、玉米油、芥花油、棉籽油、葵花油和紅花油。**我看到的研究指出，這些油品不只會破壞細胞膜和粒線體的健康，還可能讓它們在長達 2 年的時間內都無法恢復正常。

理想的三大營養素比例

妳可能需要花一些時間，才能找到這三種巨量營養素的理想比例。每一個人適合的比例都不一樣，如果妳還有月經，碳水化合物攝取量就必須根據自己的月經週期做調整，或是根據本身的活動量來執行碳水循環飲食。不過一般來說，**我會建議大家用「蛋白質 50 ／油脂 30 ／碳水化合物 20」（單位：%）為起始點**，再依據個人需求做調整。如何知道

自己找到理想比例？請試著問自己下列問題：

- ·妳的食欲如何？吃完每一頓飯，都應該感到飽足，不會想要吃零食。同時，也不應該有任何想要吃甜食的渴望。
- ·妳的能量狀態如何？吃完每一頓飯，它都應該處在穩定、補足的狀態，而不是減少。
- ·妳的心理和情緒狀態如何？吃完每一頓飯，都應該感覺到自己的心情、幸福感和心理能量有所提升。情緒應該積極正面，思路則應該專注而清晰。

認真思考這些問題，並好好傾聽身體的聲音。在此與妳分享安卓亞的例子，她是我的一位客戶。在安卓亞開始出現飯後嗜睡的狀況之前，40 多歲的她一直都沒什麼健康上的煩惱。不久之後，她的睡眠受盜汗所干擾，腰腹也長出許多贅肉。

造成這些轉變的根源是荷爾蒙的波動，還有某些荷爾蒙在月間的不定期驟升，但這些轉變也與她飲食的三大營養素比例息息相關。安卓亞的三大營養素比例並不適合其當下的狀態，無法幫助她度過這段荷爾蒙動盪的過渡期，或找回荷爾蒙的平衡。她吃了太多劣質的碳水化合物、太少的蛋白質，健康油脂也攝取不足。於是，我減少了她的碳水化合物攝取量，同時在飲食中加入了一些健康的碳水化合物，並增加蛋白質和油脂的攝取量，將她的每日飲食調整成「蛋白質 50 ／油脂 30 ／碳水化合物 20」的比例。

然後我開始帶著安卓亞進行間歇性斷食，沒多久時間，她在飯後的身、心狀態皆好轉許多，那些討人厭的腰間贅肉也消失了，她覺得自己找回了昔日的風采。沒錯，只要妳願意在營養上做出小小調整，就能讓一切有所不同。本書第十三章的飲食計畫，除了會幫助妳建立適合的三

大營養素比例，也會告訴妳如何安排碳水循環飲食。照著這些計畫做，妳很快就能根據建議規畫飲食，並將這樣的飲食方式變成一種本能。

荷爾蒙失衡了嗎？試試種子循環補給法

我在本章提過種子食物，所以我想告訴妳，有一個既有趣又簡單的營養補給技巧，對平衡荷爾蒙非常有用，即種子循環補給法（seed cycling）。不論妳處於荷爾蒙之旅上的哪一個階段，這個技巧都可以幫助妳穩定體內的荷爾蒙狀態。這個技巧只需要做一件事：在月經週期的不同階段，攝取不同的種子。它能對妳的整體感受帶來極大的影響，如果妳有雌激素相對優勢，更能明顯感受到它的影響力。以下就是在月經週期的各個時間點，需要採取的行動：

1～14天

在月經週期的前半段攝取亞麻籽和南瓜籽。月經週期的第一天是妳月經來的那一天。要達到這個功效，只需要（每天）一湯匙的量。這些種子有助提升雌激素的生成量。亞麻籽含有植物雌激素，它跟雌激素很類似；南瓜籽則富含鋅，可緩解經痛。

15～28天

攝取葵花籽和芝麻籽。同樣是（每天）一湯匙的量就足夠。這些種子可支持黃體素的運作，有助舒緩經前症候群。妳可以把它們直接加到奶昔或沙拉裡，或是用這些種子製作能量棒或格蘭諾拉麥穀片（頁334有我的格蘭諾拉麥穀片食譜，請動手試做看看）。這兩種種子都含有豐富的維生素 E，對平衡荷爾蒙很有幫助。

抗發炎營養學與荷爾蒙平衡

我在這份飲食計畫中建議的三大營養素比例和食物，其實就是一份抗發炎營養計畫。不論是對健康或荷爾蒙來說，「抗發炎」這件事都非常重要。

坦白說，發炎反應本身並不是一件壞事；事實上，它是在受傷或生病時，身體做出的一種防禦反應，有保護人體的功效。然而，若長期處在發炎狀態，恐怕就會造成荷爾蒙失衡和失調等問題。

發炎反應也是許多慢性疾病的病根，例如：心臟疾病、癌症、阿茲海默症、甲狀腺疾病，消化道疾病（如克隆氏症）和腸躁症等。至於橋本氏甲狀腺炎、類風濕性關節炎和纖維肌痛症等自體免疫疾病，更是與發炎反應關係密切。

體內絕大多數的發炎反應都與飲食有關。因此，想要保持健康的身體，要做的第一步就是採取「抗發炎飲食」。在正式介紹有助降低發炎反應的食物之前，我想先告訴妳一些應該避開的食物；研究已經證實，它們會引發發炎反應，包括：

- **麩質** 麩質是一種蛋白質，存在於小麥、大麥和黑麥等作物中，會促使免疫系統攻擊人體細胞，造成自體免疫問題。這個現象可能導致「小腸的通透性過高」，也就是所謂的「腸漏症」。腸漏症會使細菌和其他毒素從小腸壁之間的間隙進入血流，在人體的其他部位引發更嚴重的自體免疫反應。

  以甲狀腺疾病為例，麩質會在甲狀腺引發發炎反應，使橋本氏甲狀腺炎的病情更加嚴重。麩質在人體引發大亂的機制是一種「分子擬態」（molecular mimicry）；簡單來說就是，它會使身體的免疫系統敵我不分，除了攻擊麩質外，也會攻擊自己的組織。

- **精製糖類** 這是指由植物提煉、不含該植物其他營養素的糖。砂糖和高果糖玉米糖漿（常添加於氣泡飲料和其他加工食物中）是最引人注目的兩種糖，但添加在食物中的精製糖其實還有很多種（請見下頁內容）。

這些糖會升高血糖的濃度，導致胰島素飆升；萬一肝臟和肌肉儲存多餘糖分的空間都滿了，這些糖就會以「脂肪」的形式儲存在體內。研究已經證實，攝取過量糖分會為健康帶來許多風險，像是：心臟疾病、糖尿病、癌症、憂鬱症、細胞和皮膚老化、代謝靈活性異常和發胖等。

當然，妳吃進的糖愈多，要處理的糖就愈多，對胰島素的需求也會愈高，如此一來，就會導致胰島素阻抗的風險大增。胰島素阻抗和血糖調節等問題，都會打亂重要生殖激素的平衡，包括雌激素、睪固酮、黃體生成素和濾泡刺激素都會受到影響。

糖對人體的傷害之所以這麼廣，有很大一部分原因與發炎反應有關。**因為糖是非常「促發炎」的食物**。2018 年於《營養素》（*Nutrients*）期刊發表的一篇回顧性文獻指出，攝取過量的糖分，尤其是含糖飲料，會與慢性發炎有所關聯。糖攝取量較高者，血液中的發炎指標也比較高，例如 C- 反應蛋白（C-reactive protein）。

食品標示中潛藏的各種糖類

- 龍舌蘭蜜（agave nectar）
- 甜菜糖（beet sugar）
- 紅糖（brown sugar）
- 蔗糖（cane sugar）

- 巴巴多斯糖（barbasos sugar，又名「黑糖」〔muscovado sugar〕）
- 大麥麥芽（barley malt）和大麥麥芽糖漿（barley malt syrup）
- 甘蔗汁（cane juice）和甘蔗汁結晶（cane juice crystals）（有時又名「脫水甘蔗汁」〔dehydrated cane juice〕或「濃縮甘蔗汁」〔evaporated cane juice〕）
- 焦糖（caramel）
- 角豆糖漿（carob syrup）
- 椰子糖（coconut sugar，或椰子／棕櫚糖〔coconut/palm sugar〕）
- 特級細砂糖（confectioners' sugar，或糖粉〔powerded sugar／糖霜〔icing sugar〕）
- 玉米甜味劑（corn sweeter）／玉米糖漿（corn syrup）和玉米糖漿固形物（corn syrup solids）
- D- 核糖（D-ribose）
- 棗糖（date sugar）
- 德馬拉糖（demerara sugar）
- 糊精（dextrin）
- 右旋葡萄糖（dextrose）
- 果糖（fructose）和結晶果糖（crystalline fructose）
- 果汁（fruit juice）和濃縮果汁（fruit juice concentrate）
- 半乳糖（galactose）
- 葡萄糖（glucose）和葡萄糖糖漿固形物（glucose syrup solids）
- 白糖（granulated sugar）
- 葡萄糖（grape sugar）
- 高果糖玉米糖漿（high-fructose corn syrup，HFCS）
- 蜂蜜（honey）
- 水解澱粉（hydrolyzed starch）
- 轉化糖（invert sugar，或轉化糖漿〔liquid invert sugar〕）
- 麥芽糖漿（malt syrup）
- 麥芽糊精（maltodextrin）
- 麥芽酚（maltol）
- 麥芽糖（maltose）
- 甘露糖（mannose）
- 楓糖漿（maple syrup）
- 糖蜜（molasses）
- 粗糖（raw sugar）
- 精煉糖漿（refiners' sirup）
- 米糖漿（rice syrup，或糙米糖漿〔brown rice syrup〕）
- 蔗糖（saccharose）
- 高粱糖漿（sorghum syrup）

- 蔗糖（sucrose，「砂糖」〔table sugar〕）
- 地瓜糖漿（sweet potato syrup）
- 甜高粱（sweet sorghum）
- 樹薯糖漿（tapioca syrup）
- 糖蜜（treacle）
- 粗製黃砂糖（turbinado sugar）

- **乳製品** 牛奶的目的是為了讓小牛快速長大。但我們不是小牛，甚至不再是小寶寶，所以身體不需要牛奶。儘管主流認知和廣告一直提倡人們要靠牛奶或其他乳製品補充鈣質、強健骨骼，但其實許多植物性食物也能提供豐富的鈣質。

  事實上，對絕大多數人而言，牛乳製品是非常促發炎的食物。它的製造過程，尤其是脫脂乳品，並不會讓牛奶變得更營養，只會讓它變得更加促發炎。再者，許多乳製品都含有 A1 酪蛋白（A1 casein protein），而現在學術界認為，這種蛋白會引起各種消化和健康問題。

- **種子油** 平均來說，美國人有八成的油脂攝取量都是來自種子油。這些種子油包括：芥花油、玉米油、棉籽油、葡萄籽油、米糠油、紅花油、大豆油和葵花油。在美國，大豆油的食用量最為龐大。然而，這些油都含有大量的 omega-6 脂肪酸；在烹調時，這些不穩定的脂肪酸就會分解成毒害健康的物質。

  據科學家的估算，很久以前，人類飲食中的 omega-3 和 omega-6 脂肪酸比例大概都維持在 1：1。不過在過去一個世紀左右，這個比例因為西方飲食發生了巨變，呈現 20：1 的懸殊落差（即 omega-6：omega-3 脂肪酸）。占比過高的 omega-6 脂肪酸會導致慢性發炎，損害血管壁、影響整體循環；這不僅會使得大

腦的血流量變差，也會增加心臟疾病和糖尿病風險。種子油中的脂肪酸也會產生大量自由基，而這是傷害細胞的搗亂分子。

此外，種子油還會引發其他問題。過量攝取時，它們會干擾代謝，引發第二型糖尿病等代謝性疾病。在特定濃度下，這些脂肪酸會中斷粒線體產生能量的能力；但粒線體若要生存，就只能從血液中吸收更多的糖來維持運作。此舉會大量消耗妳的血糖，當血糖降得太低，來到低血糖的狀態，就會非常想要吃糖。由此可知，含有大量種子油的飲食，其實會讓妳深陷含糖和加工碳水化合物食物的漩渦，難以自拔！

避開這些問題最簡單的方法，就是不要食用種子油。另外，選購食品時，請詳閱食品標示，因為許多加工食品都有添加種子油。只食用我在本書中提到的健康油脂，就能遠離這些由種子油引起的健康問題。

- **化學食品添加物**　大部分加工食品都含有化學的「添加物」，為了使食品的保存期限更長、色澤和風味更突出、濃稠度更高、滋味更好。總之，就是把食品調整成更符合商業或市場喜好的樣貌。然而，許多添加物都會改變腸道的微生物狀態，使它成為孕育各種嚴重疾病的溫床。我們的身體有針對壞菌建置的防禦機制，但食品添加物的化學性質可以躲過這套機制的攔截。

一般來說，腸道的黏膜內襯會防堵壞菌，使它們無法侵擾小腸；但這些有辦法穿透小腸內襯的添加物，會將壞菌偷渡進去，使腸道環境變差。**如果腸道環境變得很差，就會引起發炎反應，進而導致腸漏症、發炎性腸道疾病**（IBD）**，甚至是結直腸癌。**所以，要遠離那些有促發炎特性的食物，因為它們會對身體造成難以挽回的傷害。

選擇抗發炎食物

所幸，相較那些促發炎的食物，妳有更多抗發炎的食物可以選擇，包括：

水果和蔬菜

這類食物的抗發炎力量，很難用三言兩語解釋清楚。不過根據研究，如果是出於抗發炎的目的食用蔬果，色彩豔麗的蔬果會是最佳選項。例如：菠菜、羽衣甘藍和寬葉羽衣甘藍等深綠色葉菜，都是目前已知且具備抗發炎潛力的蔬菜。此外，它們全都屬於低碳食物，還含有各種維生素和礦物質，可避免細胞受到傷害。綠色蔬菜也含有異黃酮（isoflavonoids），可以幫助肝臟快速排除有害的多餘雌激素。另外，所有的十字花科蔬菜都具備強大的抗氧化能力，可對抗發炎反應。莓果則蘊含大量的抗氧化劑（尤其是維生素 C），是一種全能的抗發炎食物；同時，它也能幫助身體產生更多的血清素。

全穀類

某些全穀類之所以會被視為抗發炎食物，是因為能降低血液中的 C-反應蛋白濃度（一種發炎指標）。不含麩質的穀類是最好的選擇，例如：糙米、藜麥、莧菜籽、蕎麥、小米、苔麩、高粱和通過認證的無麩質燕麥等，但請少量食用它們，尤其是在年過 40 之後。隨著年紀漸長，身體處理穀類的能力也會變差。

就我個人來說，我會盡可能多吃一些無麩質的穀類，但我的消化系統跟穀類不太對盤。我認為，這跟現在美國市面上販售的穀類品種大有關聯，它們全都是經過基因改造培育出的穀物。因此，我大部分都是從

蔬菜和水果中攝取碳水化合物。

健康油脂

請不要對所有的油脂都感到畏懼，畏懼油脂是一個需要剷除的古老教條。正常的細胞運作和維生素吸收，都少不了健康油脂的幫忙。堅果和種子都含有這類油脂，尤其是核桃，它除了富含 omega-3 脂肪酸，還有豐富的錳、銅和鎂等營養素，有助修復發炎反應造成的損傷。

橄欖油是一種極佳的健康油脂，大量研究顯示，經常食用橄欖油的人，比較少得到癌症和心臟疾病。美國哈佛大學的科學家發現，每天至少會吃一次橄欖油的希臘女性，其得到乳癌的機率比不常食用橄欖油的女性低了 25％。學界認為，橄欖油的療癒力來自它的單元不飽和脂肪酸，這種脂肪酸有助降低發炎反應。想得到最棒的抗發炎效果，請選購有機、冷壓的初榨橄欖油。

酪梨也具備抗發炎的能力，且因含有許多單元不飽和脂肪酸，對健康有益。這種食物含有非常大量的穀胱甘肽（glutathione），它是「抗氧化高手」，具有摧毀自由基的強大力量；同時，它還可阻止毒素傷害人體。

椰子油也是一個好選擇。《美國臨床營養期刊》（*American Journal of Clinical Nutrition*）刊登的文獻指出，每天用 2 湯匙的椰子油取代原本食用的其他油脂，每個月可以幫助甩掉 60％的腹部脂肪。許多椰子油都含有中鏈三酸甘油酯（medium-chain triglyceride，MCT），它會刺激肝臟燃燒腹部脂肪、產生能量。最好的 MCT 油會囊括「C8」脂肪酸，這種脂肪酸能燃燒脂肪、提升能量、強化大腦機能、改善微生物體、調節食欲和支持代謝。椰子油中的另一種脂肪酸，即月桂酸（lauric acid），則具備抗發炎的特性。

富含油脂的魚類和海鮮

每週吃幾次富含 omega-3 脂肪酸的野生阿拉斯加鮭魚、沙丁魚、鮪魚和鯖魚，對心臟健康和抗發炎都有幫助。另外，研究顯示，每週攝取約 340 公克海鮮的飲食，能使關節和肌腱的僵硬和疼痛（發炎所致）程度降低 55% 之多。

請不要把這些油脂與我前文提到的 omega-6 脂肪酸搞混。如果回顧傳統狩獵採集者的飲食內容，會發現飲食中的 omega-3 和 omega-6 脂肪酸比例應該為 1：1。然而，絕大多數美國人的飲食都呈現「omega-6 油脂吃太多，omega-3 油脂又吃不夠」的狀態；標準美式飲食的 omega-6 及 omega-3 比例為 20：1。因此，在飲食中多攝取一些 omega-3 油脂，能使它和 omega-6 油脂保有更平衡的比例。

煮熟的亞洲菇類

亞洲菇類特別是香菇，含有可提升免疫力和抑制發炎反應的物質。2018 年一項回顧性研究，針對可食菇類的抗發炎特性做出這樣的結論：「目前的研究指出，可食菇類的萃取物具備良好的治療和促進健康功效，特別是在發炎相關疾病上。就整體來說，可食菇類絕對是名副其實的『超級食物』，值得納為日常飲食中的重要食材。」

香草和辛香料

薑黃的抗發炎特性特別出名，它是一種深橘色的辛香料，在印度和東南亞料理中很常見。薑黃含有強大的抗發炎化合物，即薑黃素（curcumin）。據說，它的抗發炎功效可媲美 Motrin 之類的抗發炎藥物。大蒜、薑和肉桂也能抗發炎，可避免動脈內發生有害的發炎反應。

做出最適合自己的飲食選擇

「多樣化」是所有健康飲食計畫的共通點，抗發炎飲食當然也是如此。請盡可能多吃原型食物，且一定要攝取大量的蔬菜和水果。

不過有一件事妳必須明白，這些食物不見得都跟妳合得來。我就是一個很好的例子，這個問題我之前就親身體會過。2019 年，我和我老公結束夏威夷的旅行返家，但跟著我一起回家的，卻是一路折磨著我的嚴重腹痛。我的肚子從來沒這麼痛過，經檢查，我的闌尾破裂、結腸發炎、小腸阻塞、腹膜膿瘍，闌尾和盲腸之間還長了一個不正常的瘻管。總之，我的腹腔一片混亂。因為我的病況實在太嚴重，不適合馬上手術，所以我還等了 6 週才把闌尾切除。

出院後，醫生建議我採取「低渣飲食」。通常，這種飲食就是要妳吃高度加工的食物，平常我絕對不會吃這類食物，也不會建議我的客戶吃它們。按照這種飲食方式的建議，它的食物選項中，只有煮熟的肉類（燉肉和烤肉）和煮軟的蔬菜算是健康食物。因此，我開始以這些食物為主食。這樣的飲食策略不但能讓消化系統有時間慢慢修復，還能讓我不太費力地吃進各種富含營養的食物。當時我確實很想念其他食物，但漸漸地，我就適應了這種肉食性飲食（因為我把肉當主食）。出院的頭 9 個月，我都吃著這樣的飲食，所幸，在接下來的一年，我就能逐步增加其他食物的攝取量。

在採取低渣飲食的期間，我發現我的腸道對我以往愛吃的某些食物其實很敏感。這些食物有堅果、有種子、有水果，也有一些綠葉蔬菜，所以我不得不把它們從飲食中移除。這些食物，包括堅果在內，都含有「草酸鹽」（oxalate），它會與腸道中的礦物質結合，使身體無法吸收到這些礦物質。高草酸鹽食物還可能讓容易罹患腎結石的人，提高結石

的風險。可是，倒不是每一個人都跟草酸鹽合不來。

　　除了這個新發現，接下來一年的飲食，我都秉持著手術前的飲食原則，即少碰麩質、穀類和乳製品，透過此原則來選擇食物，並繼續吃著蛋、牛肉、豬肉、野牛、魚肉和禽肉等肉類。這樣的飲食方式很適合我，直到現在，我也都還是按照這樣的原則吃飯。一年之後，我終於差不多回到住院前的體重，住院的那 13 天我瘦了不少。現在的我不僅睡得很好，整個人也充滿活力。我告訴妳這段經驗是要提醒妳：**妳或許需要依據自身獨特的生理狀態，稍微調整這些飲食建議的執行方式。**

　　儘管上面列出的這些食物，理論上都具備抗發炎的能力，但是如果妳有腸漏症或其他問題，又或者是從沒做過食物敏感測試，即便是像酪梨這樣的極品食物，都有可能使妳出現發炎反應。因此，我強烈建議，花點時間記錄飲食內容，了解自己對各種食物的反應；如果妳持續出現一些無法消退的慢性發炎症狀，請試著用去過敏原飲食（elimination diet）找出不適合自己的食物。

　　我是個數據控，所以在判斷客戶對各種食物的敏感度時，我會為她們做大量的檢測。利用介質釋放試驗（mediator release test，MRT）來檢測血液，能了解免疫系統對 150 種食物和化學物質的反應（或沒有反應）。我也會利用 GI- MAP（用糞便檢測特定微生物的 DNA）和 DUTCH（用乾燥的尿液和唾液檢測激素），了解客戶的腸道和激素狀態。

　　除了食物的種類，如何依照禁食和進食時段獲取適當的巨量營養素，即蛋白質、油脂和碳水化合物，也是飲食的一大重點。在這本書的第三部中，我會詳細介紹執行這份 6 週間歇性斷食計畫時，該如何做到這一點。

註：欲查閱本章引用的 17 篇參考文獻，請至 cynthiathurlow.com/references。

Chapter
7

禁食期間，該如何補充營養？

　　間歇性斷食除了可以讓身體休息，跳脫忙著消化食物的模式，還可以帶來各種好處，像是燃燒脂肪、平衡荷爾蒙和抗老化等。但是，在營養補充劑這一塊該怎麼辦？禁食期間可以服用它們嗎？這麼做還可以貫徹 6 週間歇性斷食計畫嗎？我的答案是：通通可以。只不過，妳必須要有以下觀念：

- 哪些補充劑可以空腹服用？
- 哪些補充劑應該搭配食物服用？
- 哪些補充劑會使胰島素飆升？
- 哪些物質會破壞斷食？
- 間歇性斷食應該如何補充水分？

　　想要充分利用間歇性斷食的好處，獲取最佳的成果，一定要了解這些問題。以我的病人莎莉為例，她來找我時，已經執行 6 個月的間歇性斷食，卻沒有看見任何成果。後來我們仔細檢視了她的斷食習慣，才找

出了這之中的癥結點。

首先，莎莉每天都會在禁食時段飲用富含油脂的含糖咖啡。不僅如此，她在禁食期間還會偷吃口香糖、糖果，甚至是某些補充劑，而這一切都會讓她的身體誤以為「能一直得到源源不絕的食物」。因此，她的身體並沒有燃燒脂肪。另外，她也承認，在進食時段，她會在正餐之間吃點心。

在明白這些事情會對減重造成負面影響後，她立刻改掉了這些習慣。自此之後，她也立刻得到突飛猛進的成果：她的腦霧消失了，變得更有活力，且又能再次穿進「緊身」牛仔褲。沒錯，又是那句老話：「小小的微調就能讓一切大大的不同。」

事實上，在執行這份 6 週間歇性斷食計畫時，如果能正確地服用補充劑，甚至能讓成果更上一層樓。所以，這一章我們會來聊聊，妳可以補充哪些補充劑、該何時補充，還有斷食與補充劑之間的一些學問。但在此之前，我們要先來了解在禁食期間，應該如何補充水分。

定時補充水分及電解質

在禁食期間（和進食期間），一定要有充足的水分。身體的每一顆細胞都需要水，每一個代謝過程都會用到它。妳必須持續補充水分，因為人體可以用某些方式將食物大量儲備在身上，卻無法大量儲備水分。

再者，在執行這套 6 週間歇性斷食計畫的期間，妳會減少碳水化合物的攝取量；此舉有利尿效果，細胞會釋出大量的水分，所以需要補水，才能讓細胞重獲水分。充足的水分也能抑制可能萌生的飢餓感、提升思路清晰度，並促進腸道健康。

除此之外，隨著年紀增長，我們對「渴」的感覺會愈來愈不敏感，

使脫水的風險大增。當身體處在脫水狀態，皮膚的彈性蛋白就會開始流失（肌膚出現皺紋和變得鬆垮的原因），所以不管是否口渴，都要定時喝水。一名成年人每天要喝約 2,000cc 的水，以確保身體有足夠的水分。同時，還要補充電解質（請見頁 142），以維持其他生理功能的運作。總而言之，無論妳是否在禁食，都要持續補充水分！

咖啡或茶也能促進代謝

妳或許也有喝咖啡或草本茶。如果妳喜歡喝咖啡，它是對斷食計畫非常有幫助的飲品，尤其是早晨的那杯咖啡。咖啡可以誘發自噬作用，促進細胞的新陳代謝；還可以提升代謝及燃脂能力，並保護腦細胞。

更重要的是，咖啡會抑制食欲。它含有「綠原酸」（chlorogenic acid），是一種植物抗氧化劑，有助降低飢餓感；咖啡裡的咖啡因也有相同的作用，因為它能提升代謝。咖啡也含多肽 YY（PYY），這種激素能抑制飢餓感；由咖啡釋放出的多肽 YY 會滲入小腸和大腸內襯，隨著血流行經下視丘，從源頭幫助妳感到飽足。

但如果對咖啡因很敏感呢？去咖啡因的咖啡也能發揮相同的功效。事實上，有研究指出，**在抑制食欲上，「去咖啡因的咖啡」比含咖啡因的咖啡更有效，因為它能使飲用者體內的多肽 YY 濃度大增。**

不過，妳還是要注意咖啡的飲用量，不要喝過頭了。視個人的生理狀況而定，每個人對咖啡的耐受度都不太一樣。過量的咖啡會產生一些副作用，像是使皮質醇和血糖升高。

另外，喝下咖啡時，可能也會攝入一些黴菌毒素（myotoxin），這類毒素是由真菌產生，大部分市售咖啡和食物都含有這類毒素，尤其是穀類。幸好，只要沒有大量接觸，肝臟都有辦法代謝這些黴菌毒素。儘

管市售咖啡裡的黴菌毒素含量都遠低於法定的安全標準，對健康不會造成顯著威脅，可是過量飲用咖啡，還是有可能對人體造成傷害。大腦和腎臟都會因過多的黴菌毒素受到傷害，因為大量的黴菌毒素會引起發炎反應和抑制免疫系統。

至於綠茶和紅茶，也會促進自噬作用的進行，尤其是在肝臟這一方面，因為它們含有兒茶素（EGCG）。兒茶素是一種功能強大的多酚，能夠降低發炎反應、幫助減重，還有預防心臟和大腦疾病的作用。

就整體來看，茶也是一種有助於延年益壽的長壽飲品，主要是因為含有非常大量的抗氧化劑，能幫助人體擋下自由基的攻擊，延緩老化。羅馬的國家營養研究院就做過一項茶飲研究，探討紅茶和綠茶對人體抗氧化力的影響。他們先請受試者喝下一杯用 3 茶匙茶葉、泡 2 分鐘的紅茶或綠茶，再於特定的時間點檢測其血液中的抗氧化活性。結果發現，兩者的抗氧化活性都在短時間內大幅提升，飲用綠茶者是 30 分鐘內升高了 41%，飲用紅茶者則是 50 分鐘內升高了 48%。

茶飲的抗氧化能力已獲得許多研究的充分驗證，尤其是在心血管疾病這方面。多項實驗顯示，茶可以阻止斑塊的形成、降低中風風險，並防止異常凝血。

飲用綠茶或紅茶甚至有機會遏止癌症的蔓延。美國羅格斯大學的研究人員發現，茶飲裡的天然化學物質能阻斷血癌細胞和肝腫瘤細胞製造DNA 的能力，這是它們壯大自我勢力的必備技能。如此一來，這些癌細胞就無法增生和擴散。

綠茶之所以會被奉為燃脂聖品，可是有憑有據。首先，綠茶裡的兒茶素能促進代謝。再者，動物研究顯示，兒茶素能夠提升某些激素的燃脂效力，例如正腎上腺素。兒茶素會抑制分解正腎上腺素的酵素，使體內有較多的正腎上腺素，進而增加燃脂的效率。事實上，若想燃脂，咖

正規禁食 v.s. 犯規禁食

「正規禁食」（clean fasting）和「犯規禁食」（dirty fasting）是用來說明什麼會破壞間歇性斷食的詞彙。所謂的正規禁食是指，在間歇性斷食的禁食時段，妳只會喝白開水、含有電解質的水、黑咖啡或茶飲，且不含奶、奶精、鮮奶油、糖或人工甜味劑。可是，妳可以添加一些菇類的粉末，它們不會破壞禁食。實際上，它們還有助活化自噬作用。

犯規禁食則通常是指，妳在禁食時段攝取食物、飲品（含有鮮奶油、奶油或不具營養價值的甜味劑）或低熱量食物，卻覺得它們對妳有益。學界普遍認為，在禁食時段攝取食物，會破壞正規禁食的成效，因為它可能會引發胰島素反應，擾亂自噬作用的運作。還記得前文提到的莎莉嗎？她就曾經因為犯規禁食，徹底阻斷了間歇性斷食對她的幫助。

啡因和兒茶素之間或許有著相輔相成的效果，但綠茶是兩者兼具。也就是說，綠茶會讓脂肪細胞分解更多脂肪，並將其釋入血液，作為提供其他細胞的燃料使用。所以我要告訴妳，在執行這套 6 週間歇性斷食計畫時，妳可以盡情享用各種天然茶飲！

佛手柑茶、無加糖的草本茶和薑茶等，都是可以選擇的好茶。它們含有多酚和其他會活化自噬作用的化合物，跟咖啡一樣，這些茶飲都能促進代謝和減重。將它們納為間歇性斷食的一部分，但一定要選購有機產品，以免吃進不必要的毒素。

不過切記，在禁食時段，不論喝哪一種茶，都要喝原味，也就是：不可加牛奶、鮮奶油、奶精、糖，甚至是人工甜味劑。在進食時段，妳

才可以在這些茶裡加一點牛奶、鮮奶油或糖，前提是，妳喜歡這種口味的飲料，且可以吃乳製品。但基本上，我會建議妳最好不要添加這些東西，尤其是糖和人工甜味劑。

人工甜味劑的問題

妳或許會認為，在斷食期間吃人工甜味劑沒什麼問題，例如：甜菊糖（stevia）、蔗糖素（sucralose）和阿斯巴甜（aspartame）等，因為它們沒有熱量。但才不是這麼一回事，它們很有問題，尤其是在禁食的時候。

人工甜味劑是合成化學物質，它們會刺激舌頭上的甜味受體。雖然甜菊糖是萃取自甜菊，不是人工合成，但還是要多注意。許多公司會在生產的甜菊糖產品裡，添加其他甜味劑，例如：蔗糖和糖醇。人工甜味劑幾乎無所不在，從健怡汽水和甜品，再到即食料理和低熱量甜點，都能見到它們的身影。妳甚至會在非食物的品項中看到它們，例如：口香糖和牙膏。

人工甜味劑的最大疑慮是：它們是否會引發胰島素反應，打斷禁食？有時候，就算還沒有任何糖或碳水化合物進入血液，身體也會釋放胰島素。這種反應叫做「頭期的胰島素釋放」（cephalic phase insulin release），是由食物對視覺、嗅覺和味覺的刺激，以及咀嚼和吞嚥等動作觸發。所以當妳聽到有人說：「我光是看著食物都會發胖。」這句話背後確實有著幾分科學論據。

還記得嗎？如果血糖降得太低，肝臟就會釋放儲存的肝醣來穩定血糖。禁食的時候，這個過程就會在體內發生，即便當時我們正在睡覺。至於人工甜味劑會如何干擾這個過程，目前學界有兩派說法：

① 人工甜味劑會觸發頭期的胰島素釋放，導致胰島素小幅上升。

② 經常食用人工甜味劑會破壞腸道好菌和壞菌之間的平衡。這可能會造成胰島素阻抗，導致血糖和胰島素濃度均上升。

針對人工甜味劑和胰島素反應做探討的研究不多。就現有的研究來看，蔗糖素大概是最容易誘發胰島素反應的人工甜味劑。

在一項研究中，研究人員先隨機給予 17 名受試者蔗糖素或水，再替他們做了葡萄糖耐受度試驗。結果發現，喝了蔗糖素的受試者，其血液中的胰島素濃度比喝水者高了 20%，且胰島素消退速度也比較慢。這項研究認為，蔗糖素是透過刺激嘴巴裡的受體，來增加胰島素濃度，即觸發「頭期的胰島素釋放」。

除此之外，糖精（saccharin）也有相同的作用，雖然這種甜味劑沒有多少精良的人體試驗。醋磺內酯鉀（Acesulfame-K）會增加大鼠的胰島素，但目前為止，尚未有人針對這個效應進行人體研究。阿斯巴甜不會對胰島素造成影響，但會對人體造成許多其他的不良影響，例如：頭痛、暈眩、莫名的情緒起伏、嘔吐、噁心和腹部痙攣等。

至於甜菊糖，它不含任何會引發胰島素反應的物質，嚴格來說，它不會打斷禁食。然而，這並不表示妳應該使用它。**所有的甜味劑，包括甜菊糖在內，都會引發飢餓感和對糖分的渴望**。在執行間歇性斷食時，我們必須竭力排除這兩項因素。它們的甜味會愚弄身體，以為自己吃到了一些含糖的高熱量食物，但其實根本什麼都沒吃到。這會刺激食欲、激起渴望，讓妳更難平息飢餓感。

因此，如果妳打算控制飢餓感、擺脫糖癮和減重，徹底杜絕「人工甜味劑」才是最有效的策略之一。

誰不適合執行間歇性斷食？

　　有許多人想利用間歇性斷食減重，也有一部分人想用這個方法改善慢性病症，例如：荷爾蒙問題、腸道問題、思慮清晰度或關節問題。可是，間歇性斷食並非人人適用。以下族群都應該與間歇性斷食保持距離：

- 孩童和 18 歲以下的青少年
- 老年人
- 懷孕、哺乳或想要受孕的婦女
- 有重度糖尿病，或不清楚自己哪時會低血糖的糖尿病患者
- 正在治療嚴重肝臟、腎臟、心血管或肺臟問題的患者
- 有飲食障礙病史的人（即厭食症、貪食症或暴食症中，患有任一項或多項者）
- 身體質量指數（BMI）過低者，一般來說是指數值低於 18.5 的人。身體質量指數是以我們的身高和體重去計算，可反映體脂肪狀態（美國疾病管制與預防中心將數值低於 18.5 者，視為體重過輕）
- 正在為比賽接受訓練的女性運動員
- 任何在近期住過院的人
- 任何有酒精中毒問題的人
- 任何正承受重大或長期壓力的人，在執行斷食前，他們應該先解決這些壓力

電解質

　　禁食時，會與水分一起排出體外的物質，就是電解質。電解質涵蓋了多種礦物質，囊括了鈉、鉀、鎂和氯等。它們會影響體內的每一個細

胞，因為它們攜帶的電脈衝（electrical impulse），可以幫助細胞溝通和執行基本的機能，同時，它們之間也會相互牽絆。舉例來說，如果妳的鈉攝取不足，就會無法吸收鎂，所以一定要讓電解質保持平衡。

剛開始執行斷食時，或許會出現一些副作用，例如：頭痛、噁心、身體疼痛、失眠，以及一系列常被稱為「酮症流感」（keto flu）的症狀。這些副作用通常與輕微的電解質失衡有關，可以透過補充電解質來改善。接下來，我們就來好好了解這些重要的礦物質。

鈉和鉀

鈉是最重要的電解質之一。妳在禁食狀態或是採取低碳水化合物飲食時，都會在排尿時流失鈉。這個排鈉現象是由「腎素 - 血管收縮素 - 醛固酮系統」（renin-angiotensin-aldosterone system，RAAS）啟動，它是一套調節血壓和體液平衡的激素系統。

從腎素 - 血管收縮素 - 醛固酮系統的名稱就可看出，這套系統主要是由腎素（renin）、血管收縮素 II（angiotensin II）和醛固酮（angiotensin），共三種激素掌管大局。腎素是由腎臟產生的激素，它可以升高血壓和保留鈉。血管收縮素 II 是一種蛋白質，能提升血壓、身體水分和鈉含量。

醛固酮的責任是保持血液中的鈉鉀平衡，保持鈉含量是這種激素達到目的的主要手段。當身體認為它需要更多的鈉，它就會釋放醛固酮，使身體進入「保鈉」模式。這會迫使妳的身體保留更多的鈉，並降低流汗時的排鈉量。

醛固酮太多時，身體可能會落入鈉過高、鉀過低的狀態。最終這些過量的鈉會進入血液循環，強迫妳的心臟更大力的跳動，久而久之就可能會形成高血壓。最近的研究已指出，體內醛固酮濃度過高的人，也會

有胰島素阻抗的問題。

　　與此相對，若醛固酮的濃度過低，則可能與鈉含量過低有關；當我們出現想吃鹽的念頭時，就是身體需要鈉的徵兆。所以就某種程度來說，醛固酮扮演著傳令兵的角色，負責通知腎臟保留足夠的鹽分，以維持人體內部的運作。

　　禁食時，妳不只會流失水分，還會流失鈉。如果流失了太多的鈉，就會發生許多事。低血鈉會增加皮質醇和腎上腺素，導致失眠和其他壓力反應。低血鈉的其他症狀還包括：

- 無力
- 頭痛
- 噁心
- 心神不寧
- 胰島素阻抗

鎂

　　鎂參與了超過 300 種的人體反應，但妳很可能沒有吃進足夠的鎂，即便這種礦物質廣泛存在於堅果、種子、豆類和其他食物中。一項研究以一種特殊的口服鎂劑檢測法，檢測了數名女性體內的鎂含量，卻發現 11 名看似健康的女性中，竟然有 10 人處在缺鎂狀態。該研究的作者在結論寫到：「這項研究的成果顯示，我們缺鎂的情況，其實比大眾以為的普遍許多。」

　　慢性病、藥物（例如：抗生素和糖尿病藥物）、加工食品、過量飲酒、壓力和缺鎂的土壤（有機作物也會有這個問題），都是導致人體缺鎂的常見原因。另外，鎂攝取量不足還與供水系統息息相關。我們的遠祖都是由飲水獲得鎂，但現代供水系統的水完全不含鎂。不僅如此，現

在也有許多人喝著不含鎂的瓶裝水。

持續處在缺鎂的狀態，輕者會出現肌肉痙攣和疼痛、失眠和倦怠等症狀；重者則可能導致高血壓、器官鈣化（心臟、肝臟和骨骼肌）、腎臟疾病和心臟疾病。

那麼對間歇性斷食來說，鎂為什麼很重要？首先，在缺鎂的情況下，粒線體可能會受到傷害。我們不會想要打亂這些細胞工廠的運作，因為這會打亂它們產生能量的能力，使人體暴露在粒線體疾病的風險之下。

再者，缺鎂會使妳比較容易有胰島素阻抗的問題，而「斷食」就是為了預防和改善這種狀況。2017 年《營養素》期刊發表的一項統計研究，分析了 13 個臨床試驗，發現胰島素阻抗的病人都缺乏這個重要的礦物質。許多醫學專家認為，鎂或許可以干預糖尿病的病程（胰島素阻抗若未治療，就會發展成糖尿病）。

另外，鎂也是一種抑制人們對食物渴望的天然方法。已經有研究發現，如果妳缺乏這種礦物質，可能就會比較容易想吃東西。**經實驗顯示，每天攝取 600 毫克的鎂，即可顯著降低對食物的渴望。**

鎂對骨頭強度也很重要，這是環更年期和更年期婦女格外關心的問題。容易骨質疏鬆的婦女，往往都有缺鎂的情況。鎂會和鈣、維生素 D 一起保護骨骼健康，避免骨質惡化。

基本上，鎂對健康有著龐大的影響。2015 年《營養素》期刊發表的一篇回顧性研究提到，體內的鎂濃度過低與許多慢性疾病有關，例如：阿茲海默症、第二型糖尿病、高血壓、心血管病、偏頭痛和注意力不足過動症（ADHD）等。

市面上流通的鎂補充劑共有十種形式，它們會針對不同的組織做補給。下表列出的是最好吸收的 7 種鎂補充劑，即人體對它們的利用率和消化率最好。通常我會推薦大家，同時使用口服和經皮膚吸收的鎂補充

劑，以獲得最好的吸收效果。**我建議，每週使用 2 到 3 次經皮膚吸收的鎂補充劑，口服的鎂補充劑則可天天服用，而劑量則取決於個人的需求量或生理狀態。**舉例來說，妳能否忍受製造商建議的劑量？或是妳有無便祕，是否需要服用較高的劑量？這些都是妳在補充鎂劑前，必須與健康照護者討論的問題。

良好的鎂補充劑及使用方式

鎂補充劑的種類	用法和益處
氯化鎂（magnesium chloride）	· 治療便祕 · 緩解胃灼熱（heartburn）
檸檬酸鎂（magnesium citrate）	· 治療便祕 · 支持人體產能
甘胺酸鎂（magnesium glycinate）	· 可做為抗發炎劑 · 治療便祕 · 可能有助降低焦慮、憂鬱、壓力和失眠等
乳酸鎂（magnesium lactate）	· 相較其他鎂補充劑，它對消化系統比較溫和
蘋果酸鎂（magnesium malate）	· 相較其他鎂補充劑，它對消化系統比較溫和 · 可能有助化解慢性疲勞
乳清酸鎂（magnesium orotate）	· 可能有益心臟健康
L-蘇糖酸鎂（magnesium L-threonate）	· 可能有助控制某些腦部疾病，例如：憂鬱症和老化相關的失憶問題

氯

在電解質的大家族裡，氯算是比較默默無名的成員，但它對健康其實相當重要。它會與鈉和鉀合作，幫忙調控體內的體液和維持電解質的平衡。除此之外，就跟鈉一樣，氯也會影響肌肉的運作，且有助維持正常的血壓。

氯通常會與鈉成雙成對的形成氯化鈉，我們平常吃的食鹽就是由氯

化鈉構成。由於絕大多數的食物都有氯的存在，所以我們不太會有缺氯的問題。氯會以氯化氫的形式，構成胃酸的一部分，幫助身體消化和吸收食物中的必需營養素。

補充電解質的小技巧

有鑑於電解質與腎素 - 血管收縮素 - 醛固酮系統之間，有著相當複雜的交互作用，因此一定要適當補充這些礦物質。

平衡的電解質不但能讓妳達到比較好的禁食狀態，還能幫助貫徹斷食。我建議妳把電解質補充劑溶在水中，然後在一早起床的時候飲用，我自己就是這樣做。禁食期間，請務必選用無調味、且可溶於水的電解質補充劑，有調味的補充劑會讓禁食破功。另外，進食期間，**請替食物加點鹽**。是的，妳沒聽錯！我們的飲食也需要一點鹽，來幫助維持電解質的平衡。

能為斷食加分的其他補充劑

根據最新的科學證據指出，在斷食期間補充數種特定的補充劑，能使妳有更好的斷食體驗。這之中有些其實是食品，但它們非但不會扯後腿，還會成為妳斷食的後盾。我很推薦這些能為斷食加分的補充劑，但它們並非必要，可依個人意願來補充。

亞精胺（Spermidine）

亞精胺是一種可保護大腦和心臟的補充劑，它影響人體細胞的方式與斷食相同。

最初，科學家是在精液中發現它，故將這個補充劑命名為「亞精

胺」。屬於多胺（polyamine）的亞精胺，其分子是由 2 個以上的胺基酸基團組成。美國國家醫學圖書館（National Library of Medicine，PubMed）已有超過 200 篇的研究文獻指出，亞精胺對健康和壽命有諸多益處。具體來說，亞精胺能夠：

- 提升能量的氧化路徑
- 幫助自噬作用
- 降低甲硫胺酸，因為過多的甲硫胺酸會改變 DNA
- 對抗自由基，因為自由基會傷害細胞和產生氧化壓力
- 增加心臟內的粒腺體
- 增加巨噬細胞；這是免疫系統中的一種白血球，會吞噬和消化細胞碎片、病菌、癌細胞和其他有害的外來物質
- 降低發炎細胞激素，因這類分子會促進發炎反應
- 增加幹細胞的活性，協助人體的再生過程
- 提供細胞更多的保護力
- 降低白色脂肪組織
- 降低肌少症
- 預防心血管疾病和癌症

不過，要享有亞精胺的這些美好益處，腸道內必須有健康好菌，以及良好的消化系統是基本條件。另外，妳也要知道，體內的亞精胺濃度會隨著年齡逐漸遞減。

實際上，許多天然食物都含有亞精胺，例如：納豆、味噌、牛肉、蘑菇、鮭魚、魚子和雞肉等。

如果妳有意服用亞精胺補充劑，我推薦選購 Longevity Labs 品牌的 Spermidine Life。它是膠囊式的亞精胺，劑量為每日兩粒。（編按：台

灣未進口該補充劑，讀者可依自身需求選購其他品牌。）

小檗鹼（Berberine）

小檗鹼已通過數百項不同研究的驗證，有降血糖、促減重、改善心臟健康等諸多好處。尤其在降血糖上，小檗鹼是少數功效媲美二甲雙胍（metformin，庫魯化錠〔Glucophage〕即屬這類藥物）的補充劑，二甲雙胍是第二型糖尿病的降血糖處方藥。

小檗鹼主要存在於小檗（barberry）這種植物中，極具醫用價值。小檗鹼能夠：

- 降低胰島素阻抗，使胰島素更有效運作
- 幫助身體分解細胞內的糖分
- 降低肝臟的糖生成量
- 減緩腸道內碳水化合物的分解速度
- 增加腸道益菌的數量
- 幫助身體更快進入自噬狀態
- 作為輔助減重的潛力股補充劑

一般來說，小檗鹼的服用方式是每次 500 毫克，每日三次（每日的總量是 1,500 毫克）。雖然這個補充劑有許多好處，但妳在服用它之前，一定要先與健康照護團隊討論；如果妳每天都要服用處方藥，或有糖尿病、低血糖的病史，更是要做到這一點。

鉻素 GTF（Chromium GTF）

嚴格來說，鉻素 GTF 是指聚菸酸鉻（chromium polynicotinate），它是與天然維生素 B3（菸鹼酸，niacin）化學鍵節的鉻。這是一種簡

單、平價的礦物質補充劑，可用於減重、降食欲、降體脂、增肌、促進免疫功能，還有助控制血糖。

我有時會推薦大家服用鉻素 GTF，因為它能跟熱量限制飲食（斷食）一樣，能為身體帶來許多討喜的轉變，例如：降低胰島素和血糖。如果妳想保有或改善代謝靈活性，這個補充劑會是不錯的選擇。

假如妳有意願嘗試上述的任何一種補充劑，我鼓勵妳在嘗試前，先與妳的健康照護者談談。雖然這些物質被歸類為補充劑，但它們對血糖、自噬作用等方面卻有著強大的影響力。

藥用菇類

不論是在醫療或飲食上，人類使用藥用菇類的歷史都已超過千年。根據文獻記載，藥用菇類可以對抗許多不同的疾病，包括感染和發炎性疾病。2017 年《國際分子科學期刊》（International Journal of Molecular Sciences）刊登的一篇回顧性研究提到：「目前的研究已證實，菇類具備抗過敏、抗膽固醇、抗腫瘤和抗癌等特性。」

就我對菇類的研究，我認為它們對健康的好處相當驚人，所以我才會建議大家在間歇性斷食時補充它們。**藥用菇類含有大量的抗氧化劑，能強化免疫力和活化自噬作用。功效強大的藥用菇類有：白樺茸、冬蟲夏草、靈芝、雲芝、猴頭菇和香菇等。**

在禁食狀態下，最有效的菇類補充方式是，將粉狀的菇類加到咖啡或綠茶裡。誠如我在前文所說的，它們不會破壞妳的禁食，相反的，還可以利用它們對健康的影響力，支持間歇性斷食在體內進行的療癒工作。如果妳有攝取咖啡因，它們也能預防咖啡因對人體造成過度的刺激。

適應原草藥

這些天然的植物性化合物，有助大腦的運作、降低壓力、促進放鬆和平衡皮質醇。在執行斷食時，這些功能都非常重要，因為斷食是一種「壓力源」。適應原草藥有很多種，但紅景天（rhodiola rosea）和印度人參（ashwagandha）是我斷食期間的最愛，它們也是被研究最多的草藥。

在俄羅斯、斯堪地那維亞和部分歐洲地區，紅景天的醫用歷史已經相當悠久。他們用它來提振活力、耐力、力量和心智能力，以及改善運動表現、對抗壓力帶來的影響，和幫助管理憂鬱和焦慮。臨床劑量通常是每日 200 到 600 毫克。

印度人參是由一種小型常綠灌木的根部和漿果製成，生長在印度、中東和非洲的某些地區。印度人參裡的化學物質可能有助安定大腦、減少發炎反應、降低血壓，以及強化免疫系統。在抗壓方面，建議每日服用兩次由根部萃取的印度人參，每次劑量是 300 毫克。

蘋果醋

蘋果醋是由發酵的蘋果汁製成，對健康有許多益處。舉例來說，蘋果醋可以降低血糖、提高胰島素敏感度，這兩項都能間接幫助燃脂，並對斷食的其中幾項主因帶來幫助。蘋果醋也可以增加飽足感。

禁食時段，請飲用過濾過的蘋果醋；非禁食時段，則可以選用未過濾的原汁蘋果醋。未過濾的蘋果醋含有蛋白質和細菌，從嚴格的角度來看，它們會抑制禁食期間的自噬作用。有些人喜歡喝用水稀釋過的蘋果醋，常見的建議劑量從每日 1 到 2 茶匙到 1 到 2 湯匙都有；若要稀釋，就把取出的蘋果醋混入一大杯過濾水即可。

毒素吸附劑

這類補充劑能協助身體排毒，因為它們能吸附體內的各種毒素，讓身體更好排除它們。雖然身體本來就做得到上述作用，但在體內毒素過高時，它就需要一些幫手，這個時候毒素吸附劑就能幫上忙。它們能以下列方式幫助身體排毒：

- 排除堆積的毒素
- 提升腸道內襯的完整度
- 舒緩脹氣和腹脹
- 吸收毒物和預防中毒

體內毒素過高的情況若遲遲沒有改善，這些毒素就會透過各個器官（尤其是肝臟），重新進入循環系統。

這個過程會對身體造成極大的壓力，因為它會一直想要靠自己的力量把這些毒素排出。若要支援身體的排毒作用，我建議妳選購 G.I. Detox 這款排毒劑。它含有數種活性成分：

- **沸石黏土**（zeolite clay） 由熔岩形成的黏土，它會吸附和中和毒素，並有助恢復腸道菌相的平衡。
- **單甲基矽烷三醇矽土**（monomethylsilanetriol silica） 由矽土製成，它是一種天然物質，地殼、植物和某些蔬菜都有它的蹤跡。它可以把鋁排出體外，還有修復腸道內襯。
- **腐植酸**（humic acid）**和黃腐酸**（fulvic acid） 兩者皆為大自然中的有機化合物，可幫助身體排出除草劑和殺蟲劑。
- **蘋果果膠**（apple pectin） 蘋果裡的一種天然纖維素，能改善腸道健康，有助預防或治療腸胃和代謝疾病。

會破壞斷食的補充劑

有些補充劑會打斷妳的禁食（尤其是含有葡萄糖或任何糖分的補充劑，有時候它們的熱量會超過 20 大卡），有些補充劑則是應該搭配餐點服用。

這當中有的補充劑可能會使胰島素升高，破壞斷食。以下是在禁食期間，不應該服用的補充劑：

首先是妳通常會配餐服用的補充劑，例如：消化酵素、胃酸和膽汁補充劑、魚油、鋅、鐵，以及綜合維生素／礦物質（電解質除外）。其他還有：

- 支鏈胺基酸（BCAA）
- 蛋白粉
- 肌酸
- 脂溶性維生素（A、D、E 和 K）
- 任何需要搭配食物服用的草藥

- **活性竹碳**（activated bamboo charcoal） 這種細緻的黑色粉末是由竹子製成，能吸收體內的毒物，包括重金屬。它也能減少脹氣和腹脹的狀況。

一週空腹服用幾次，每次 1 到 2 粒。服用所有毒素吸附劑的時間點，都要落在服用藥物或其他補充劑的前 1 小時，或後 2 個小時。這樣的時間點可避免藥物和補充劑被其吸附。（編按：台灣並未進口該排毒劑，若讀者有需求，請先與醫師討論後再購買）

總的來說，正確地補給營養，再加上持之以恆地執行正規禁食，能為妳帶來很大的助力，幫助得到斷食的所有好處。斷食期間，我鼓勵妳盡可能讓身心保持在純淨的狀態。在接下來的 6 週裡，請妳靜下心來，做些冥想、瑜伽、時時補充水分，並細細去體會身、心發生的各種正面變化。

註：欲查閱本章引用的 16 篇參考文獻，請至 cynthiathurlow.com/references。

Chapter

8

成功斷食的六大前置作業

　　現在妳已經對自己可以吃些什麼、該如何補給營養，還有禁食時段該呈現怎樣的面貌，有了基本的概念。接下來，妳馬上就能以間歇性斷食，展開全新的生活方式。我的 6 週間歇性斷食計畫會讓妳無痛的融入這樣的生活方式。它是一套循序漸進的計畫，不論妳正處於人生的哪一個階段，它都能幫助妳的身體用比較平順的狀態度過一開始的過渡期，帶妳進入間歇性斷食的生活模式。長久下來，妳的健康就會因為這樣的生活方式愈變愈好。

　　間歇性斷食有很多種執行方式，而我的這套間歇性斷食計畫是以「16：8 模式」為主軸（16 小時禁食，8 小時進食），這種模式又叫做「限時進食法」。如果妳是間歇性斷食的新手，我非常推薦從這個模式入門。它可以讓妳輕鬆跨入間歇性斷食的世界，因為它的執行方式較具彈性，能依個人的行程和日常習慣去調整部分環節。幫助過這麼多客戶之後，**我發現，不管是在減重，**或改善血糖、荷爾蒙平衡、大腦機能和**壽命等面向，**16：8 模式的效果最好。

另外，學界也一直針對間歇性斷食進行透徹的研究。2020 年，《細胞代謝》（*Cell Metabolism*）期刊登載的一篇研究就發現，這種斷食模式有「減重、減腹部脂肪、降低血壓和膽固醇的功效」。值得一提的是，該研究的限時進食法是以「14：10」進行（14 小時禁食，10 小時進食）；這表示，就算禁食時段比較短，這種斷食模式也還是能發揮功效。

當然，妳一定會想要有個很棒的斷食體驗，而且我也希望妳在讀完前文，了解它能為身體帶來這麼多的好處後，會迫不及待地去嘗試它。沒錯，間歇性斷食其實很好上手，並不像許多人原本以為的那樣困難，但它仍算是一番不小的轉變，所以在正式展開斷食前，需要先做足幾項準備。操之過急不但會使成效大打折扣，也會讓妳對斷食留下不好的印象。要確保這樣的情況不會發生，妳必須先考量到幾項重要因素。

依據我個人的經驗，本章列出的六大前置作業，就是擁有成功斷食體驗的必備條件。

① 規畫適合自己的斷食時間表

16：8 模式的彈性，就是它如此吸引人又有效的一部分原因。任何一個人，不論忙或不忙，都可以將這套模式融入日常生活中。它幾乎能配合所有的生活型態，並給出具體的成果，即使妳只為此付出了最少的心力。但這背後的成功關鍵是，妳要規畫出一套最適合自己的斷食時間表。

首先，妳要決定「8 小時進食時段」要放在哪裡。在那個時段之外，就是不能吃任何食物的 16 個小時。其實這一點相當容易做到，因為人每晚都會睡 7 到 8 小時，而睡覺就是在禁食！換句話說，醒著的時候，只會有幾個小時不能吃東西，所以飢餓感應該不會太明顯。事實上，隨著妳間歇性斷食的經驗愈來愈多，飢餓感也會愈來愈少。

以下是 16：8 模式的典型時間表。如果我們把進食時段設在中午到晚上 8 點，早上起床時，妳可以喝些過濾水、茶（綠茶或草本茶）或咖啡（但不要加奶或糖），它們不但能幫助醒腦，還能讓肚子裡有點東西。

醒完腦後，妳其實不會有什麼餓的感覺。因為我們的晝夜節律決定了飢餓素的濃度，早上是它濃度最低的時候，所以起床後，大概至少有幾個小時的時間都不會有肚子餓的感覺。到了中午左右，妳會吃一頓飯。大約晚上 7 點半、吃完晚餐後，一天的進食時段就結束了。隔天又會依照這樣的時間表，把整個流程再跑過一遍。

就我自己來說，我的斷食時間表跟上文的規畫相當類似，進食時段為 8 小時。不過，每個人都應該找出最適合自己的時間表和執行方式。有的人喜歡一餐吃得很豐盛，下一餐就簡單吃；有的人則喜歡兩餐的分量都差不多。我建議，依據自身的職業和行程做一點實驗。畢竟每個人都是不一樣的個體，適合的用餐時間和方式，很難一概而論。

我通常會在中午左右開始進食，但依每天行程的差異，也會做一些調整。有時候會比較早，有時候會比較晚。我最愛的午餐是培根蛋沙拉盅，佐特級初榨橄欖油或酪梨油；沙拉盅裡除了有培根及蛋，還有芝麻葉和橄欖等蔬菜。晚餐則以蛋白質和非澱粉蔬菜為主。我的餐點不見得道道誘人，但能滿足我的營養目標。

妳也不一定要馬上就做到 16：8 模式的標準，可以先從比較長的進食時段做起，之後再慢慢縮短進食的時間。舉例來說，妳可以在早上 9 點吃第一餐，然後在晚上 9 點吃完晚餐；這樣是 12 小時進食，12 小時禁食。或者，可以早上 10 點吃第一餐，晚上 8 點吃完晚餐；這樣是 10 小時進食，14 小時禁食。然後慢慢轉變到 16：8 模式。

如果妳是晨型人，在做 16：8 斷食時，可能會想把進食時間設在比較早的時段，像是早上 10 點第一餐，晚上 6 點後就不再進食。如果妳

是個夜貓子，則可以把進食時段設在下午 1 點到晚上 9 點間。

有些女性比較喜歡早九晚五的進食時段。如果妳是個喜歡吃早餐的人，就很適合這樣的進食時段。它能讓妳在早上吃頓豐盛的早餐，中午吃頓正常的午餐，然後在傍晚 5 點前早早吃完晚餐，開始 16 小時的禁食。

假如妳是必須輪班，通宵上大夜班的人，也可以做到 16：8 斷食。因為妳白天還是要睡覺，所以在睡覺和它前後的幾個小時，還是可以保持在禁食的狀態。總之，請根據自身的條件，找出最適合的進食方式。不必死守著同一套標準，可以依照自己的狀況，調整進食和禁食的時段。

等到妳對斷食愈來愈上手，我就會告訴妳把進食時間縮得更短的方法，這樣就能把禁食的時間拉得更長。**沒有什麼人人適用的斷食時間表，所以妳可以多方嘗試，找出最適合自己的行程。**不論如何規畫斷食時間表，間歇性斷食都能發揮功效。別忘了，「彈性」正是間歇性斷食的一大特點。

② 找出動機，立下目標

定下了斷食時間表後，就要開始釐清自己的斷食動機，確立想要達成的目標：是想改善身體組成？減重？維持體重？提升代謝靈活性？降低胰島素或受體素阻抗？擁有更清晰的思路？排除身體和情緒的毒素？重整錯誤的飲食和生活習慣？還是抗老？

換句話說，妳要問問自己，為什麼需要間歇性斷食？建立這種生活方式的同時，心中要有清楚的目標。目標就像指南針一樣，能指引方向，讓我們持續朝目的地邁進。對自己的動機越清楚，就越容易達成目標；事實上，不只斷食如此，人生中的所有事情都是如此。

因此，我建議妳把目標寫下來，把它們記錄在日誌、手機或電腦裡，抑或是任何能讓天天看到它們的地方。記下目標能提升妳達成它們的動機，因為此舉能讓妳更具體的了解，這些目標對妳的意義。多項研究證實，寫下目標的人，達成目標的可能性會高出 42%。

我也是個相信「想像力就是超能力」的人。在心中鉅細靡遺地想像如何達成這些目標，還有達成目標時會有怎樣的感受，就更有機會讓目標成真。

這可不是一種迷信，而是一種腦神經科學。妳積極想像這一切成真的過程，會增加大腦的「神經可塑性」（neuroplasticity），引發一連串奇妙的變化。神經可塑性是大腦因應生活經驗持續成長和進化的能力，而且不只實際發生過的生活經驗能刺激大腦的能力，「想像的」生活經驗也可以。也就是說，不論是妳眼睛看見的，或是腦中出現的影像，都會刺激大腦的神經可塑性。

當我們視覺化自己渴望的成果時，就會「看見」達成和擁有它的可能性。所以，請想像自己達成目標的模樣。在做這個想像時，要用上所有的感官，從生理、情緒、認知、能量和精神等面向，勾勒出妳對理想成果的各種細部感受。

舉例來說，如果妳的目標是利用間歇性斷食瘦 10 公斤，那麼妳可以這樣視覺化目標：想像瘦了 10 公斤的自己，穿上小一個尺碼的可愛洋裝或比基尼，舉手投足變得更有自信，全身都充滿活力；想像瘦了 10 公斤的自己，會以這樣的全新姿態，展開健康、積極又愉快的人生。在達成目標的路上，持續想像和視覺化上述畫面，能使妳更堅定地向前走。

③ 改變畫地自限的想法

這是指我們長久奉行著某些信念，而且讓這些信念成為進步的阻力。有時候這些信念是自己種下的，有時候是別人植入我們腦中的。好比說，以前總有人告訴我：「妳年紀大了，發胖是必然的現象，所以只能學會接受這一切。」這類信念會使我們放棄去做某些對自己有幫助的事情，局限人生。

說到間歇性斷食，以下這些畫地自限的想法都很常見：

① 我不可能 16 個小時都不吃東西。

② 斷食不適合我，我連半天不吃飯都做不到！

③ 我沒有執行間歇性斷食的動力。

④ 不吃東西，我會渾身無力。

⑤ 哇，我永遠做不到。

⑥ 更年期之後的人生就是黑白的。

⑦ 我對我的荷爾蒙束手無策，只能接受自己衰老的事實。

雖然這些信念看似深植腦中，但它們其實很好鬆動。要做到這一點，妳首先要認清自己有哪些畫地自限的信念；尤其是與間歇性斷食和其相關目標有關的想法。

看看上面列出的那些例子。妳有這些想法嗎？是哪幾個？還是妳有其他的想法？把它們寫下來，誠實面對自己列出的每一條信念。

列出這些信念後，再將它們排名，把對妳造成最大阻力的信念排在最前面。問問自己，如果哪個信念消失了，會受惠最多？又會用怎樣的方式受惠？請具體回答這些問題。

下一步，請用積極正面的想法，取代這些畫地自限的想法。妳會問自己一些問題，完成這個「思維重組」（reframing）的過程。針對每一個信念，問問自己：「這是真的嗎？我能提出什麼證據來支持這個信念嗎？」

以上文列出的第一個常見想法為例：我不可能 16 個小時都不吃東西。只要妳願意花點時間自學和搜尋資訊，就會發現，一名正常體重的成年人，可以長達 40 天不吃東西（如果妳比較重，時間還可以拉更長），這段期間，身體能提供生存所需的所有營養素和能量。因此，一般來說，禁食是一個非常安全的舉動，除非妳剛好屬於不適合禁食的族群。

更何況，我所說的禁食不是要妳 40 天都不吃東西，而是 12 或 16 小時不吃東西，而這當中的絕大部分時間，其實都落在晚上睡覺的時候。一旦妳發現這個想法背後的錯誤，妳就會反駁這個想法，不再需要把它奉為圭臬。很快地，它就會如一陣輕煙般，從腦海消失。

接著，問問自己：這個信念會為妳帶來什麼樣的後果？這個部分就讓我們以「更年期之後的人生就是黑白的。」來做例子。想想秉持這個信念，會對妳的人生造成什麼影響。譬如，妳大概不會再去追求任何積極正面的人生目標，像是旅行、創業、競選或是寫小說。妳大概也不會去提升晚年的健康狀態。

根據某保險公司的統計數據指出，女性有長達 40％的人生處在更年期狀態。這是個很震撼的數字，這表示，妳有近乎一半的人生都處在這個狀態！事實上，更年期之後，女性還有數十年的美好人生可以享受。現在就開始想像，自己會如何運用這些日子，如此一來，妳就不會讓這個信念成為一種「自我實現預言」（self-fulfilling prophecy）。

最後，請用能支持自己朝目標邁進、提升健康和生活的信念，取代

那些會阻礙執行間歇性斷食的封閉想法。舉例來說，妳可以這樣想：

　　對我來說，16 個小時不吃東西很容易做到，因為它有一大部分的時間都在晚上睡覺的時候；而且我覺得斷食非常棒，這種生活方式有益健康。間歇性斷食對我一定有幫助，因為它已經幫助了這麼多人，也有多項研究支持它的好處。我有執行間歇性斷食的決心。只要一步步地去做，一定可以循序漸進地適應它。

　　不吃東西，我不會渾身無力，因為我會運用這本書的策略。哇，我做得到。環更年期和更年期之後的人生才正要起飛，我會有更多的空間和時間去實現心中的目標。我能用自然的策略平衡體內的荷爾蒙，逆轉身體的老化。

　　持續用正面、肯定的想法，取代那些會局限進步的信念。揪出腦中對妳沒幫助的信念，然後利用我在本章分享的步驟，將它們逐出腦海。執行間歇性斷食的時候，請把這當作一種例行公事，定期檢視自己的想法，這一點在妳受挫時格外受用。

破除斷食最常見的五個迷思

　　坊間有許多關於間歇性斷食的迷思；老實說，我們會對斷食產生各種畫地自限的想法，其實受了這些迷思很大的影響。這些迷思會誤導和混淆我們對這套飲食策略的看法，所以我才想特別討論這幾項最常見的迷思，破除它們對我們的影響。

　　明白了這其中的真相後，妳就更有機會正確地執行斷食。當妳正

確地執行斷食，就能體會到間歇性斷食帶來的所有好處。

迷思 ① 間歇性斷食會使身體處在挨餓狀態

這大概是間歇性斷食最常被攻擊的原因，但這是錯誤的。斷食可以改變荷爾蒙的運作，讓身體利用儲存的食物和營養產生能量，即體脂肪，還有儲存在肝臟和肌肉的肝醣。進食後，身體會儲存能量；沒進食的時候（如禁食），身體就會利用那些能量。間歇性斷食絕對不會讓身體處在挨餓狀態，因為這套與生俱來的能量利用機制，每天都會在我們的體內持續運作。

由這個迷思衍生出的另一個想法是：挨餓可能會降低代謝。這使得不少人認為，間歇性斷食會中斷代謝，阻礙脂肪燃燒。但這完全不是事實。事實是，間歇性斷食可能還會增加妳的代謝率，因為它會大幅增加正腎上腺素等荷爾蒙在血液中的濃度，這類荷爾蒙可以刺激新陳代謝。其實，已有研究發現，斷食 48 小時，代謝可提升3.6%至 14%。基本上，代謝就是把食物轉換成燃料的過程。所以就實際面來看，斷食反而能讓妳消耗更多能量。

迷思 ② 間歇性斷食會榨乾能量

進行間歇性斷食的時候，不會有能量耗盡的感覺，現在我就要告訴妳為什麼。間歇性斷食期間，胰島素和葡萄糖濃度都會下降，觸發身體用另一種燃料產生能量，即體脂肪。事實上，許多女性都表示，在斷食狀態下，她們的能量變得更高；而且不只是在體能方面，就連思路上也是。這是因為間歇性斷食會產生酮體，它是燃燒脂肪的副產物。

我們知道有幾種酮體，例如 β-羥基丁酸，能穿透血腦屏障，提供大腦能量。別忘了，大腦很愛酮體，且更勝葡萄糖，所以間歇性斷食期間，注意力會變得更集中，腦霧也會逐漸消散。如果在斷食期間，妳的活力變差了，就表示妳執行斷食的方式可能不正確，或

是這樣的飲食方式不適合妳。

迷思 ③　間歇性斷食會減少肌肉量

「肌肉組織」對體重控制和健康非常重要，因為它會增加代謝。不過有些人認為，斷食時，身體會開始以肌肉為燃料，靠著燃燒肌肉來產能。但事實恰恰相反：多項研究指出，間歇性斷食反而比較不會讓肌肉量往下掉。一項回顧性研究發現，「間歇性斷食」和「熱量限制飲食」雖然都能讓受試者減掉差不多的體重，但前者卻能讓受試者保留比較多的肌肉量。

還有別忘了，間歇性斷食會使生長激素大增，這種激素對維持肌肉量有正面的幫助，所以斷食時，妳不用太擔心肌肉消失。年過 40 的女性或許需要稍微多花點力氣鍛鍊肌肉，但這並非不可能達成的難事。

迷思 ④　間歇性斷食會讓人更想吃東西

執行間歇性斷食的時間愈長，感受到的飢餓感就愈少。回顧我一日三餐、餐間還會來幾份點心的日子，那時候的我總是覺得飢腸轆轆，滿腦子都在想著下一頓要吃什麼。但自從間歇性斷食成為我生活的一部分後，我整天想吃東西的欲望就消失了，也不會一天到晚都盤算著要吃東西。由此可知，這個迷思根本不成立，與此相對，間歇性斷食反倒能讓妳擺脫老是想吃東西的束縛，只要妳在進食時段有吃進足量的三大營養素。

事實上，陸續有研究證實，間歇性斷食能降低嘴饞的念頭。2010 年，美國伊利諾大學就以隔日斷食法做了這方面的研究。結果發現，斷食不會增加受試者的食欲。事實上，他們在進食日攝取的熱量，還比他們「需要的」能量少了 5% 到 10%。另外，研究人員還根據實驗結果做出了這樣的結論：**人體能快速適應斷食，且它會鈍化飢餓感、增加飽足感，並持續減重**。因此，在正確執行斷食的前

提下，妳根本不必擔心自己會老是想吃東西，或是胃口大開。告訴妳一個小技巧：如果覺得自己胃口大開，或更想吃東西時，或許需要調整進食時間，早一點中斷妳的禁食；儘管縮短禁食時間，或多或少會讓斷食的效果打折扣。

迷思 ⑤　間歇性斷食對「女性」不安全

聽到這個迷思的時候，我真的是猛搖頭！2016 年，有個研究團隊在《中年健康期刊》（*Journal of Mid-Life Health*）發表了一項回顧性研究，並在當中列出了一長串間歇性斷食對女性的好處。這份列表令我大開眼界。間歇性斷食可以幫助女性減重、控制血糖、延緩腫瘤生長和降低癌症風險、改善骨骼和關節健康、保護心臟、改善心理健康，以及緩解更年期症狀等。這些驚人的好處，全都與我前文說明的那些生理、代謝和荷爾蒙運作機制有直接的關聯性。對女性而言，間歇性斷食也是一個非常強大的工具。

④ 建立屬於妳的社會支持網絡

社會支持（social support）是指：在需要幫助或鼓勵的時候，能求助的朋友和家人。大家多半知道社會支持能增進生活品質，使人比較容易達成目標。不過，建立社會支持網絡其實也有益健康。一群研究人員針對這個主題，檢閱了諸多數據後，在發表於《歐洲臨床營養期刊》（*European Journal of Clinical Nutrition*）的文章中做出了這樣的結論：「在改善疾病風險因素方面，例如：過重和肥胖，社會支持有非常重要的正面影響力。」

因此，在展開一個全新的飲食或生活方式時，為自己建立一套合適

的支持網絡是一件十分重要的事。妳需要有人幫助妳、鼓勵妳,在人生的新旅途上推妳一把,好讓妳順利取得成功。

理想情況下,妳最好要讓親朋好友知道妳正在進行間歇性斷食計畫,並讓他們了解這套計畫是怎麼一回事。有些人或許並不了解間歇性斷食,要等到妳向他們說明後,才會知道這套飲食並不會讓人長時間挨餓;因為大部分的禁時時間都落在晚上睡覺的時候。另外,與他們溝通妳為什麼要開始間歇性斷食也很重要,妳要讓他們知道達成這個目標有多重要。值得慶幸的是,現在有不少人都對排毒和斷食等養生法相當了解,所以我認為妳的家人和朋友應該不太會反對。況且,妳通常還是能照常吃晚餐,一般來說,一家人會坐在一起吃飯的時刻就是晚餐。所以,這個新飲食計畫應該也不會讓妳與家人的相處出現太大的變化。

有時候,或許還是會有人持反對意見。如果碰到這樣的人,最好就不要將他納入妳的支持網絡。

假如妳單身,請盡可能多尋求一些「知性」的社會支持,而所有能支持妳做到間歇性斷食的資訊,都屬於這個類別,包括書籍、文章、網路資源、研究,或是與其他成功執行間歇性斷食的前輩交流,都是妳獲得這類支持的管道。

我的家人對我的間歇性斷食生活方式都已習以為常,相信你的親朋好友也會慢慢習慣。事實上,我很幸運,有一個會幫忙備菜的老公,他會一次備妥我們家一週所需的蛋白質和蔬菜,這可以節省很多時間。所以就算我們家還有兩個正在發育的男孩,還是能快速地打理好三餐。所以如果可以,請讓家人以實際行動支持妳。斷食的時候,能有可以關心和照顧的人從旁協助,會為妳帶來很大的助力,說不定這個人還會跟著妳一起執行斷食。

⑤ 打造健康的睡眠狀態

隨著年紀漸長，我們也愈來愈能體會到睡眠品質的重要。就跟食物可以為身體補給能量一樣，睡眠也可以。它能維持大腦和內分泌系統的健康，平衡體內的各種重要荷爾蒙。因此，妳必須使自己睡得更沉、更香。假如妳想在間歇性斷食上取得成功，更是要做到這一點。有句話我常掛在嘴邊：「如果無法一夜好眠，就不要把間歇性斷食納入妳的日常。」因此，在展開這套 6 週間歇性斷食計畫前，妳必須先顧好睡眠品質。斷食可能會對身體造成壓力，如果無法好好睡覺，就會抹煞斷食的一切好處。

另外，**如果妳每晚都睡不到 6 小時，代謝靈活性異常和胰島素阻抗的可能性就會大增；也就是說，沒有充足的睡眠，幾乎不可能瘦下來。**睡眠不足也會讓妳老是想吃東西，並一直出現吃不飽的感覺，掌控這兩項因素是成功斷食的關鍵所在。

還有別忘了，晚上睡覺時，也是分泌生長激素的時間。生長激素能幫助身體修復，對肌肉組織的發展極為重要。如果睡得不夠深沉，就不會分泌生長激素。**凌晨 2 點到 4 點是深層睡眠的時間，這段時間妳若醒著，就無法順利減重、平衡荷爾蒙，還有得到最佳的間歇性斷食成果。**在這段時間醒來，也意味著妳可能有血糖和荷爾蒙失調的問題。以下提供幾項改善睡眠的方針，包括：

睡在低溫、陰暗的房間（約攝氏 18 到 19 度）

略低的室溫不但會引人入睡，還會影響人在快速動眼期（REM）的睡眠品質（在這個睡眠階段會作夢）；同時，較低的室溫也有利荷爾蒙在夜間生成。除了低溫，臥室也要盡可能保持黑暗，以促進褪黑激素分

泌。若有需要,請選購遮光窗簾。我也很喜歡戴著絲質的眼罩睡覺。

就寢前的 60 到 90 分鐘,盡可能關閉所有的電子設備

電腦、平板、手機都會發出藍光,干擾褪黑激素的生成。如果妳無法做到這一點,請配戴抗藍光眼鏡。它們可能不是最好看的眼鏡,但一定能讓妳睡得更好。

不要開著電視睡覺

電視也會發出藍光,會不斷刺激感官,讓妳的心靜不下來。試著在睡前看本書,且請看那種老派的紙本書,這對我一直很有用。甚至,根本不需要在臥室裡放一台電視,因為臥室就是睡覺和性愛的地方。沒錯,就是這樣。

睡前補充鎂

在面對壓力時,身體會快速消耗這種營養素。攝取充足的鎂,可以幫助身體輕柔地滑入夢鄉,進入修復狀態。所以在不影響斷食的前提下,妳可以使用純鎂油噴霧,它可以直接噴灑在皮膚上,經皮膚吸收。另一個補充鎂的方法是在睡前用瀉鹽泡腳或泡澡。如果能再加一些薰衣草精油,還能得到更深層的放鬆和鎮靜效果。

冥想

冥想可以使腦袋冷靜,進而有更好的睡眠品質。就定義來看,冥想就是一種清空思緒和專注在呼吸上的心理鍛鍊。所以做幾個深呼吸,把注意力放在呼吸上,就是簡單的睡前冥想活動。妳一定會被這個技巧的助眠功效嚇一大跳,因為它很快就會將妳送入夢鄉。如果妳是冥想新

手，可以從引導式冥想入門。坊間有許多引導式冥想的素材，甚至透過 App 就能執行冥想。感恩日記是另一個關注內心狀態的活動，寫日記時，妳會記下生活中值得感謝的每一件事和每一個人。重讀這些感恩記事，還有當時冥想時思考的事情，都能讓妳的心平靜下來。

吃飽

剛開始執行間歇性斷食時，請不要馬上把進食時段的熱量攝取量降得太低。這麼做很可能會讓妳覺得很餓，甚至是餓到無法好好睡覺。基本上，在間歇性斷食的進食期間，妳的主食應該以蛋白質和健康油脂為主。至於在可以攝取比較多碳水化合物的日子，則可以透過澱粉類蔬菜和一些低升糖指數的水果，來補充碳水化合物；此舉也有助眠的功效。另外，**為了使晝夜節律正常運作，睡前的 3 到 4 小時請不要進食。**

培養睡前儀式

我最愛用這種方式哄騙大腦入睡，因為它有益晝夜節律的運作。請根據個人的需求和生活方式，找出最適合自己的睡前儀式。睡前泡熱水澡、每天都在同樣的時間就寢、關掉所有的電子設備、讀一本書等，都是妳可以考慮的選項。每晚都做這些事，久而久之身體就會習慣這套睡前儀式，然後在妳做這些事時，自動進入放鬆狀態，做好入睡的準備。

透過腦傾印（brain dump）清空腦中的雜訊

妳難以入睡是因為腦中有太多想法嗎？佛教徒以「心猿」（monkey mind）一詞描述這個狀態，意旨我們的心就像猴子一樣，在一棵又一棵樹木的枝條間擺盪。如果這就是妳的心理狀態，那麼請試試「腦傾印」。拿幾張白紙，草草寫下腦中的一切，然後把這些紙摺起來，放在一旁。

這樣一來，心中憂慮就能隨著這個舉動釋放，至少在那個當下是如此。

睡前不要飲酒

想靠喝杯紅酒或任何酒精飲料來助眠，並不是個好點子。酒精會擾亂睡眠，而且對睡眠時的快速動眼期會造成影響。這會干擾皮質醇的平衡，讓它的濃度在夜間升高（夜間時它的濃度應該要下降），而升高的皮質醇又會抑制褪黑激素的生成。如果妳在晚上喝酒，請在飲酒後喝下等量的水，並且一如往常地執行妳的睡前儀式。

⑥ 制定一套壓力管理策略

沒有人能過著沒半點壓力的日子。我是個現實主義者，很清楚每個人都必須積極找出一套能化解壓力的對策，尤其是女性。從歷時 23 年的西雅圖中年婦女健康研究（The Seattle Midlife Women's Health Study）可看出，我們要處理的壓力源確實很多。這項研究在某一個階段，問了 81 名女性這個問題：「從妳參與這項研究算起（自 1990 年或 1991 年），覺得生活中最具挑戰的部分是什麼？」

以下就是中年婦女在生活中面臨的各種壓力源：
· 家庭關係生變、雙親離世
· 職場和個人生活需重新平衡
· 重新發現自我
· 尋覓充足的資源
· 處理同時發生的多項壓力源
· 離婚或是與伴侶分手
· 個人健康出狀況

這些龐大的壓力源會不斷活化交感神經系統，使我們長期處在戰鬥或逃跑的狀態。長久下來，這個狀態就會對身體造成傷害，因為它會使皮質醇持續高漲，對健康造成負面的影響。誠如我在前文所說，皮質醇會導致我們發胖、胰島素失調（另一個囤積脂肪的荷爾蒙）、免疫功能低下，並衍生許多其他的問題。

切記，間歇性斷食也是一種壓力源，如果妳一直承受著很大的壓力，就不適合執行斷食。在展開這份 6 週間歇性斷食計畫前，請先設法減輕壓力。每個人管理壓力的方式都不太一樣，但以下是經研究證實，有助減壓且可長久奉行的對策。

找到妳樂在其中的運動

運動是最棒的舒壓方式，因為運動時，身體會釋放腦內啡（endorphin），讓我們感到愉快；科學家又把這樣的愉快感稱為「跑者快感」（runner's high）。

請選擇妳能樂在其中的運動。硬逼自己運動只會更有壓力，散步、健行、瑜伽、芭蕾雕塑（barre）、核心鍛鍊、有氧舞蹈、游泳、立槳衝浪（paddle boarding）、肌力訓練等，都是可以嘗試的運動。無論哪一種運動都可以，只要妳對它深感興趣，覺得自己可以一輩子樂此不疲。（更多有關斷食時的運動原則，請見第九章）

我每天都會把活動身體擺在第一位，盡可能讓自己動起來。因為在間歇性斷食期間，一定要搭配一些鍛鍊強度比較高的運動。在家的時候，我會以高強度間歇訓練和徒手鍛鍊為主，兩者交替進行；去健身房時，我就會以重量訓練為主。不時變換運動方式，也可以避免我對運動心生厭倦。

練習 4-4-4 呼吸法（box breathing）

這是一種減壓效果奇佳的冥想方式，即依序吸氣 4 秒、再憋氣 4 秒、最後吐氣 4 秒，此為一回合，可依個人能力，重複數回合。

接地氣

妳最後一次用腳趾頭挖沙，或赤腳走在草地上是什麼時候？我猜應該有段時間了。如果是這樣，我極度建議妳脫下鞋子，在草坪上動一動腳趾。這麼做可以讓妳和大地的自然能量接上線，迅速恢復整體狀態。只要讓肌膚接觸地表短短幾分鐘，就能讓皮質醇降低，增加血清素和多巴胺等快樂激素。

至今已有二十多項研究指出，用這樣的方式貼近大地，有益健康。2020 年《探索》（*Explore*）期刊發表的一篇回顧性研究就表示，接地氣可以讓大地的自然電荷穩定我們體內最深層的生理機制，達到：降低發炎反應、疼痛和壓力；改善血液循環、能量和睡眠；以及提升整體健康和幸福感。

暫時離開科技

科技是一把雙面刃。我們的生活因為它便捷許多；如果妳有過一時找不到手機，或是網路突然斷線幾小時的經驗，就會明白我在說什麼。另一方面，它也讓我們一直處於分心狀態，老是在滑新電子郵件、通訊軟體和社群媒體的頁面。

這一點在社群媒體上格外明顯，因為它本身的設計就是要讓人上癮。研究顯示，社群媒體的使用者在接受到正面回饋時（按讚數），他們大腦的多巴胺受體會活化；人會對食物、藥物或酒精成癮，與這個受

體的活化息息相關。多巴胺是一種獎勵性化學物質，會在我們吃到想吃的食物，或性愛，或查看社群媒體時釋放，進而產生愉悅和滿足的感覺。因此，一旦無法從社群媒體得到正面的回饋，釋放多巴胺，就會覺得肩上的壓力又多了一些。

面對這個問題，我的建議是：每天安排一段時間，讓自己暫時離開科技。沒有手機、沒有智慧手錶、沒有電視、沒有平板，沒有任何科技產品！當思緒不再一直被各種科技打斷，妳就會注意到自己冒出了許多獨立又具創造力的想法。這是一種解放，妳會覺得壓力煙消雲散。

活在當下

人生是由每一個當下鋪展而成，但很多時候，我們都讓這些當下從眼前溜走，因為我們不是在擔心未來是否會發生的事，就是在後悔已經發生的事情。

專注在眼前的每一個瞬間，讓自己「活在當下」，就是最強大的人生技能，而「正念」（mindfulness）就是這項技能的關鍵。正念是指以平常心看待這一秒鐘、這一分鐘或這一小時發生的事情。妳要學會用享受、放鬆和知其所以然的態度，去看待生活中的事情。不要匆匆忙忙地過日子，生活中有許多值得細細品味的小事，例如：綻放的花朵、新生的動物寶寶和悠揚空中的樂音等。放慢腳步，打開感官，感受更多的美好和快樂。正念也可以減輕壓力、提振免疫力、舒緩慢性疼痛、降低血壓，且通常亦有助我們度過生命中的關卡。

適當曬太陽

每天曬 15 到 20 分鐘的太陽（最好是早上），皮膚才能正常地製造維生素 D。在這短短的日曬時間裡，請不要抹防曬產品，因為它會阻斷

陽光和肌膚之間的反應，妨礙維生素 D 的生成。這段期間，也請不要戴太陽眼鏡，這樣視網膜才能接收到陽光，使體內調節晝夜節律的生理時鐘正常運作，告訴身體，該起床動一動了！

曬太陽、生成足夠的維生素 D 之所以能減壓，是因為此舉有助人體製造血清素。血清素可以提振心情，使妳感到平靜和專注。除此之外，維生素 D 還可以維持荷爾蒙的平衡，因為它能預防某些激素的分泌不足，例如雌激素。維生素 D 也有助提升胰島素的敏感度和免疫力。到戶外曬太陽、讓體內有足夠的維生素 D 時，妳也可以從事一些舒壓的戶外活動，例如：跟寵物玩、除草、園藝或散步等。

學會說「不」

當生活中有太多事要處理，或是妳打算不再當個有求必應的人時，學會說「不」可以迅速化解這方面的壓力。把一大堆事都攬在身上，是一個龐大的壓力源。把「不」說出口，是妳必須練習的課題，但妳不需要對任何人解釋拒絕他們的理由。隨著妳愈來愈懂得說「不」，妳也會發現，自己肩頭上的壓力一點一滴地釋放了。

間歇性斷食可能會讓身體經歷一段不算輕鬆的過渡期，尤其是在剛開始執行的頭幾天。但只要有做足這些前置作業，為自己打下一個穩固的基礎，就比較不容易半途而廢，也比較有機會長久地貫徹這套生活方式。

註：欲查閱本章引用的 13 篇參考文獻，請至 cynthiathurlow.com/references

Part

3

開始妳的
6週間歇性斷食計畫

Chapter
9

［第一階段］
啟動期 Day 1～Day 7

　　歡迎來到啟動期！啟動期是 6 週間歇性斷食計畫的起點，好好做到
這個階段要注意的事情，能讓妳後面的路走得更順遂。6 週間歇性斷食
計畫的頭 7 天，會幫助妳的身體進入生酮狀態，使它以脂肪為能量，而
非葡萄糖。隨著妳漸漸習慣間歇性斷食，身體也會開始出現一些轉變，
像是：體重變輕、吃東西的渴望降低，還有思緒變得更加清晰。這些初
步的正面轉變也會成為妳貫徹這份計畫的動力，推動妳一路向前。

　　這短短的 7 天，能為妳帶來很多的不同。凱瑟琳就是一個很棒的
例子，她是我 6 週間歇性斷食菁英班的早期學員，她告訴我：「在第一
週，我注意到的最大不同是，我有更多的活力，還有更清晰的思路。另
外，我不會覺得餓，這一點令我感到驚喜，而且我也不會像以前那樣老
是想要吃甜食。我甚至在第一週就瘦了 2 公斤！這一切的好處都讓我意
識到，我可以長久執行間歇性斷食，把它納為我生活的一部分。」

　　在這個階段到底需要注意和做到哪些事情，接下來，我們馬上就會
詳細說明，讓妳能夠運用這些實用的技巧，平順地將間歇性斷食融入日

常。請記住，6週間歇性斷食計畫並非一份死板的計畫。不過在這個階段，有兩點妳一定要做到，這樣才能朝對的方向前進，**這兩點分別是：「不要吃零食」和「降低碳水化合物的攝取量」。**

撇開吃零食這件事本來就與間歇性斷食的理念背道而馳不說，這個行為還會對健康和間歇性斷食的成效帶來負面影響，因為吃零食會造成下列作用：

- **讓妳的血糖整天居高不下，刺激身體分泌更多胰島素，進而囤積更多的脂肪**　吃零食的習慣不但會讓妳無法擁有良好的代謝靈活性，還會讓胰島素阻抗的風險大增。
- **阻礙身體以脂肪為燃料**　誠如前文所說，間歇性斷食會訓練身體改以「脂肪」為主要燃料，而非碳水化合物。然而，吃零食會對這段過程造成干擾。
- **引起發炎反應**　進食會觸發免疫系統產生短暫的發炎反應，因此，如果妳老是吃個不停，通常會把自己推入一種近乎持續發炎的狀態。此外，吃零食也會使腸道中的微生物溢漏到血液中，導致免疫系統悄悄在體內興起發炎反應。
- **干擾「複合位移運動」的運作**　這個重要的消化機制在小腸扮演著「管家」的角色，對腸道有著整體性的保護作用。
- **增加激素的濃度，尤其是皮質醇和胰島素**　這兩種激素升高時，都會激起妳對糖的渴望。

另外，一直想要吃零食或許也意味著，妳的飲食結構並不正確。不過，一旦開始好好規畫飲食，以蛋白質、油脂和纖維素作為飲食的中心，就會發現這樣的餐點不僅能帶來飽足感和能量，還能讓妳比較不想吃零食。也就是說，長期著重在這些營養素的攝取，能幫助身、心漸漸

擺脫想吃零食的渴望。

同時，請妳別忘了，間歇性斷食的其中一個重要原則就是「減少進食的頻率」，因為如此一來，血糖才會保持在比較穩定的狀態、胰島素的濃度才會降低，而妳也才能獲得燃燒脂肪和自噬作用等各種好處。換句話說，想要得到這些斷食的好處，就必須做到不吃零食，**因為「頻繁的進食」與斷食的原則相牴觸。**

啟動期的第二個重要原則是：進行間歇性斷食時，要同步執行低碳水化合物的飲食計畫。雙管齊下，能讓身體更快進入生酮狀態。生酮狀態是指身體會以脂肪為主要的燃料，並利用酮體產生能量，而酮體是身體最愛的燃料。

在執行這份 6 週間歇性斷食計畫時，妳的飲食將由營養豐富又天然的食物組成；蛋白質和健康油脂會成為餐點的主角，碳水化合物的比重則會降低。在啟動期階段，每天的碳水化合物攝取量都會控制在 50 公克左右，甚至更低。剛開始的時候，許多人可能會覺得這是很大的挑戰，尤其是原本一天會吃 200 到 300 公克碳水化合物的人。要他們馬上把碳水化合物的攝取量砍掉 2／3 以上，一定會覺得很難熬。所以我保留了一點彈性：妳可以先以一天攝取 50 到 100 公克的碳水化合物為目標，不必一次到位。等到漸漸習慣碳水化合物較少的飲食，就能把攝取量降得更低。

還有一點非常重要：請務必按照我在頁 119 的說明，監測妳的血糖和飢餓感線索。在碳水化合物攝取量上，每一個人的需求量都不一樣，正因為如此，我才不會說怎樣的碳水化合物攝取量最好。

除了能幫助妳的身體進入生酮狀態，低碳飲食和間歇性斷食還能降低發炎反應、改善許多健康指標和誘發自噬作用：這個美好的過程會幫助妳的細胞汰舊換新，把失能的老廢細胞換成全新的健康細胞。另外，

妳還會得到其他的好處，像是：胰島素濃度降低、肝醣量減少、飽足感增加、活力上升、體脂肪下降和更健康的粒線體等。

再者，降低碳水化合物的攝取量還能讓妳比較輕鬆地度過禁食時段。當降低碳水化合物的攝取量，把飲食的重點放在蛋白質、纖維素和健康的油脂上，妳就不太會在禁食的時候感到飢餓。因為身體會燃燒儲存的脂肪，以酮體產生能量，而這一切都有助於維持飽足感。

除此之外，《公共科學圖書館》（PLOS ONE）期刊的一項研究更指出，**低碳飲食能透過「影響激素」降低人體的飢餓感**。該研究將受試者分成三組，分別給予他們高碳水、高脂或高蛋白的餐點，然後在受試者用餐後抽血，比較了各組之間的血液指標差異。結果研究人員發現，相較於高脂和高蛋白組，高碳水組的「飽足感激素」多肽 YY（PYY）和類升糖素胜肽 -1（GLP-1）會比較低。反過來看，相較於高碳水組，高脂和高蛋白組的「促進食欲激素」飢餓素則比較低。由此可知，降低碳水化合物的攝取量之後，體內可影響飢餓感的激素就會積極地幫助妳，讓用餐後的飽足感持續更長一段時間。

另一項研究則顯示，對有胰島素阻抗或糖尿病的人來說，低碳飲食可能是最有效的減重或維持體重的方式。

燃脂力

間歇性斷食和降低碳水化合物的攝取量，也可以讓身體進入「燃脂模式」；顧名思義，妳會開始以脂肪為燃料，而非碳水化合物。在這個部分，請讓我先為妳建立一些有關代謝的基本觀念。

妳可以把代謝想像成一座營火。假如碳水化合物是能興起烈焰和濃煙的細枝，那麼脂肪就像是能緩慢且持續燃燒的木材。碳水化合物是快

速補給能量的好幫手，但妳不會想要一直處在燃碳水模式。在燃碳水模式下，妳必須整天吃個不停（淪為零食的奴隸），才能讓能量保持在一定的水準（就像是妳必須不斷為營火添加枯枝那樣）。理想來說，妳會想要身體能在必要之時轉變成燃脂模式，也就是具備所謂的「燃脂力」。有了燃脂力，就能輕鬆拉長不吃東西的時間（因為妳可以利用儲存的能量，即體脂肪）。就如同間歇性斷食般，低碳飲食也可以幫助身體轉變成「燃脂模式」。

通常，在每天攝取 50 公克以下碳水化合物的 2 到 4 天後，身體的燃脂力就會愈來愈強。不過，如果原本是以碳水化合物含量較高的美式飲食為主食，這段時間就會拉得比較長，尤其身體長期處在燃碳水模式的人要做好心理準備。身體或許需要花點時間把肝臟內的碳水化合物「燒完」。妳可以用練馬拉松來想像這段「強化燃脂力」的過程。妳必須慢慢鍛鍊身體，讓它能燃燒更多脂肪。這段時間的長短因人而異，因為我們都是獨立的個體，每個人的生理運作狀態都不盡相同。

等到燃脂力愈來愈強，妳或許就會注意到一個令人欣喜的現象：腰圍小了好幾寸。最近，我菁英班的學員艾莉森，就分享了一張她身穿合身洋裝的照片。那件洋裝她已經 2 年沒穿了，而且即便是 2 年前，她也要先穿上塑身衣，才能穿上那件洋裝，否則就無法拉上拉鍊！但執行了 6 週間歇性斷食計畫後，艾莉森表示，雖然體重沒降很多，但能輕鬆拉上拉鍊，且洋裝不會緊繃在身上，尚留有一些空間。艾莉森的這番轉變很可能是因為她減掉的多半是體脂肪，所以即便體重沒有太大的變化，腰圍卻還是明顯小了好幾寸。如果妳在執行這份計畫時，發現自己也有這樣的現象，就表示身體正在燃脂，而且燃脂力愈變愈強。

飲食品質

　　儘管 6 週間歇性斷食的飲食計畫是以低碳水化合物餐點為主，但它非常重視飲食的品質，包括啟動期在內，都是以非澱粉類蔬菜、健康油脂和優質蛋白質取代精製的碳水化合物。2018 年 11 月，《科學》（Science）期刊的一篇社論表示，對絕大多數人而言，重視飲食品質能有效管理體重，並帶來許多好處。

　　掌控飲食品質的一大關鍵就要盡可能吃「乾淨的食物」。也就是說，妳大部分的能量都要來自蛋白質和有益健康的天然油脂，例如：堅果和種子、椰子、魚油、動物油脂、酪梨、橄欖，以及由這些食物萃取出的油品等。

　　不過，就算大部分的熱量都會由油脂和蛋白質提供，妳的餐盤裡還是要涵蓋大量的非澱粉類蔬菜，例如：綠葉蔬菜、綠花椰菜、白花椰菜、蘆筍、櫛瓜和黃瓜等。另外，請遠離加工、有害健康的種子油，用營養豐富的蔬菜和優質的油脂來打造飲食。

　　降低身體對碳水化合物的依賴，讓它愈來愈能以脂肪和蛋白質為燃料，能幫助妳更適應斷食。

啟動期階段可能出現的變化

　　在啟動期階段，斷食、減少碳水化合物和增加油脂，會使代謝產生變化。身體會不再以碳水化合物為主要燃料，開始燃燒體內的脂肪，把它轉換成酮體、產生能量。

　　在這段過程中，許多人會注意到自己的體重往下掉了，但這個重量主要是來自肝醣抓住的水分。每公克的肝醣會抓 2 到 3 公克的水，所以

剛採取低碳飲食時，身體燃燒體內儲存的肝醣後，就會將肝醣抓住的水分釋出。在啟動期階段，妳可能出現的其他變化：

- 在這週瘦了 1 或 2 公斤
- 到這週的尾聲，對食物的渴望會降低
- 消化功能變好，比較不會脹氣，排便也變得順暢
- 更有活力
- 腦霧有所改善

記得，每一天都一定要按照啟動期的飲食安排用餐，詳情請見頁 250 至 251。

Day 1 確認進食及禁食時段，且不再吃零食

首先，妳要先訂下進食及禁食的時間表，還有晨間儀式。這個部分我在第七章已經詳細介紹過，但現在是該認真動手做的時候了。對絕大部分人來說，16：8 模式的效果最好，但如果沒辦法一次到位，可以先從禁食 12 小時做起，然後慢慢把禁食時間拉長到 16 小時。

不要把這想得太困難，只要簡單把一天分成「禁食」和「進食」兩個部分。所以決定要什麼時候停止進食，就是今天要做的事情。然後妳就會去睡覺，起床之後會在停止進食的 12 到 16 小時後，再度用餐。這就是 6 週間歇性斷食計畫的魅力所在，它的操作方式非常簡單，而且能根據生活方式做調整。

另外，妳也要建立晨間儀式。喝一杯咖啡或茶，再搭配一杯含無調味電解質補充劑的蒸餾水，會是這個晨間儀式的一部分。以我自己為例，我在起床更衣後，會先去廚房為我和老公泡一杯綠茶，取出我們當

天要吃的補充品，然後喝下第一杯含有電解質的水（接下來的一整天，我還會陸續喝下好幾杯）。

在第一天，我也會全面停止吃零食。妳會因為沒吃零食就餓嗎？這取決於我們的生物個體性，相較於其他人，有些人或許一開始會覺得特別餓。飢餓感是一種可以由心理性習慣激發的生理感受。如果妳習慣在某些時候吃零食，身體就會因為這個習慣，在那些時候打開飢餓信號，使妳持續這樣的日常規律。如果想擺脫餐間不吃零食就發餓的狀態，就必須調整飲食的三大營養素，讓充足的蛋白質或油脂，幫助妳維持餐間的飽足感。

幸好，只要中斷吃零食的習慣，改變飲食的規律，身體很快就會適應新的日常規律。大部分女性的身體都能在 2 到 3 天內，適應這樣的新日常，漸漸關閉想吃零食的信號。所以，在信號關閉前，妳能做些什麼？以下幾點供參考：

- **補充水分**　在禁食和戒斷吃零食習慣的期間，可以多喝含電解質的水，這能幫助維持飽足感。大部分的人水都喝得不夠多，很多時候，那些飢餓感信號其實是要妳多喝水，而非吃東西。每天要喝進至少 2,000 cc 的水，且要補充電解質。
- **喝其他的飲品**　這些飲品是指不含奶、奶精、鮮奶油、糖或人工甜味劑的咖啡和草本茶。奶、奶精、鮮奶油、糖或人工甜味劑的滋味會告訴身體，食物就要進來了，因此身體會開始分泌激素，為接下來的消化做足準備，此舉只會讓妳在禁食時更加辛苦。
- **增加餐點中的健康油脂含量**　想要餐間不要有飢腸轆轆的感覺，餐點中的健康油脂含量至關重要，它們是創造飽足感的重要成員。我對健康油脂的討論，請見頁 120。
- **為食物加點鹹味**　我最喜歡用品牌 Redmond 的鹽調味。紅鹽也

是很好的鹽，它的來源天然，加工程度也比大部分的鹽低，含有許多微量元素。凱爾特海鹽和喜馬拉雅玫瑰鹽也很好，它們都含有豐富的礦物質和微量元素。在餐點裡加點好鹽，不僅能夠帶來驚人的滿足感，還能補給電解質。

但是，**請把精製鹽和精製麵粉或精製糖視為同類，與它們保持距離**。因為過度加工的精製鹽含有合成碘、抗結塊劑、漂白劑、殘留物和其他的人工添加物，反而會對人體造成更大的負擔。

Day 2　整頓廚房

今天的任務是好好整頓廚房裡的食材。想成功執行斷食，一定要讓自己在進食期間補充良好的營養。請檢視妳的食物櫃和冰箱，清除所有高碳水的含糖食物，以免因為一時的意志不堅，把這些誘惑吃下肚。妳可以直接丟棄這些食物，也可以把它們分送或捐助給其他人。以下是必須清除的品項：

食物櫃

糖果、蛋糕預拌粉（包括鬆餅預拌粉）、各種餅乾、麵包、貝果、各種糖（包括糖漿和蜂蜜）、白麵粉和全麥麵粉、含有麩質的碳水化合物（包括穀類）、瑪芬、早餐麥穀片、義大利麵、米、洋芋片和其他加工零食、爆米花、果乾、濃湯罐頭、水果罐頭、種子油。

冷藏庫

汽水和果汁、蘋果醬、水果（莓果除外）、果醬、人造奶油、所有

主打「低脂」或「無脂」的食品、成分表前四位中有「糖」的調味品、乳製品（乳酪、牛奶等）、馬鈴薯和其他澱粉類蔬菜。

冷凍庫

冰淇淋、冷凍甜點、冷凍麵包產品、蛋糕、復熱即食的各式鬆餅、冷凍水果（未加糖的莓果除外）、披薩。

整頓完廚房裡的存糧後，接著就要針對 6 週間歇性斷食計畫，為它補進新的食物。下列食物都能幫助妳得到最佳成果，因為它們能讓血糖和胰島素保持穩定，使身體順利進入生酮狀態。請好好認識這些食物，將它們融入生活。

- **蛋** 選購有機、非籠飼或放養的產品。
- **畜肉和禽肉** 選購有機、草飼的肉品，且不要過度食用加工肉品（例如：培根和義大利臘腸）。
- **魚肉和海鮮** 選購野生海產，例如：鮭魚、鮪魚、沙丁魚、蝦、扇貝、鬼頭刀和鱈魚。（避免食用掠食性魚類，例如：鯊魚、劍旗魚、國王鯖魚〔king mackerel〕和馬頭魚〔tilefish〕，因為它們的含汞量較高。）
- **低碳水化合物蔬菜** 準備大量的蔬菜，例如：蘆筍、朝鮮薊、綠葉蔬菜、櫛瓜、四季豆、椒類、洋蔥、大蒜、菇類、夏季南瓜，還有具排毒功效的各式十字花科蔬菜，例如：綠花椰菜、白花椰菜、球芽甘藍和青江菜等。另外，也請多採買一些深色蔬菜。
- **新鮮香草** 巴西里、香菜、迷迭香、百里香、蒔蘿、蝦夷蔥和青蔥。
- **低糖水果** 少量準備一些莓果（例如：草莓、藍莓、覆盆莓、桑

葚、黑莓和蔓越莓）、檸檬和萊姆、杏桃、櫻桃、油桃、水蜜桃和李子，還有青蘋果等滋味偏酸的蘋果。

- **調味料** 添購椰子胺基酸醬油（coconut aminos，是一種不含大豆的醬油）、魚露、墨西哥嬌露辣辣椒醬（Cholula）、有機中東芝麻醬，以及成分表前四位沒有糖的調味品。

- **健康油脂** 選購特級初榨橄欖油、橄欖、椰子油、椰漿、C8 MCT 油、酪梨油、酪梨、堅果、種子、草飼奶油、印度酥油、豬油、鴨油和牛油；以及不含添加物的堅果奶，例如 Malk 的產品。堅果和種子的熱量都很高，又很容易吃過量，所以食用時請注意分量，不要吃太多。

- **其他品項** 準備杏仁粉、椰奶罐頭、骨頭熬製的高湯、咖啡和茶飲（請選擇有機的產品）。

- **補充劑** 根據第七章的資訊，選擇想要服用的補充劑。

能誘發自噬作用的食物、香草和辛香料

斷食能活化自噬作用。如果身體已經處在生酮狀態，更是能縮短活化自噬作用的時間。假如妳在間歇性斷食時，還同時搭配高脂、低碳的飲食，甚至能在斷食的 12 個小時後就活化自噬作用。

以下食物、香草和辛香料，都有助於活化自噬作用：

可可、肉桂、咖啡、薑黃素（薑黃裡的有效成分）、薑、綠茶、以 C8 脂肪酸為主要成分的 MCT 油、菇類、有機橄欖油、白藜蘆醇（一種功效強大的植物化合物，紅酒、葡萄、莓果和花生等，都含有這種物質）。

Day 3 養成提前備餐的習慣

養成提前備餐的習慣,絕對能讓妳的 6 週間歇性斷食計畫,事半功倍,因為它能為妳省下大把時間。事實上,《美國預防醫學期刊》(American Journal of Preventive Medicine)刊載的一項研究表示,花些時間在家裡備餐和做飯,有助於建立更好的飲食習慣。

我的冰箱一定會常備牛絞肉、手撕雞絲和水煮蛋等食材,這樣我就能在沒時間慢慢煮飯時,迅速變出一桌營養的餐點。星期日和星期三是我的備餐日,我喜歡先把一些蔬菜切好和烤好,一口氣把我們一家接下來幾天要吃的東西都準備好,這樣之後就只要加熱,就可以快速上菜。我會準備很多的食物,因為我們家有兩個正值青春期的男孩,他們的食量很大。

妳可以依照自身的情況去規畫備餐模式,但如果妳毫無頭緒,以下幾點能提供一些方向:

選 1 到 2 天完成當週的備餐工作

選定妳每週的備餐日,之後妳就會在那些日子,完成當週的絕大多數備餐工作。

一次做兩倍的量

在煮特別喜歡的菜色時,可以一次做兩倍的量。然後把當餐沒吃完的部分冷凍起來,供下一餐食用。

煮一批水煮蛋,冷藏保存

蛋是很棒的蛋白質來源,且富含維生素 A、B 群和健康油脂,是低

碳飲食的好夥伴。

事先把生鮮蔬果切成或削成需要的大小、形狀

把處理好的蔬果放在密封袋或保鮮盒，冷藏保存。一口氣處理好大量的生鮮蔬果，可以節省許多寶貴的時間。

依照烹煮時間，分批烘烤各種蔬菜

我很愛烤蔬菜，因為烤過的蔬菜會有一股自然的甜味。不過它們需要花點時間料理，如果沒有事先烤好，恐怕很難在晚餐時吃到它們。所以，我會一次準備大量的蔬菜，依照它們所需的烘烤時間，分批烘烤各種蔬菜。

比方說，我會先把蘆筍、菇類和小番茄等比較快熟的蔬菜放在一起烘烤，再把胡蘿蔔、白花椰菜和洋蔥這類較慢熟的蔬菜放在一起烘烤。

自製奶昔食材隨手包

如果妳喜歡喝奶昔，事先把食材分裝好，凍在冰箱，可以省下很多時間。量出一杯奶昔要用到的莓果和蔬菜量，再裝入冷凍袋冷凍，即可隨時取用。

準備午餐吃的玻璃罐沙拉（Jar Salad）

將沙拉醬倒入梅森罐底部，鋪上一層質地較堅實的蔬菜（例如：黃瓜和甜椒），再鋪上一層綠葉蔬菜。罐子的最上方放一張餐巾紙（這可以保持綠葉蔬菜的脆度和新鮮度），然後旋緊蓋子。如此一來，就算以沙拉當午餐，也能吃到口感爽脆、不軟爛的蔬菜。

預煮蛋白質食物

禽肉、魚肉和畜肉，幾乎任何蛋白質食物都可以提前烹調，等要吃時再取出復熱。

Day 4　每天運動

如果妳還沒有運動習慣，請讓運動成為妳日常的一部分。沒錯，斷食期間，妳還是可以運動，或者說妳應該運動，因為它能讓身體更快出現變化。

許多斷食者，包括我在內，都是在早上運動。如果採取 16：8 模式，那麼運動時間就會落在禁食時段，這會為斷食的成效帶來非常大的幫助。在禁食時段運動，表示妳會利用更多身上囤積的脂肪產生能量。另外，運動也能活絡肌肉的運作。所以在結束禁食，吃進一天的第一餐時，它們就能更好的吸收蛋白質和其他營養素。

除此之外，運動本身還有很多其他的好處。最廣為人知的就是，任何運動都能提升身體對胰島素的敏感度，使胰島素在體內更有效率地運作。研究也發現，禁食期間運動，可以增加生長激素的濃度；生長激素不僅具備抗老化功效，在維持和增加肌肉量方面，也扮演著相當重要的角色。

為了確保妳不會因為運動，而打亂了自己的斷食節奏，在此有幾項要點請務必留意：

充分補水

想兼顧斷食和運動的成效，運動的前一天，還有運動當天一大早，

妳一定要用純淨的開水和草本茶為身體補足水分。此外，假如希望肌肉以最佳狀態迎接晨間的鍛鍊，可以在運動前的 45 至 60 分鐘再補充一些水分，而且別忘了要加點電解質！

晚餐一定要吃

如果妳打算把運動的時間安排在晨間，運動前一天的晚上，就一定要吃晚餐，否則早上會沒有足夠的燃料或能量去運動。由豐富蛋白質、健康油脂和蔬菜組成的均衡餐點，是最佳的晚餐組合。

傾聽身體的聲音

就算妳已經對「斷食期間運動」習以為常，也要留意身體每天的反應。如果它覺得運動量太大，或是妳覺得自己沒什麼能量，放緩鍛鍊的強度是最佳對策。建議改做一些比較溫和的運動，例如：瑜伽或散步。

在固定時間吃飯和運動

等燃脂力達到一定的程度，妳就不用再對運動前沒吃飯這件事有所顧慮；妳可以放心地去健身房做重訓，然後在平常的進食時間用餐，結束禁食。實際上，絕大多數的女性都表示，她們覺得空腹運動超級棒，因為不必擔心消化不良。

運動後不必急著服用補充劑或用餐

關於這一點，坊間流傳著許多錯誤的觀念。但事實的真相是，**除非妳是正在為比賽做準備的健美選手，否則根本不需要在運動完，就急著服用補充劑，尤其是支鏈胺基酸（BCAA）或蛋白粉。**如果妳在早上 6 點運動，到 10 點左右，血糖和肌肉組織修復能力就會恢復到平常的運作

模式，而這個時候，正好也是妳準備享用第一餐的時間。不論是增肌、減脂或維持穩定的血糖，長期以規律的時間和優質的三大營養素為身體補給能量，才是實現這些目標的關鍵。倘若妳有按照我的建議執行間歇性斷食，吃著營養又天然的食物，那麼適度的流汗一定能讓身體受惠。黑咖啡或草本茶就是運動前的最佳飲品。

細嚼慢嚥

放慢用餐的速度，充分咀嚼嘴裡的每一口食物，可以讓身體吸收到更多的營養素。完整、需要咀嚼的食物，絕對比一口氣喝下肚的蛋白奶昔好。在我看來，不管妳選購的蛋白粉有多「純淨」，它終究是加工製品。另一方面，咀嚼能讓大腦產生飽足感。請記住，大腦是啟動整個消化過程的源頭。人在緊繃的情況下，無法好好消化食物。以放鬆的心理狀態用餐，才有益消化。

依照月經週期安排運動強度

如果妳還沒停經且經期規律，**在月經來潮的前 5 到 7 天，請不要斷食，也不要做高強度的運動**。

知道這幾項重點後，妳也要知道在某些狀態下，不適合在禁食期間做運動。比方說，如果妳是個燃糖者（sugar burner，這表示妳主要是靠燃燒碳水—糖—產生能量），又有低血糖的問題，那麼在禁食狀態下運動，妳大概會不太舒服。燃糖者會覺得自己必須整天吃個不停，餐後也很難產生飽足感，而且會非常渴望吃甜食和富含碳水化合物的食物。（更多關於燃糖者的資訊，請見下頁 Day 5 的內容。）

不過，絕大多數的人都可以在禁食期間做運動，因為我們的身體

會進入燃脂模式，即以脂肪作為燃料，而非碳水化合物。在禁食期間運動，妳應該會有這樣的感受：能量穩定、思路清晰、身體舒暢，而且不會有飢腸轆轆、噁心想吐，或手腳發抖之類的狀況。

Day 5　加速燃脂的步調

如果過去妳一直習慣攝取大量的加工碳水化合物，那麼妳很有可能就是個燃糖者。在代謝方面，妳的血糖和胰島素狀態都不會太好。所以在執行間歇性斷食方面，妳的身體需要比較長的時間去啟動燃脂力，因為它已十分依賴葡萄糖這種能快速獲取能量的燃料，不願改用身上囤積的體脂肪當作燃料。一般來說，妳一定希望自己能盡快提高身體的燃脂力，如此一來，才能燃燒更多的體脂肪，用它們產生能量。再者，燃脂力提升後，身體對碳水的渴望不但會降低，飯後可能也會變得比較容易產生飽足感，而這些都會使妳一整天吃進的熱量下降，達到減重的目的。

除了斷食和減少每日的碳水化合物攝取量，我還要提供幾個小撇步，讓妳能更不費力地提高燃脂力。

多攝取油脂

減少碳水化合物攝取量的同時，請把飲食中的油脂攝取量調高。攝取油脂能幫助細胞習慣以「脂肪」為燃料。但相較於蛋白質和碳水化合物（每公克皆為 4 大卡），油脂的熱量密度比較高（每公克 9 大卡），所以如果要採取高脂飲食，在分量的拿捏上就要特別注意，不要過量。舉例來說，1/4 杯酪梨、1/4 杯堅果，或 1 湯匙橄欖油、椰子油、奶油或印度酥油，都算是合理的用量。

那麼每天應該攝取多少油脂呢？這要看妳打算減掉多少體重，或是

看妳的代謝靈活性狀態。如果目標是減重，妳大概會想把每餐的油脂攝取量控制在 1 到 2 份之間；如果妳的代謝靈活性還不錯，能有效燃燒脂肪，那麼每天或許就能消耗更多的脂肪。但不管怎麼樣，妳在提升油脂的攝取量時，一定要選用優質的油品。

另外，油脂能讓胰島素處在低濃度的狀態，因為油脂之於對胰島素濃度的影響力比碳水小很多；而此現象不僅不會讓妳的身體進入囤積脂肪的模式，還能幫助持續燃燒脂肪。因此，在強化燃脂力的過程中，上文列出的健康油脂，都應該多多攝取。

補充 C8 MCT 油

中鏈三酸甘油酯（MCTs）是指碳鏈長度在 6 到 12 個碳原子之間的脂肪酸。它們是燃脂的重要幫手，因為它們可以跳過一般油脂需要經歷的繁複消化程序，直達肝臟，促進酮體的生成。身體開始利用酮體產能後，妳的細胞就會慢慢習慣酮體，並能更有效地利用它。

己酸（caproic acid，C6）、辛酸（caprylic acid，C8）、癸酸（capric acid，C10）和月桂酸（lauric acid，C12），是中鏈三酸甘油酯裡的四大脂肪酸。如果妳不介意多花一點錢，請買一罐 C8 MCT 油，在這四大脂肪酸中，C8 脂肪酸能帶來最多的好處，包括：

- 提升代謝
- 增加燃脂力
- 降低飢餓感（因為它會提升瘦體素和多肽 YY 這兩種激素，而它們都能降低「飢餓感激素」飢餓素
- 改善胰島素敏感度
- 為大腦補給能量
- 超快速地轉換成能量

不是每個人都能馬上接受 MCT 油，在剛開始補充時，有些人的腸胃可能會覺得有點刺激，出現稀便或腹瀉的狀況。所以請先從 1 茶匙的量試起，之後再依照反應，以一次 1 茶匙的量，慢慢將補充量往上調。妳可以把它加到咖啡裡、拌在沙拉中，或是淋在蔬菜上。我最推薦的 MCT 油品牌是 Simple Energy。

監控血糖的穩定性

用連續血糖監測裝置或血糖儀檢測血糖，了解身體對碳水化合物攝取量的反應，還有產生的飢餓感線索。

在禁食狀態下運動

這會提升體內脂肪的利用率，降低妳對碳水等外在燃料的依賴性。斷食和運動是增進燃脂力的最佳拍檔，雙管齊下後，燃脂力會愈來愈強大和穩定。（欲了解在禁食期間，該如何在不打亂斷食節奏的前提下，順利完成運動，請見頁 190「Day 4」的內容。）

Day 6 試著不吃穀物

所謂不含麩質或穀物的食物，除了要排除含有麩質的小麥製品，還要排除任何不含麩質的穀物，例如：米、玉米、燕麥、小米和莧菜籽等。事實上，已有許多經研究證實不吃穀物的好處。

首先，它能抑制我們對碳水的渴望。大部分的穀物都會使血糖大幅提升，這會讓人想吃更多的穀物。如果完全不碰穀物，就可以避免這種情況發生。另外，許多穀物都會噴灑有害健康的農藥和化學物質。《跨學科毒物學》（*Interdisciplinary Toxicology*）期刊發表的一項研究就

指出，孟山都（Monsanto）公司製造的 Roundup 除草劑裡的嘉磷塞（glyphosate），或許會直接導致乳糜瀉（celiac disease），這種無法食用麩質的自體免疫疾病。

另一方面，嘉磷塞在農業上的廣泛使用，也是造成今日有這麼多人受不了麩質的一大原因。在美國，小麥田要收成的前幾天，農人通常都會澆灌 Roundup 除草劑，以提高小麥的產量。但該除草劑裡的嘉磷塞會嚴重干擾腸道微生物的運作，導致小腸的通透性過高（也就是所謂的「腸漏症」），進而增加罹患自體免疫疾病的風險。因此，食用受汙染的穀物，可能會讓人比較容易得到乳糜瀉等自體免疫疾病。

還有一些研究證據顯示，不吃穀物有助降低膽固醇和 LDL（不太好的膽固醇），且在降低三酸甘油酯上，也能發揮很大的影響力。更重要的是，研究發現，**不含麩質和穀物的飲食可改善焦慮和憂鬱，它們都是環更年期和更年期婦女常會碰到的狀況。**

我多半會建議我的病人和客戶，給自己 6 週的時間，嘗試完全不含麩質和穀物的飲食。這麼做除了能預防自體免疫疾病，還有許多其他的好處，包括：改善食物敏感、甲狀腺、倦怠、頭痛、皮膚和發胖等方面的問題。相信我，一旦妳找到且開始用一些美味的食物取代穀物後，就不會再對穀物念念不忘了，例如：

- 白花椰菜米、高麗菜米、金線瓜
- 蒟蒻麵（很像豆腐，在烹調過程中會吸收其他食材的風味）
- 可刨成麵條狀的蔬菜（例如：櫛瓜）
- 波多貝羅菇（Portobello mushroom，取代漢堡包的絕佳選擇）
- 大片的生菜葉
- 白花椰菜披薩餅皮
- 櫛瓜千層麵（將櫛瓜縱向切成薄片，取代千層麵）

Day 7 激勵自我，堅定信念

　　保持正確的心態，檢視自己的目標，為目前的進步喝采一番。不要讓自己又被那些會局限進步空間的信念綁架，請持續用一些簡單又富有力量的正面想法驅逐它們，例如：「我知道間歇性斷食對我的健康很有幫助。我很滿意目前的成果。我可以繼續堅持下去。我的身體對這一切有所反應，這真是太美好了」。

　　妳可以把想法和目標都寫下來，放在一個顯眼的地方，這樣在執行斷食計畫時，就能保持正確的心態。研究證實，「動機」是驅動行動的源頭，但為確保能更接近目標，妳必須把這些行動變成一種日常習慣。

　　因此，**用「寫日誌」的方式，記錄斷食歷程，也是一個很棒的舉動**。這些文字可以在妳卡關時，幫助釐清原因，同時它也可以記錄下妳的每一步，還有每個值得慶祝的里程碑。妳也可以把自己最愛的餐點、食譜和運動菜單寫下來。以下範本是我的一位學員，在執行 6 週間歇性斷食計畫時，簡單寫下的記錄，這段文字反映了她當下的感受：

　　「間歇性斷食簡化了我的飲食方式，讓我不用再為吃喝傷透腦筋。結束 16 小時的禁食時，我會很清楚自己的第一餐該吃些什麼。我也很喜歡這套斷食計畫設下的紀律——在嘗試過一大堆無效的飲食計畫後，這一點正是我需要的。我清楚感受到自己的轉變：我的思路變清晰了，身體狀態變穩定了，腰圍也變小了。我已經決定把間歇性斷食變成我的新日常，能接觸到這樣的飲食方式真是太棒了。」

註：欲查閱本章引用的 17 篇參考文獻，請至 cynthiathurlow.com/references。

［第二階段］
優化期 Day 8 ~ Day 37

　　妳已經用一週的時間整頓飲食和廚房。現在的妳，不但戒了吃零食的習慣、減少了碳水化合物的攝取量，也為自己的身心建立「有利燃脂」的條件。此刻，妳已經做好準備，可以往下一個階段的健康生活邁進，讓自己在間歇性斷食的支持下，用 30 天的時間，把身心狀態調整得更好。

　　在這個階段，會稍微調整飲食模式。碳水化合物的攝取量會拉高一點，不用再壓得那麼低，此階段的飲食內容會以「碳水循環」為主軸。在禁食和進食時段上，妳也可以依照自己的生理階段去調整它們的時間。跟過去 7 天一樣，接下來的 30 天，我會繼續以逐日引導的方式，帶著妳學會更多執行斷食的原則和技巧，讓妳繼續在這條路上穩步前行。

優化期階段可能出現的變化

　　來到優化期時，妳一定會對間歇性斷食和低碳飲食帶來的正面影響

有更深刻的感受，例如：妳會感覺到思緒更清晰、能量更充沛。雖然每個人的狀態都不太一樣，但走到優化期的中段時，妳的身體必定會具備相當好的燃脂力，能以燃燒脂肪產生的能量完成大部分的工作。另外，妳的飢餓感和想吃東西的渴望會大幅降低，耐力和活力則會變得更高。

最近，我菁英班的學員安妮就告訴我，這些好處都在她身上發生了。當時她已進行到優化期的尾聲，興奮地給了我這樣的回饋：「我覺得自己的狀態好多了。我的活力和思路從來沒有這麼好過，我不只不會一直想要吃垃圾食物，在三餐之間也不會想吃點心。我瘦了 3 公斤，過去我就算一週運動 6 天，也沒辦法瘦這麼多，而且熱潮紅的頻率也變少了。我超開心能踏上這段旅程，也願意一輩子都這麼走下去。」

就像安妮，在這個階段妳也可以獲得一些令人欣喜的好處，例如：

- 思路變清晰
- 自噬作用增加
- 胰島素濃度降低
- 體重變輕
- 改善腸胃狀態
- 睡眠品質提升

那麼接下來，就讓我們比照啟動期的那 7 天，藉由一天又一天的精進自我，順利收成優化期的這些好處。未來 30 天，請務必參照優化期的飲食安排用餐，詳情請見頁 252 至 257。

Day 8　增加水分和電解質的攝取量

要順利執行間歇性斷食，「水」有著決定性的影響力。我們每天要

喝進體重的一半水量,水除了可以幫助消化,還能讓妳一整天都保持在不缺水的狀態。過濾水是最好的,但不要忘了加點電解質(欲了解更多有關電解質的資訊,請見第七章)。有時候視覺上的提醒,對水分的補給很有幫助。比方說,我都會在視線所及之處放水瓶,提醒和督促自己要喝多少的水。

Day 9 禁食時段結束後,清楚自己能吃哪些食物

結束禁食,享用第一餐時,妳一定要吃進正確的食物,即蛋白質、健康油脂和非澱粉類蔬菜。這樣的組合能帶來飽足感,能讓妳在吃下一頓飯之前,都不太會有肚子餓的感覺;相反的,含有大量精製碳水和糖分的餐點,會讓妳很快覺得餓,因為它們會使血糖和胰島素大幅飆升。

有些人比較喜歡在第一餐吃輕食,像沙拉、非乳製優格搭配一些夏威夷豆和莓果,甚至是喝一碗大骨熬製的清湯等。但每個人喜歡的都不一樣,所以請多多嘗試,找出最適合自己的第一餐。以我自己為例,最近我的第一餐都是一個小份的草飼牛肉漢堡,裡面的配料有羽衣甘藍和腰果製的青醬。不過,這只是我近期的偏好,我的第一餐有非常多不同的搭配。譬如,一碗清湯,搭配沾著鷹嘴豆堅果醬享用的生鮮豆薯條和蔬菜棒;或是,一份由優質蛋白和健康油脂組成的沙拉。總之,盡可能選用未經加工的食物,做出全天然的飲食,就是安排飲食的最高指導原則。在安排飲食方面,本書的優化期飲食計畫能助妳一臂之力。

Day 10 解決排便不順的問題

許多生活在高度開發國家的人,都長期為消化不良和排便不順所

苦。在食物過度加工、飲食又缺乏天然纖維素和益菌的情況下，幾乎都難逃便祕的命運。當然，少活動、壓力和缺乏放鬆時刻等生活型態，也是促使現代人消化問題叢生的部分原因。除此之外，假如妳還有甲狀腺功能低下、食物敏感、缺水、腸道微生態失衡，或使用某些藥物（例如：改善憂鬱症、血壓或胃食道逆流的藥），更會加重排便不順的狀況。因此，若出現消化不良或排便不順的問題，請從下列幾點去努力：

- 增加飲水量，並補充電解質（請見第七章）
- 多吃富含纖維素的食物，尤其是蘋果、無花果、李子和十字花科蔬菜（例如：綠花椰菜、球芽甘藍和白花椰菜等）
- 每天活動身體
- 管理壓力。妳必須學會放鬆，而且要用正確的方式去放鬆。這是因為消化是由副交感神經系統管控，而妳的休息和放鬆也都由它掌控
- 在飲食中加入一些有助膽汁分泌的食物，例如：甜菜、朝鮮薊心和德式酸菜等
- 每天在進食時段，食用一湯匙的現磨奇亞籽和亞麻籽粉（食用種子會打斷妳的禁食）；妳可以把它們撒在沙拉上，或拌在奶昔裡。
- 每天吃 2 份蔬菜沙拉
- 考慮補充消化酵素和胃酸補充劑。（附錄有列出我推薦的產品）
- 做食物敏感測試，藉此釐清可能導致便祕的食物
- 驗血了解甲狀腺的狀態
- 在某些情況下，鎂補充劑能溫和地促進腸道蠕動（如甘胺酸鎂）
- 偶爾飲用通腸茶，但請不要天天喝，因為它含有番瀉葉（senna），過量飲用會對腸道造成刺激
- 補充益生菌，或在飲食中添加一些富含益生菌的食物（例如：優

格、康普茶或發酵蔬食等）

Day 11 蔬果汁禁食日

在飲食上做點變化，為身體帶來新鮮感，能幫助它保有運作的彈性，所以我才會建議妳，一個月要安排一次蔬果汁禁食日。我已經這樣做了兩年。一開始，我其實有些懷疑這個舉動對身體的幫助。不過，執行了幾次之後，現在我每個月最期待的就是這一天。我發現要做到 24 小時以上都只能喝蔬果汁並不難，而且做得一次比一次上手。

蔬果汁禁食日期間，**喝的蔬果汁要以蔬菜為主**，每日 3 到 6 杯，每杯 250cc。為了確保妳的斷食時間表不會被打亂，只能在進食時段飲用這些蔬果汁。這些蔬果汁不含纖維素，能讓消化系統暫時休息。這段期間，妳的身體可以輕鬆吸收到重要的維生素和礦物質，補足沒有從平日飲食中吸收到的營養素。

有關這方面的研究雖然仍在進行中，但已有資料指出，蔬果汁禁食法對腸道微生物體和整體健康有著正面的影響。2017 年，英國的《科學報告》（Scientific Reports）期刊發表的一篇研究就提到，蔬果汁是一種絕佳的「益生質」，能餵飽腸道裡的好菌；同時，它富含的多酚也是非常有益健康的植物化合物，不但能提升消化系統和大腦的健康，還能預防心臟疾病、第二型糖尿病，甚至是數種癌症。為了分析蔬果汁禁食法可能帶來的好處，研究人員找來了 20 名健康的成人，請他們連續 3 天都只喝蔬果汁。在這段期間，這樣的飲食方式對受試者帶來的幫助有：改變了與減重有關的腸道菌、提升了一氧化氮的含量（有助血管舒張的物質），以及降低了自由基活性。

話雖如此，在開始執行蔬果汁禁食法前，必須明白一件很重要的

蔬果汁禁食法對健康的好處

- 降低體脂肪
- 降低癌症的發生率
- 減緩骨質流失
- 抗老化
- 使腸道菌相更健康
- 提升免疫機能
- 降低糖尿病和心血管疾病風險

事：並非所有的蔬果汁都能創造出相同的成效。請選用符合下列條件的
優質蔬果汁：

- 生鮮、保有活性，亦即沒有經過巴斯德氏殺菌（pasteurization）
  或高壓加工處理（high-pressure processing，HPP），這兩種加
  工方式都會破壞蔬果的本質
- 冷壓（避免蔬果中的酵素氧化）
- 成分以蔬菜為主，水果含量極低
- 以有機蔬果製成

　　妳可以在市面上找到符合上述所有要求的蔬果汁產品，也可以用
一台好的果汁機自製蔬果汁。假如妳比較喜歡買現成的，我會建議購買
Farmers Juice 和 The Weekly Juicery 這兩個牌子的產品（欲了解更多
相關資訊，請見附錄）。**請務必在空腹的狀態下飲用這些蔬果汁，以延
長消化道休息的時間**，對腸道健康非常有幫助。

Day 12　減少碳水攝取量

這是針對停經婦女提出的建議。如果目前為止，妳的每日碳水攝取量都控制在 50 到 100 公克之間，那麼到這個時候，或許可以考慮把每日的碳水攝取量壓到 50 公克，甚至是略低於 50 公克。

先從 50 公克做起，觀察身體的感受。妳或許會需要往下或往上調整，因為每一個人都不一樣。至於要怎麼知道是否已調整到最適合的攝取量呢？如果某個攝取量既能讓妳有飽足感，又能維持一整天的精神和體能，就表示這樣的攝取量很適合妳。

Day 13　執行碳水循環飲食，並依照月經週期調整斷食時間表

如果妳還在育齡期，除了月經來潮前的 5 到 7 天，其餘的日子都請妳一如往常的規律斷食和採取低碳飲食。至於月經來潮前的 5 到 7 天，可以把禁食時段縮短到 12 到 13 小時，並多攝取一些健康、優質的碳水化合物。根莖類蔬菜就是很好的選擇，例如：甜菜、胡蘿蔔、防風草、蕪菁甘藍、地瓜、蕪菁和山藥。冬南瓜和低糖的水果（如莓果類）也是相當不錯的選擇。這段期間，妳的胰島素敏感度會增加，而這些食物能降低想吃東西的渴望，並支持荷爾蒙正常運作。

在進行碳水循環飲食時，需要格外留意月經週期。萬一發現月經週期有所改變，請一定要視狀況採取以下行動：

・首先，妳要有個概念，剛開始執行間歇性斷食時，它本來就有可能短暫影響月經（改變月經週期的長短，或是經血量的多寡）。但如果妳的狀況是月經沒來，那就是另一個層次的問題了。我真

心認為，月經週期是一個非常重要的指標，必須用非常認真的態度去看待。因此，如果妳的月經週期因斷食出現不規律或停止的狀況，就表示妳需要停止斷食，並找健康照護者做諮詢

- 增加飲水量，同時也別忘了補充電解質（請見第七章）
- 調整三大營養素的比例
- 想辦法提升睡眠品質和壓力管理的能力
- 降低運動的強度
- 在月經週期恢復正常前，請暫時停止斷食一段時間
- 找健康照護者做諮詢，請他為妳做生理和生化檢查

如果妳已經徹底停經，就可以毫無後顧之憂地執行 16：8 斷食。稍後我也會告訴妳，到了這個生理階段，該如何延長禁食時間。

Day 14 為週末的行程做好準備

週末的行程通常會與斷食時間表有所出入，但對這份 6 週間歇性斷食計畫來說，這並不是什麼大問題，因為它本來就是一份很有彈性的飲食計畫。舉例來說，假如妳週日要與家人來場早午餐約會，而且這是家中非常重要的家庭儀式，那麼妳大可配合這個行程，調整進食時段。又或者，如果妳打算在週末與朋友共進晚餐，而且這對妳來說是很重要的生活調劑，那麼也可以為此調整進食時段。

坦白說，相較其他飲食計畫，這份 6 週間歇性斷食計畫其實很人性化，就算偶爾想在夜裡放縱，還是能輕鬆兼顧這份計畫的要求，因為妳可以根據特殊活動或家庭聚會的時間，來調整禁食時段。不論與親友的飯局是在中午或晚上，妳唯一要做的，就是把進食時段調整到那段時

間。我希望妳能明白，這套飲食計畫既能讓妳享受生活樂趣，也能貫徹那些為健康帶來好處的行動。

Day 15 用不同的視角看待飢餓感

很多時候，妳感受到的那些飢餓感，並不一定是生理性（身體上）的，而是心理性（情緒上）的飢餓感。一旦妳意識到這件事，剩下的就是給身體一些時間，因為它會隨著這份 6 週間歇性斷食計畫，慢慢去調整傳達飢餓感的時間點。想要幫助自己更快擺脫老是飢腸轆轆的感覺，從今天開始，妳就可以試著把下列這些小技巧融入生活：

注重蛋白質和油脂的攝取量

蛋白質能活化荷爾蒙，告訴身體和大腦，自己已經吃飽了；油脂則能使妳產生愉悅和飽足感。已有研究證實，含有適量油脂的飲食，可以降低受試者的熱量和食物攝取量。

不要把缺水誤認為飢餓感

誠如前文所說，大部分的人水都喝得不夠多，很多時候，那些飢餓感信號其實是要妳多喝水，而非吃東西。

喝杯綠茶、草本茶或咖啡

這些飲品都有助抑制食欲、降低飢餓感。

保持忙碌

這能有效分散妳對飢餓感的注意力！所以，請盡量在禁食時段多安

排一些事情做。

練習正念冥想

如果妳的飢餓感是出於無聊、寂寞、憂鬱或焦慮，「正念冥想」會是對抗這類情緒性飢餓的最佳方法。每當妳聽見自己說「我餓了」，請問問自己，妳是否感到無聊、緊張、焦躁、難過或疲累。然後用正念冥想來感受身體當下的正向變化，或是思考目標，及達成它們之後，妳會有怎樣的感受。

Day 16 緩解排毒後的副作用

當身體脫離加工碳水化合物的束縛，開始積極排除體內的毒素時，妳可能會感受到一些不太舒服的副作用，例如：頭痛、暈眩或噁心（即前文提及的典型「酮症流感」症狀）。一開始，妳或許會對此感到憂慮，但它們並不是需要操心的狀況。其實，這些副作用反而是個好兆頭，表示身體正在變健康。

這些副作用的出現，通常也與水分和電解質補充不足有關。除此之外，低血糖、低血鈉和缺乏運動也會觸發這些症狀。還有些人之所以會有這些副作用，是因為他們給自己太少的轉換時間，太快就把飲食型態從少量多餐改成每日兩餐。

身體的脂肪組織裡也會「封印」著一些毒素，好讓這些毒素無法在體內作亂。所以當妳變瘦時，部分封印在脂肪中的毒素，也會隨著脂肪組織的削減釋放到血液中。如果妳的排毒管道不夠暢通（糞便、尿液、呼吸、流汗等，都是排毒的管道），就會使排毒速度變慢，進而造成這些副作用。想要在變健康的過程中，把身體產生副作用的機率降到最

低，可以從下列幾點去努力：

- 攝取充足的水分和電解質（請見第七章）
- 絕對要戒掉吃零食的習慣，且三餐要以蛋白質和健康油脂為主
- 每天活動身體，並充分休息
- 做紅外線桑拿，促進排毒作用
- 補充 G.I. Detox 排毒劑，它能吸附體內的毒素，提升身體排除毒素的效率。服用所有毒素吸附劑的時間點，都要落在服用藥物或其他補充劑的前 1 小時，或後 2 小時

Day 17 在週末的放縱後，重返生酮狀態

在週末，妳或許會不小心吃太多食物，又或者，沒有嚴格遵守平日的禁食／進食時間表。不管是哪一種情況，都請妳先原諒自己。罪惡感不但於事無補，還會帶來反效果。

其次，只要在進食時段善用「油脂禁食法」（fat-fasting）這個小技巧，很快就能讓自己重返生酮狀態。油脂禁食法是幫助妳回歸正軌的好幫手，因為它會降低飢餓感或想吃東西的欲望。所謂的油脂禁食法就是含有大量油脂的低熱量飲食，在執行這份 6 週間歇性斷食計畫的過程中，妳只能使用這個技巧一次；也就是說，妳只能使用這個技巧一天。

在進行油脂禁食法時，我建議妳吃的食物中，要有八至九成是油脂。雖然嚴格來說，這樣的飲食方式不算是禁食，但這樣的飲食條件能在體內創造出一個宛如禁食的生化環境，因為它會把身體導入生酮狀態。在油脂禁食法期間，妳可以攝取的食物有：

- 高脂畜肉和魚肉：培根、沙丁魚和鮭魚
- 蛋：全蛋和蛋黃

- 油：椰子油、MCT 油、橄欖油和酪梨油
- 富含油脂的果實：酪梨和橄欖
- 與油脂一起料理的非澱粉類蔬菜，像是羽衣甘藍、菠菜和櫛瓜等
- 堅果和堅果醬
- 富含油脂的非乳製品：全脂椰奶和椰漿
- 飲品：水、茶和咖啡

　　用這些食物打造妳在進食期間的餐點，**但切記這樣的「禁食」，只能進行一天。**

Day 18　食物加點味，健康更到位

　　執行斷食計畫時，在進食時段的餐點裡加點辛香料，不僅可以使料理更有滋味，還可以得到許多好處。以肉桂為例，已有研究證實可減緩胃排空的速度、抑制飢餓感和降低血糖。所以下次在喝茶或咖啡時，不妨試著加些肉桂。另一個也能加在茶和咖啡裡的辛香料是薑。跟肉桂一樣，薑也有調節血糖的功效。

　　肉豆蔻跟任何奶昔都很對味，甚至跟茶也很搭。睡前喝點肉豆蔻泡的茶，能一夜好眠，因為它有安神的效果。

　　薑黃裡的有效成分即薑黃素，有提升自噬作用的能力。另外，因為能降低胰島素，也有助減重。湯品、燉菜和蔬食中，都很適合加薑黃。

　　如果妳在斷食期間有頭暈目眩或頭痛的情況，也別忘了在食物裡加點鹽，因為這可能是鹽分攝取不足所致。

Day 19 試著不吃乳製品

對許多女性而言,乳製品是個麻煩,因為它會引發許多問題,從消化障礙到體重上升等,都可能與它有關。為什麼乳製品常會變成問題製造者呢?這背後有幾個原因,包括:

- 會升高胰島素
- 是促發炎食物(可能造成脹氣之類的症狀)
- 可能殘存施打在牛隻身上的人工合成物質,例如:重組牛生長激素(rBGH)和抗生素
- 會升高 IGF-1 生長因子,雖然適量的 IGF-1 能發揮抗老功效,但大量的 IGF-1 卻會提升罹患某些癌症的風險,甚至縮短壽命

乳製品也具有成癮性,因為它含有類似嗎啡的化合物。身體在消化乳製品時,牛奶中的酪蛋白(casein)會分解成酪啡肽(casomorphin),這是一種類似嗎啡的蛋白質。酪啡肽能穿透血腦屏障,促進多巴胺釋放。多巴胺是人體內的一種獎勵性／愉悅性化學物質,會提升我們想吃東西的欲望。正因為如此,相關研究人員才會把乳製品稱為「乳製毒品」(dairy crack)。

我已經有好幾年都不太吃乳製品,平常會吃的乳製品,就只有少許的天然乳品,還有偶爾淺嘗的冰淇淋。但自從剔除飲食中的所有乳製品後,我多年來始終減不下來的體重,終於減少了。

我必須老實說,剛開始這麼做的時候,真的很辛苦,但現在我完全擺脫了乳製品的枷鎖,覺得生活變得輕鬆許多。有時候我還是會用一些優質的草飼奶油和印度酥油做飯,但在過了 3 年不吃乳製品的日子後,我完全不會懷念有吃乳製品的日子。取代乳品的堅果奶不只美味,

也更有益身體健康。

除了乳品，還有幾種常見的促發炎食物，也要少碰，例如：麩質、加工糖類、穀物和酒精等。它們可能會導致紅疹、皮膚問題、關節疼痛、頭痛、疲勞、睡眠障礙、脹氣、呼吸問題和消化問題。如果妳懷疑這些食物是導致不舒服的兇手，我建議妳可以先試著不吃，看看會發生什麼變化，再從中找出對妳有幫助的做法。

Day 20 讓自己睡得更好

睡眠的時間愈長，不能吃東西的時間就愈短。充足的睡眠也有助於對抗想吃東西的欲望，並抑制體內的飢餓感激素。然而，假如還是無法好好睡覺，請參考下列建議，從今天起採取一些行動：

補充 γ - 胺基丁酸（GABA）

GABA 是出現在大腦中的胺基酸，是中樞神經系統的重要抑制性神經傳導物質。同時，GABA 也是人體不可或缺的鎮定劑，能幫助對抗壓力和焦慮。在晚上進食時段即將結束之前，服用 200 毫克的 GABA，即可助妳入眠。

攝取大麻二酚油（CBD oil）

CBD 油是很好的天然助眠劑，能讓大腦和身體平靜下來。如果妳睡不著是因為腦袋轉個不停，就請一定要試試 CBD 油。此外，它還有降低發炎反應的功效。

其他值得一試的天然助眠劑還有：

· 茶胺酸（L-theanine）或紅景天等適應原草藥

如何選購 CBD 油？

　　妳可能會發現自己很難決定該買哪一款 CBD 油，因為市面上有太多選擇。首先妳要知道，CBD 油分為三大類，分別是分離式（CBD isolate）、全譜式（full-spectrum CBD）和廣譜式（broad-spectrum CBD）。

　　「分離式」是最純淨的 CBD 油，它獨立分離出 CBD 這個物質，不含大麻植株裡的其他化合物。分離式 CBD 油不該有四氫大麻酚（THC），它是大麻中的另一種活性物質。

　　「全譜式」CBD 油含有大麻植株中所有可萃取到的天然化合物，包括四氫大麻酚。但法規對全譜式 CBD 油的四氫大麻酚含量有規範，在乾重的狀態下，四氫大麻酚含量不得超過 0.3%。如果在大麻植株開花的時候榨油，萃取出的油就會含有比較多的四氫大麻酚。

　　「廣譜式」CBD 油則是含有大麻植株裡所有的天然化合物，只不含四氫大麻酚，或者是只含有極微量的四氫大麻酚。通常廣譜式 CBD 油的品質都很好。

　　這麼說來，妳應該選哪一種？有的人會比較喜歡全譜式 CBD 油，因為他們想要囊括大麻植株帶來的完整功效，讓所有大麻化合物在體內聯手工作。有的人則會選擇廣譜式 CBD 油，因為他們只想在盡可能不把四氫大麻酚吃進嘴裡的條件下，攝取到大麻植株裡最完整的成分。還有些人比較喜歡分離式 CBD 油，因為它不帶任何滋味和氣味，且他們對大麻植株裡的其他化合物也不感興趣。

　　若想找出適合自己的 CBD 油，可能要親自試看看感興趣的產品。有些產品還會特別針對助眠和失眠調製配方。

- 在晚餐時多攝取一份有益健康的澱粉類食物
- 服用 1 茶匙的 MCT 油，測試它對睡眠有無幫助。我的客戶告訴我，這個方法能大幅提升睡眠品質

在妳睡得更好之前，請先暫停斷食，或是縮短禁食時間。如果妳是育齡階段的婦女，請一定要遵照建議，用正確的方式執行斷食。詳情請見頁 167，有我針對睡眠提出的其他建議。

Day 21 適度品嘗黑巧克力

可可濃度至少達 70％的黑巧克力，非常有益健康，可以當作執行 6 週間歇性斷食計畫時的零食，因為黑巧克力含有：

- 豐富的礦物質，例如鐵、鎂、錳、鉀和鋅
- 滿滿的健康脂肪酸
- 極為豐富的抗氧化劑；《化學中心期刊》（*Chemistry Central Journal*）的一篇研究甚至把可可冠上「超級果實」的封號
- 活化肝臟和心臟細胞的自噬作用

在飲食裡多攝取一些可可，每天大約食用 28 公克的黑巧克力，對健康有益。

Day 22 突破停滯期

有時候難免會碰到體重停滯期，妳會發現自己就算用盡心力，體重仍舊文風不動。如果此刻妳正處於這個狀態，有 6 個方法能幫助妳。

① 停止過度運動

如果妳為了減脂開始運動，而且每週都會做好幾次高強度的有氧運動，同時又處在睡眠不足和壓力過大的狀態下，這時候妳的身體反而很可能會進入囤脂模式！

過度運動會對身體造成很大的負擔，產生過多的皮質醇（它會影響胰島素和血糖的調控），而這一切也會在體內引發一連串的連鎖效應，帶來一些不討喜的結果，例如變胖。所以對身體好一點，它也會用比較好的反應回報妳。

此外，日常活動需先調整強度，等妳把身體的能量補足、好好睡上一覺之後，就可以繼續做比較高強度的運動。在此之前，請先不要做高強度的有氧運動，以散步、瑜伽、皮拉提斯和肌力訓練等運動為主，它們都能降低壓力反應。

② 不要過度節食

少吃才能變瘦似乎是非常合乎邏輯的道理，但吃得太少可是會適得其反。我在幫助女性調整飲食之前，都會了解她們的飲食內容。我知道為了變瘦，許多人會把一天的熱量降至 800 到 1000 大卡左右。不過，這種做法會讓身體覺得在挨餓，為了對抗，它反而會卯起來囤積脂

除了每餐都要有豐富的蛋白質和健康油脂，也別忘了要好好拿捏碳水化合物的攝取量。這是降低體脂肪的基本原則，也是保持健康體重和延年益壽的不二法門。

③ 好好睡覺

我們每晚都需要睡 7 到 9 小時。晚上是生長激素的分泌高峰期，它

能幫助身體修復和建造肌肉。但身體只會在進入深眠狀態時分泌生長激素；如果妳在凌晨 2 點到 4 點之間沒有睡覺，就無法進入有助減重的深眠狀態。在這段時間醒來，也意味著妳有血糖控制不佳、荷爾蒙失調、渴望吃東西和食欲方面的問題。

④ 管理壓力

皮質醇過高會導致脂肪囤積。設法化解眼前的壓力，是必須優先關注的課題。不論是要透過正念冥想、寫日記或接受治療來排解壓力，都應該將它們融入日常，持之以恆地執行，否則妳永遠都無法降低皮質醇的分泌量。

⑤ 縮短進食時間

每個人的代謝狀況都不太同，所以每位女性要達成目標的時間也不太一樣。要讓停滯不動的體重再動起來，妳可以試著把原本的 16：8 斷食改成 17：7 或 18：6 的模式，這個小小的變化可以刺激體重繼續往下降。

⑥ 靜觀其變

有時候脂肪就是這麼難纏，說什麼都不願意跟妳分手。妳的體重或許會連續停滯好幾週，然後在某一天，又突然毫無理由地再度下降。所以這段期間請保持耐心，繼續把該做的事情做好，既不要苛責自己，也不要輕言放棄。

Day 23 用「蛋白質禁食法」增加排毒力

在斷食的方式上做一點小變化非常重要。要維持身體運作的彈性，妳的飲食方式絕不能一成不變！隨著妳把斷食變成日常生活中的一部分，身體也會重拾排除體內毒素和多餘激素的基本能力。

不過，現在妳還可以透過「蛋白質禁食法」（protein fast），使身體的排毒力更上一層樓。這個技巧會稍微降低妳的蛋白質攝取量，好讓身體運用其他的方法去產生能量，維持它運作時的巔峰狀態。另外，蛋白質禁食法還能幫助妳活化自噬作用和燃脂。

所以，今天就來試試蛋白質禁食法吧！把今天的蛋白質攝取量控制在 15 到 25 公克之間，或是 15 公克以下（要把所有食物中的蛋白質都計入，包括蔬菜在內）。在這一天，請為自己安排比較高脂又帶有適量碳水的餐點。

Day 24 排除倦怠感

照理說，在間歇性斷食期間，妳不太會有倦怠感。但每個人的感受都有所不同，所以有些時候妳或許還是會感到疲累。這是很正常的現象，請不要讓它成為停止斷食的理由。下列這些小技巧，能幫助妳排除倦怠感：

- 攝取充足的水分和電解質（請見第七章）
- 調整飲食的三大營養素比例，多吃一點油脂
- 每晚睡 7 到 9 小時
- 先暫時不要斷食，看看會有怎樣的感覺
- 如果倦怠感遲遲無法排除，請和健康照護者談談

同時我也要再提醒妳一次：別忘了把月經週期納入考量，月經來潮前的 5 到 7 天請不要斷食。

Day 25　進行正念活動

今天就花點時間，做一些「正念活動」吧！瑜伽、到山林裡走走、皮拉提斯、游泳、伸展或戶外活動等，都算是正念活動。從事這些活動的當下，請把注意力都放在身體的感受上。這能幫助妳拋開憂慮和壓力，為內心帶來平靜；在妳覺得生活的一切彷彿都超乎掌控時，這些活動會帶來許多幫助。在做這些活動的當下，妳可以找到能掌控的事物，包括：妳的動作、妳的呼吸，還有妳的感受。

妳不必一直做著高強度的運動，溫和的運動也能帶來不同的好處。再者，如果妳發現自己在禁食狀態下，做起平常的運動變得有些吃力，或許也表示妳需要改做比較和緩的運動。

Day 26　在進食時段補充適應原草藥

適應原草藥能用天然的方式，幫助妳的身體對抗壓力。壓力會以各種不同的形式施加在身上，但不論承受著哪些壓力，我們都會希望自己能用天然的方式，以幫助荷爾蒙運作，好讓它們能以最佳狀態各司其職。這些草藥能「順應」妳的身體，針對需求幫助它。

除了紅景天和印度人參，我也很喜歡瑪卡（maca）、五味子（schisandra）和靈芝。在進食時段補充這些適應原，可以帶來很大的幫助，尤其是瑪卡。瑪卡是我最愛的適應原之一。

瑪卡其實是一種塊莖植物，外觀跟蕪菁有點像，與球芽甘藍、白花

椰菜和綠花椰菜一樣，都是十字花科蔬菜的一員。它的原產地在祕魯，所以有時也會被稱為「祕魯人參」（Peruvian ginseng）。瑪卡被認為是超級食物，因為它具備許多令人眼睛一亮的特性。

瑪卡對斷食有益，因為它能幫助女性平衡體內的荷爾蒙。瑪卡會支持下視丘-腦下垂體-腎上腺軸（HPA 軸）的運作，HPA 軸會協調腎上腺、甲狀腺和卵巢之間的溝通。當女性年紀漸長，步入環更年期和更年期時，便需要格外關注這些器官。此外，瑪卡還有助調節血糖，提升能量和性慾，而且富含維生素和礦物質（例如：鎂、鋅、鉀和鐵），以及豐富的植物固醇和脂肪酸。這些特性對能量調節、飽足感和睡眠都有正面的幫助。

在妳補充瑪卡或任何補充劑之前，建議要先進行內分泌及荷爾蒙測試（DUTCH），透過乾燥的尿液和唾液檢測激素狀態。這是我在為熟齡顧客諮商時，最喜歡為她們安排的檢測之一。它能我們了解自己對性激素、皮質醇、脫氫異雄固酮、褪黑激素和許多其他激素的代謝狀態。這可以幫助我們用更全面的態度去檢視自己的問題，並針對生活習慣、營養和斷食方式來擬定最佳對策。

Day 27 善用多出來的時間

妳大概沒有花多少時間去想過這件事，但過去妳一整天的時間中，其實有一大部分都繞著吃打轉，尤其是在那些一日三餐外加點心的日子。按照三餐的時間去安排每日的行程，是許多人的日常。但執行間歇行斷食後，妳就不必再這麼做，因為不會有這麼多時間都在吃東西。一開始妳可能會對這樣的轉變有點不習慣，不曉得該如何運用這些多出來的時間。

老實說，妳可以利用這些時間做很多事情。妳可以把任何無關飲食、之前沒時間做的事等，都排入行程中，例如：運動、冥想、自我照護活動（按摩、做臉）、與親朋好友相聚，或一再推遲的計畫等。

Day 28　以大骨熬製高湯

在 6 週間歇性斷食計畫中，大骨（或蔬菜）熬製的高湯是相當重要的角色，能對腸道微生物體產生很大的影響力，而腸道微生物體則與消化和免疫健康息息相關。大骨熬製的高湯不只富含礦物質和膠原蛋白，還能幫助調節飢餓感。熬煮的時間愈長（12 到 24 小時），高湯的膠原蛋白含量就愈高。利用今天熬一些高湯，再冷藏或冷凍在冰箱裡，以方便日後使用。如果妳真的沒時間自己熬湯，也可以買現成的高湯，但請務必選購有機、非基改的產品。

Day 29　進行 24 小時斷食

這是指在連續 24 小時內不吃任何食物；我一個月會進行一次 24 小時斷食。要順利完成這場斷食，在執行 24 小時斷食的前一天，一定要從蛋白質、健康油脂和碳水中攝取到熱量，另外，補充充足的水分也是關鍵。我總是很期待每月一次的 24 小時斷食，尤其是在假期或派對等活動之後，因為我會覺得身體需要「重置」。

就我個人來說，最輕鬆的做法是：從某日的晚餐時間，一路禁食到隔日的晚餐時間。但這只是供參考，要什麼時候開始和結束這場斷食，完全取決於妳的喜好。同時我也要再次強調，假如妳在這方面還沒做好準備，請不要硬逼自己拉長禁食的時間。

Day 30 在餐點中加入天然糖類

但願在這個時候，妳的飲食裡已經沒有任何加工糖類。糖是加工食品中的常見成分，可是已有許多證據顯示，它具有極大的成癮性和促發炎性。另外，糖會妨礙身體的排毒能力，破壞人體的重要排毒器官，例如肝臟。糖的促發炎特性也是導致許多疾病的幕後黑手，像是胰島素阻抗、第二型糖尿病、肥胖和心臟疾病，甚至就連阿茲海默症都可能是它造成的。

如果這還不足以讓妳對糖卻步，我還要告訴妳，糖會藉由「糖化作用」（glycation）加速老化的速度。糖化作用就是糖分子與蛋白分子結合，導致皮膚中的膠原蛋白和彈性蛋白皺縮和分解的過程。

好消息是，妳還是可以吃點糖，但僅限於水果中本來就蘊含的糖分。以下列出一些糖分較低的水果供參考。食用水果時，請務必留意分量，需搭配少許蛋白質或健康油脂來平衡其對身體的影響。不過，假如妳有胰島素阻抗和身體難以正常燃燒碳水化合物的狀況（代謝靈活性異常），就應該避免攝取糖類，或僅能微量攝取。

・核果類水果
・莓果
・蘋果
・柑橘類水果

Day 31 用「尚可、不錯、很棒」 來看待自己的執行力

我一直認為我們要追求的是「持續進步」，而非「做到完美」；而

「尚可、不錯、很棒」的思考模式，就是從這份信念發展而來。在最理想狀態下，我每天都會運動、會為家人準備健康餐點，也會替自己設下完美的禁食和進食時段；總之，我可以把當天要做的事都打理妥當。

但妳知道的，計畫總是趕不上變化，生活中總是有許多突發狀況。網路可能會突然斷線、朋友可能會突然邀約、孩子可能會突然出事，而妳也可能因為這些突發狀況，「突然」沒有時間做飯。這個時候，用「尚可、不錯、很棒」的思考模式看事情，能為妳帶來很大的力量。我自己就發現，即使這些狀況影響了我執行計畫的能力，但改變想法來看待它們後，我就能繼續去完成計畫中的每一個環節，讓自己持續朝目標邁進。以下就是用這套思考模式去看事情的原則：

- **「很棒」是指能徹底按照斷食時間表來進食**　妳有運動，有準備和享用健康餐點，有履行在工作和家庭上的義務，也有準時上床睡覺。甚至，妳也有為自己安排一小段時間，好好放鬆身心。

- **「不錯」是指事情比較多，有點忙碌的日子**　妳可能會不得不放棄運動，可能會不得不訂購健康餐盒，或是可能會不得不把某些事延到其他日子再做。這樣的日子或許不是「很棒」的日子，但在妳的盡力下，一切都依舊按照計畫進行。

- **「尚可」是指狀況接二連三發生，令妳手忙腳亂的日子**　妳說不定只能做到原定計畫中的一件事情，例如：攝取營養均衡的健康餐點，或是就算沒辦法運動 1 小時，至少也運動了 15 分鐘。請好好表揚妳的努力。即便沒辦法完成所有事情，但至少還是有做到一些事。千萬不要覺得自己搞砸了一切！妳還是有持續向前。

總有些時候，妳會迫於生活中的某些狀況，「不得不」放棄部分或「所有」的健康習慣。但無論如何都請記住，妳永遠都不會因此停止進

步。因為太陽會持續升起，永遠都會有新的一天可以**繼續朝目標前進**！

這套思考模式對我菁英班的學員很有幫助，泰莉就曾告訴我：「我已經間歇性斷食 1 年了，但我開始用『尚可、不錯、很棒』這套模式來看事情後，才有辦法持之以恆地執行斷食。於是，在我長期的努力下，我得到了想要的成果：讓大腦常保健康。相較過往，我覺得自己的思路變得更加清晰，情緒和生活態度也變得更正面。」

這套思考模式的好處是，它能幫助妳跳脫「凡事必須做到完美」的框架（這種想法可能會徹底癱瘓妳的執行力），還有掙脫「全有或全無」心態的束縛（許多人會認為，假如無法投入全部的心力，就無法做到那件事，所以寧可什麼都不做）。在執行 6 週間歇性斷食計畫時，妳無須用這樣嚴格的標準檢視自己，只需要用「尚可、不錯、很棒」，來看待每一天。沒錯，能完成當天所有的事情，是最好、最理想的狀態，但即便無法做到，只要每天都有盡力完成一些事情，此刻的妳就一定會比過去更優秀。總歸一句話，絕對不要輕言放棄！

Day 32 保養皮膚，幫助它排毒

在妳利用 6 週間歇性斷食計畫保養身體、幫助排毒的同時，我們也要談談皮膚保養這一塊，因為它是環境毒素和環境雌激素進入人體的一大管道。

我們的皮膚是一個器官，事實上，它是人體最大的器官。由於皮膚充滿孔洞，塗抹任何東西時，它會同步吸收內含的物質進到體內，例如：乳霜、乳液、香水、止汗劑、洗髮精、護髮乳、指甲油等，而這些產品多半含有對人體有害的化學物質。

長期暴露在這些有害的皮膚產品下，很可能會導致「荷爾蒙失衡」，

因為許多產品都含有環境雌激素，對人體造成的影響就跟雌激素一樣。這類化學物質有成千上萬種，添加在產品中的數量更是多到令人咋舌。由此可見，在選購皮膚產品時，也要比照選購健康食物的原則：選擇成分天然，不含任何有害化學或人工物質的產品。

既然如此，就從今天開始改變妳的皮膚保養流程，好讓身體遠離毒素和激素干擾物的荼毒。以下提供妳一些努力的方向：

- 奉行抗發炎飲食（無麩質、無穀類、無乳品和限制加工糖類攝取量的飲食），幫助身體對抗毒素
- 建立優質的睡眠品質，使用絲質眼罩和絲質枕套幫助入眠
- 嘗試以椰子油為基底的皮膚和頭髮產品，使用它們清潔、保濕和卸妝
- 用蘋果醋清除皮膚上的有害細菌
- 用海鹽自製臉部磨砂膏，去除多餘角質
- 用固定的流程在早、晚保養皮膚，因為皮膚喜歡固定的保養方式。以我個人為例，我的保養流程都是洗臉、眼霜、保濕、維生素精華，以及 2 週去一次角質

當然，我在做這些保養時，都是使用不含有害化學物質的產品。欲了解我在這方面推薦的產品，請見附錄。

Day 33～34 處理瘦體素阻抗的問題

這是很重要的健康問題，所以請讓我們用 2 天的時間來處理它。瘦體素阻抗和胰島素阻抗經常形影不離；就跟胰島素阻抗一樣，若身體一直製造過量的瘦體素，妳對它的敏感度就會愈來愈差。如果妳有以下跡

象，有可能就有瘦體素阻抗的問題：

- 腹部肥胖
- 血糖過高
- 反三碘甲狀腺素（reverse T3）過高。（反三碘甲狀腺素是一種未活化的三碘甲狀腺素，過高意味著妳的代謝力可能比較低，容易發胖。反三碘甲狀腺素過高的症狀包括：倦怠感、憂鬱、低血壓，以及脈搏跳得比一般人慢）
- 能量低下
- 餐後沒有飽腹感
- 體重不再下降，進入停滯期
- 渴望吃甜食

幸好，除了間歇性斷食外，妳還可以利用很多方法來維持對瘦體素的敏感度。例如：

- 在飲水中添加含鎂的電解質（請見第七章）
- 每天運動或活動 30 分鐘
- 避免食用和使用含有害物質的食物和用品
- 晚餐過後不要再吃零食和進食
- 吃有機、草飼和非基改的食物
- 不要碰任何加工糖類
- 食用有益健康的油脂
- 注重腸道健康，保持排便順暢
- 每餐都攝取充足的蛋白質
- 低碳水飲食
- 攝取抗發炎食物

- 降低壓力
- 力求每晚不受干擾地睡足 7 到 9 小時
- 天天曬太陽，增加體內的維生素 D 含量，有助緩解發炎反應

Day 35　從體重以外的地方，評估自己的成果

我覺得定期量體重是很不錯的習慣，但請不要太在意體重。體重只是一個參考值，它反映的是妳某一天、某一個瞬間的重量。可是在這段變健康的旅程中，體重並非妳評估成果的唯一指標。在評估自我成果方面，我比較喜歡妳多看看體重以外的地方，因為它們能更全面地反映出妳改變生活方式後，在健康上的各種進步。

所以，今天就問問自己下列問題，從這些無關體重的面向，了解妳在這段期間的成果吧！

- 我穿上同樣的衣服後，有比之前更有型嗎？
- 我在做這些事情的時候，比較有活力嗎？例如：陪孩子或寵物玩、整理花園，或是在山林中健行等。
- 我的睡眠有改善嗎？
- 我的思緒有更清晰和集中嗎？
- 我的皮膚有更光滑嗎？
- 我身上的疼痛有變少嗎？
- 我的心情有比較好嗎？
- 我老是想吃東西的念頭消失了嗎？
- 我的健康指標有改善嗎？例如：血壓、血糖、血脂等。

如果妳對這些問題多半都是予以肯定的答覆，就表示改變生活方式

後，妳的健康已經得到了很大的改善，可以放心地按照目前的步調，繼續朝目標邁進。

Day 36　用斷食強化妳的靈性

間歇性斷食不只能對「身」帶來很大的幫助，對「心」和「靈」也有巨大的影響力。已經有多項研究指出，間歇性斷食者表示他們在禁食期間，思緒變得前所未見的清晰。不吃東西不只有助大腦清除有毒物質，甚至還能預防老年性失智。

誠如我在前文所說，斷食具有抗發炎的功效，而這項功效也會直接性地影響大腦的運作；同時，斷食還會促進粒線體的健康和生成，這些都能讓大腦的認知功能變得更加敏銳。這或許也解釋了那些出於提升靈性而斷食的人，為什麼經常能提出獨到見解的原因。

所以，今天就用斷食來強化妳的靈性吧！當妳抽離了餵飽身體的每日生理需求，專注在內心的感受時，就能用更廣大的視野去俯視事情的全貌，例如：想要怎樣的人生？或是該採取哪些行動去達成自己的目標。

Day 37　培養感恩的心

感恩的定義是：懂得心懷感激，或是樂意表達謝意和回報善意的特質。「樂意」是非常關鍵的一點，因為妳可以嘴上說著自己心懷感激，但實際上卻沒有任何感激之情。

誠如美國思想家拉爾夫·沃爾多·愛默生（Ralph Waldo Emerson）所說：「培養一顆對一切好事心懷感恩的心，並且持續感激這些事的發生。另外，你此刻的每一個進步都是由過去的每一件事促

成，所以，你其實對所有的事情都該心存感激。」

那麼，該如何培養一顆感恩的心，讓它成為生活中的一種儀式和習慣呢？以下提供妳一些方向：

- 寫感恩日誌。妳或許會覺得沒時間寫日誌，但這種日誌真的花不了多少時間，絕對有辦法做到。執行的方式很簡單，只需要每天簡單寫下「三件」感激的事情。就算是「今天晴天，沒下雨」或「沒錯過公車」等平凡小事也無妨，因為它們都能為妳帶來非凡的力量。

- 依照荷蘭哲學家巴魯赫・史賓諾沙（Baruch Spinoza）的建議，自問這三個他認為每個人每天都應該自問的問題：①今天有什麼人或事帶給我啟發？②今天有什麼事帶給我快樂？③今天有什麼事帶給我慰藉和深沉的平和感？

- 在日誌中寫下答案，並反思它們。

- 結束禁食，開始進食後，請對填飽肚子的食物心懷感激，並謝謝它們滋養妳的身體。

- 讓自己保持正向的心態。今天，請完成這個句子：我對自己＿＿＿＿＿＿＿＿＿感到驕傲。

註：欲查閱本章引用的 5 篇參考文獻，請至 cynthiathurlow.com/references。

Chapter
11

［第三階段］
微調期 Day 38 ~ Day 45

　　恭喜！妳已經進入 6 週間歇性斷食計畫的最後一週，即微調期。在這個階段，我們會把間歇性斷食提升到一個全新的境界，將妳已經掌握到的斷食基礎，做一些進階版的微調。舉例來說，我會請妳試著延長禁食的時間，讓自己一整天都不吃東西。愈來愈多證據指出，延長禁食時間可以強化間歇性斷食的好處，例如：提升減重的速度；同時，它也能對健康帶來更顯著的影響，例如：使妳擁有更好的血糖調控能力和更豐沛的生長激素。

　　另外，由多項研究的結果可看出，延長禁食時間會降低飢餓素（促進食欲的激素），所以拉長禁食時間，實際上或許會讓妳比較不會有飢餓感。有些研究甚至表示，延長禁食時間能使人分泌腦內啡，這種物質會令人感到愉悅。這大概正是長時間禁食能在靈修和宗教方面，有著如此悠久歷史的原因。

　　這類結果也在其他研究中得到印證。最近《公共科學圖書館》期刊發表的一項研究，就對超過 1 萬 4 千名的受試者做了為期一年的研究

和追蹤。這項計畫讓受試者進行了 4 到 21 天不等的禁食（在這項研究中，「禁食」的每日熱量攝取量可以有 200 到 250 大卡），研究發現，不論受試者的禁食時間多長，他們的體重、腰圍和血壓都顯著下降，血脂（膽固醇和三酸甘油酯）和血糖的調控皆獲得改善。其中，404 名原本就有健康問題的受試者，在接受禁食後，有 84% 的人健康狀況都有所改善。

至於這項研究最引人注目的部分，或許就屬有高達 93% 的受試者表示，他們覺得自己的身、心狀態都變好了，而且禁食期間沒有什麼肚子餓的感覺。

雖然這些受試者在禁食期間還是有攝取少許熱量，但長時間斷食並非人人適用。不過，這項研究的重點純粹就是要強調禁食對健康的好處，因為執行這項計畫的研究人員做出這樣的結論：「為期 4 到 21 天的禁食，安全無虞且耐受性良好（well-tolerated）。」

姑且不論這些科學研究背後可能存在的爭議，但在偶爾拉長禁食時間上，我菁英班的學員確實都能輕鬆做到；泰勒就是一個很好的例子。順利進展到微調期這個階段後，她告訴我：「我可以毫無異狀地延長禁食的時間，而這一切都是因為我的身、心、靈狀態改變了：它們全都變得更好了。」泰勒說，她減掉了大部分的腰間贅肉，瘦了 10 公斤，而且不再老是感到倦怠，過去這一點對她造成很大的困擾。

除此之外，微調期階段可能出現的變化有：

・體脂肪掉更多
・自噬作用更活絡
・渴望吃東西的欲望更低
・胰島素敏感度更高
・荷爾蒙的平衡狀態更好

· 發炎反應減少

· 思緒更清晰

請繼續參照我在頁 257 至 258 列出的飲食計畫，並根據自身需求做些調整。

Day 38 改變斷食的方式

身體其實就跟人一樣，如果一直用相同的方式斷食，它們就會對此感到無趣。它們需要不時接受一些不同的刺激，才能保持對斷食的新鮮感，並產生更好的反應。我希望在接下來這一週，妳能依下列原則執行斷食：

· 5 天的一般間歇性斷食

· 1 天的長時間禁食（以禁食 24 小時以上為目標）

· 1 天的大餐日

所謂的「大餐日」就是把進食時段拉長，攝取更多的食物。但千萬不要跟「暴食日」混為一談，然後把食物都往嘴裡送。在大餐日，妳可以把原本的一日兩餐或一餐（依平日的斷食時間表而定）改為一日三餐，並將進食時段拉長到 12 小時。

妳可以趁這個時候享用一些澱粉類碳水食物（例如：地瓜、豆類和扁豆等），如果妳在這一天有安排肌力訓練，更是要在餐點裡添加一些碳水（請見下頁「Day 40」的內容）。大餐日能提醒身體，它並沒有在挨餓，避免身體處在防禦狀態，囤積更多脂肪在身上。

Day 39　安全地延長禁食時間

　　長時間禁食有一個關鍵，那就是需要多花點心力去留意身體狀況。在做足準備的情況下，妳就能安全地把禁食時間拉長到 24 小時以上。有些人還能把禁食時間拉得更長，例如：30 小時、36 小時，甚至是 42 小時。在採取任何長時間禁食之前，請先諮詢醫師，尤其是在有服用糖尿病、高血壓或其他慢性病藥物的情況下。

　　此外，在執行長時間禁食的期間，請密切觀察自身的狀態。如果出現不適、無力或昏厥等症狀，請停止禁食，就醫檢查。否則，這段期間妳都可以保持忙碌且正常的行程。記得補充水分和電解質，並飲用咖啡或茶飲，以上兩者皆有助於抑制飢餓感和促進脂肪燃燒。

Day 40　在運動強度較高的日子，調整食物的三大營養素比例

　　如果這份 6 週間歇性斷食計畫已經讓妳成功減脂，此刻妳或許會想要把目標轉到增肌上，開始做些強度更高的運動；或者是，如果在運動的日子裡，妳一直有種能量被榨乾的感覺，或許也需要改變飲食。諸如這類的情況，都需要重新調配飲食中的三大營養素比例。

　　當目標是「增肌」時，專家通常會建議妳遵循下列原則，分配三大營養素：

- 碳水化合物：占每日總熱量的 40％到 50％
- 蛋白質：占每日總熱量的 30％到 40％
- 油脂：占每日總熱量的 20％到 30％

請記住，我們都是獨一無二的個體。適合別人的飲食比例，不見得適合妳。想調配出最適合的飲食比例，就必須了解自己的身體，明白身體會對三大營養素做出哪些反應。至於該如何重新調整三大營養素，調整時又該注意哪些細節，我會在接下來的內容中，逐類提出建議。

碳水化合物

如果妳的目標是增肌，也為此做了更多鍛鍊，那麼就在飲食中多添加一些碳水。碳水能幫助妳保持在「合成代謝狀態」（anabolic state），加快增肌速度，尤其是在做肌力訓練時。

順帶一提，我非常推薦女性做肌力訓練，為什麼呢？我們的骨骼肌會隨著年齡的增長流失，但肌力訓練能強化骨骼肌；而且結束肌力訓練後，它仍會幫助身體持續燃燒熱量。另外，肌力訓練也有許多其他的好處，例如：有助強化骨骼、提升胰島素敏感度等。

肌力訓練是一種無氧活動，它必須由葡萄糖和碳水化合物獲取能量，無法利用油脂或酮體。所以，若一週會做好幾天的肌力訓練，身體對碳水化合物的需求量就會比一般人高一些，但這個量要拿捏得恰到好處，它只會剛好補足妳在鍛鍊方面的能量需求，不該被轉為體脂肪儲存起來，或是導致胰島素出狀況。

那麼，這個恰到好處的量大概是多少？我建議妳可以用一天一份優質碳水化合物的幅度，慢慢往上加。一份優質碳水可以是 1/3 杯地瓜或一小顆馬鈴薯、1/3 杯冬南瓜，或者 1/3 杯豆類或扁豆。添加第一份碳水時，請觀察自己在鍛鍊期間的能量狀態。如果還是感覺能量不足，就在飲食中再添加一份碳水。再次提醒，每個人都因生物個體性有所差異，因此對碳水的需求量也不會相同。若想知道對妳來說，碳水量要多少才是剛好，還需仰賴傾聽身體的聲音。

另外，假如妳的胰島素敏感度不錯，或肌力訓練的強度非常高，在鍛鍊當天，還可以把碳水的攝取量再往上拉。相反的，如果妳的胰島素敏感度不好、訓練的強度不高，或是正以減脂為目標，那麼在訓練當天，就請還是維持比較低的碳水攝取量。

在調整碳水攝取量時，請務必慎選合適的食物。除了非澱粉類蔬菜（它們含有一些碳水）和低糖水果，我建議也可以挑選一些有利肌力訓練的澱粉類蔬菜。正如我在前文所說，妳添加的澱粉類蔬菜應該以下列品項為主：山藥和地瓜等根莖類蔬菜、冬南瓜、豆類和扁豆，而不是選擇穀類或含有麩質的碳水食物。

蛋白質

進行強度比較高的運動時，身體也會需要比較多的蛋白質，因為它是建造、修復和維持身體組織不可或缺的元素，亦參與代謝和荷爾蒙系統的運作。

一般來說，在做高強度肌力訓練時，若妳的蛋白質攝取量能達到每0.5 公斤體重，食用 1 公克蛋白質以上的標準，會對訓練成效很有幫助。妳的最佳蛋白質攝取量也與身型、運動類型，還有運動時間長短有關。假如以妳的身高來算，健康體重是 60 公斤，那麼每日的蛋白質攝取量就該以 60 公克為目標。這相當於 170 公克的低脂牛排、雞胸肉或鮭魚排。

油脂

至於油脂，如果妳一週會做好幾次肌力訓練，建議每日的油脂攝取量，要達到每公斤體重約 0.4 公克油脂。為此，同樣以體重 60 公斤的人為例，每日的油脂攝取量就是 24 公克。這個量相當於一顆酪梨和大約 2 湯匙的橄欖油。

Day 41 為大腦食補

　　許多研究結果皆清楚顯示：間歇性斷食能提升思考的敏銳度和專注力、清除腦霧，以及預防神經退化性疾病（如阿茲海默症）。事實上，就算妳對減重和改善健康指標不感興趣，多半也會被「斷食對大腦的驚人好處」所吸引。

　　斷食除了能改善大腦的認知功能，還能減少造成老化和受損的多種反應和發炎作用，並強化大腦對抗壓力和分泌腦源性神經滋養因子（BDNF）的能力。禁食的時間拉得愈長，大腦內的腦源性神經滋養因子含量就會愈高，這對預防大腦退化性疾病有很大的幫助。

　　也就是說，光是「延遲進食時間」，就能讓妳得到許多好處。不僅能讓腸胃道好好休息，還可以幫助大腦清除各種廢物。妳或許會注意到，自己變得更有活力，一到下午就萎靡不振的狀況消失了。妳的專注力會變得更好，更有動力去做出實際的行動，實現為自己設下的目標。

　　至於在進食時段，妳可以透過以下食物，為大腦進補，讓健康更上一層樓。就從今天起，試著在飲食計畫中，加入這些有益大腦健康的食物：

- 富含 omega-3 脂肪酸的食物，例如：鮭魚和其他富含油脂的魚類，以及堅果。omega-3 脂肪酸能改善血液循環、強化神經傳導物質的性能，對大腦的運作和思考都有幫助。
- 富含鎂的食物，例如：鷹嘴豆。它們對大腦的訊息傳遞很有幫助。
- 藍莓，它能讓妳學得更快、想得更深，記得更久。
- 富含膽鹼的食物，例如：綠花椰菜和白花椰菜。它們不僅有助大腦新生細胞的成長，也能助妳從歲月中累積更多的智慧。

Day 42～44　挑戰 30：16 斷食法

「一日一餐」（OMAD）是一種很極端的限時進食法，我通常不建議大家這麼做，因為它的挑戰性太高，與一般飲食有很大的差異。再者，只透過一餐吃盡所有需要的營養，也不是一件容易的事。

話雖如此，一日一餐還是有它的好處，因此，我想提供妳一個方法，讓妳用為期 3 天的時間，無痛地做到一日一餐，這個方法就是我的「30：16 斷食法」。

它是一個實用的高階斷食技巧，能幫助妳改變用餐時間；此舉不但能讓身體對進餐時間保有好奇心，還能讓妳得到更多好處。以下就是「30：16 斷食法」的執行方式：

- 在星期一晚間吃一頓豐盛的晚餐，為妳的一日一餐做好準備。餐點要由大量的低脂蛋白質、健康油脂，以及綠葉蔬菜等非澱粉類蔬菜組成。妳也可以在餐點中加入一份富含碳水的澱粉類蔬菜，例如一顆地瓜，或 1/2 杯豆類。
- 晚餐後，禁食 16 小時，在星期二的下午吃午餐。餐點要由低脂蛋白質、健康油脂，以及綠葉蔬菜等非澱粉類蔬菜組成。
- 午餐之後，禁食 30 小時，在星期三的晚上吃晚餐。晚餐同樣要由低脂蛋白質、健康油脂，以及綠葉蔬菜等非澱粉類蔬菜組成。妳也可以在餐點中加入一份富含碳水的澱粉類蔬菜。

每個月運用這套技巧幾次，對減重、維持體重、提升燃脂力，以及改善胰島素敏感度等，都非常有幫助。

Day 45 為妳的轉變慶祝

好好慶祝妳在身、心、靈上的轉變，是執行間歇性斷食期間，相當重要的一環。過去這段日子，妳為這項計畫付出了各種努力，此刻也該好好犒賞自己！

問題是，用什麼樣的方式慶祝這些里程碑，才是犒賞自己的最佳方式？吃大餐和狂嗑一個大披薩絕對不會在名單上。但請妳放心，就算不吃吃喝喝，妳還是能用許多有趣又有益身心健康的方式，慶祝在這段期間達成的成就。以下點子供妳參考：

- 安排一整天的身心紓壓 spa 療程，好好寵愛、呵護自己。
- 買幾件新的健身衣褲。
- 給自己一個下午的悠閒時光，做些喜歡的事。例如：與好友見面喝杯咖啡，參訪附近的藝術博物館；到戶外散步、爬山，買幾件新衣服，或驅車到鄉間放鬆、重整身心的狀態。
- 去上一堂之前沒上過的瑜伽、Zumba 或舞蹈課。
- 拍一組人像攝影或閨房攝影（boudoir photography），記錄此刻的自己。
- 透過按摩放鬆。
- 換一個與妳此刻外貌相襯的新髮型或髮色。

總之，只要善用想像力，妳一定能找到最適合自己的慶祝方式！

註：欲查閱本章引用的 5 篇參考文獻，請至 cynthiathurlow.com/references。

Chapter
12

如何有效且持續執行
「間歇性斷食」?

伊蓮是 50 歲時來參加我的菁英班,在此之前,她的大半人生都繞著節食打轉,而且幾乎每一年都不斷在「變瘦」和「復胖」之間輪迴。接觸了菁英班的課程後,她的這席話道盡了許多學員的心聲:「雖然菁英班的課程已經結束了,但我還是想持續按照間歇性斷食計畫的原則過日子。我無法想像自己重回往昔的生活和飲食方式;間歇性斷食已經成為我的日常,我覺得這樣的生活方式很棒。」

一開始,妳或許是為了減重才執行這份 6 週的間歇性斷食計畫,但就跟伊蓮一樣,等到把整個計畫走過一遍,妳就會發現,這份計畫還能帶給妳其他好處,興起想要長久擁有這些好處的念頭。

別忘了,研究已經顯示,間歇性斷食除了能幫助減重和維持體重,還有下列功效:

- 增加活力
- 降低想吃東西的欲望
- 改善腦霧

- 提升代謝狀態
- 降血壓
- 改善血糖調控
- 提高胰島素敏感度
- 促進荷爾蒙平衡
- 抗老化和延年益壽

　　換句話說，間歇性斷食不只能讓妳變瘦，還能讓妳的健康狀態煥然一新！只要妳體會過上述的任何一項好處，大概就很難逃脫斷食的魅力。這樣沒什麼不好，因為間歇性斷食本來就不是一種為了獲得某些好處、只能短期執行的飲食計畫，而是一種可以持續為妳的餘生加分、長久貫徹在日常中的生活方式。

　　我希望妳認為，執行這份 6 週間歇性斷食計畫，是此生做出的最佳決定之一；我甚至敢說，完成這份計畫後，妳一定會想要保持這樣的生活方式。

　　畢竟，間歇性斷食實在是太符合人體的天性了！我們的祖先就是從這樣的飲食型態演進到人類的身體，所以它本來就很適合斷食；按照禁食／進食時間表來飲食，反而能讓代謝運作得更好。況且，許多現代文明病都與吃得太多和太頻繁有直接性的關係。透過限制進食時間，所有的問題都能迎刃而解，而這也正是妳會想繼續執行斷食的原因。因此，現在妳或許走到了這份間歇性斷食計畫的終點，但此刻卻是嶄新生活的開端。

　　既然如此，為了幫助妳長久獲得斷食的好處，我們就來談談妳還能利用哪些方法，長久維持這樣的生活方式吧！

根據需求，量身打造斷食計畫

把間歇性斷食當成一種長久的生活方式後，執行斷食的方式需要根據當事人的需求來調整。或許，妳會規畫星期一至五執行 16：8 斷食，六、日則保持一日三餐的飲食模式。又或者，妳會想要在某一週，安排一些時間更長、強度更高的斷食。例如；

20：4 斷食法

想要加強斷食的強度，可以試試 20：4 斷食法（20 小時禁食，4 小時進食）。

24 小時斷食

顧名思義，妳會禁食一整天。許多人一週只會執行一到兩次的 24 小時斷食，其他非斷食的日子，他們會正常飲食。不過，也有些人會長期採取這樣的飲食方式，力行一日一餐，只要能吃進足夠的營養素，這樣的飲食方式對體重管理和健康來說，也非常有益。

36 小時斷食

執行這種斷食方式時，妳會在第一天的晚上 7 點吃晚餐，第二天完全不進食，然後在第三天的早上 7 點吃早餐。

42 小時斷食

這種斷食法的執行方式就跟上述的 36 小時斷食一樣，只是它的禁食時間多了 6 小時，所以到了第三天，妳要到下午 1 點才能用餐。

由此可知，當妳把間歇性斷食當成一種長久的生活方式後，可以用很多不同的方式將它融入日常。妳或許需要多做點嘗試，找到最適合的方法。另外，還有一點非常重要：如果妳打算把禁食時間拉得比較長，請一定要先諮詢健康照護者。

必要時，可停止斷食計畫

許多人問我，度假或出差時該怎麼吃？跟絕大多數的「節食計畫」不同，間歇性斷食（它沒有要妳節食！）非常有彈性，如果妳願意，就算是在旅行期間，也能輕鬆做到每個環節；否則妳其實可以暫時先停止斷食，等旅程結束後再繼續。

分享我的個人經驗。去年我外出旅行的機會大增，雖然大多是工作上的出差，但我很享受這些時光。旅行是我人生中不可或缺的一塊，因為我很喜歡與不同的人相處、感受當地獨特的風土民情。出乎我意料的是，我發現就算是在旅行期間，我也能毫不費力地兼顧飲食原則（完全不碰麩質、穀類、乳品，同時把蛋白質的攝取量擺在第一位）和間歇性斷食。

旅行期間，我會跟在家裡一樣，保有 16：8 斷食的進食模式。這是最容易貫徹的間歇性斷食法，尤其是在長途飛行時。

我通常會用一份蛋料理結束禁食。因為不管去哪裡旅行，我都可以在當地找到煎蛋捲之類的蛋料理。我很愛蛋，內含的蛋白質和油脂比例恰到好處，不會對我的消化系統造成任何不適。我還會把握每一個能讓自己多攝取蛋白質的機會，只要餐廳有提供牛排或雞肉餐點，我就會點一份。因為在某些國家，妳很可能只找到充滿碳水的餐點。**用餐時把蛋白質擺在第一位，在能補充它時盡可能多吃些**，之後就算只有碳水食物

可吃，我也能隨遇而安。當然，我也會攝取大量的蔬菜和沙拉。

如果妳打算在旅途中持續間歇性斷食，可以改變或縮短進食時段，讓自己更有趣、更無拘束的享受假期。妳甚至可以直接中斷斷食，因為妳大概不會一個人去度假，通常會和朋友或家人同行；在其他人都想要共享美食的時候，斷食可是一件相當掃興的事。

盡情享受假期就和其他事情一樣重要。所以，請允許自己把斷食放在一邊，與家人朋友好好用餐，品嘗假期中的各種餐點，不要錯失度假的樂趣。在必要之時，讓自己從斷食中放假，也完全無妨。

我向妳保證，妳在假期中多吃的那幾份餐點，不會對身體狀態造成什麼影響。我誠心認為，這真的不是什麼大問題，所以千萬不要對此感到壓力。壓力會打亂荷爾蒙的平衡、干擾睡眠，以上這兩者都會使身體無法正常運作，一旦它們無法正常運作，其結果比中斷斷食還嚴重。妳只要記住，回到家後，就要回歸往昔的進食／禁食時間表。

如果妳擔心自己會因為中斷斷食發胖，或是代謝變慢，可以在度假期間多安排一些戶外活動，或到處走走看看，好好欣賞當地的風光。不過，萬一妳的旅行時間長達 1、2 個月，甚至是更長的時間，在飲食上恐怕就需要多點紀律。但間歇性斷食，尤其是 16：8 斷食，執行起來超級輕鬆，不會有綁手綁腳的感覺。

結束旅程返家後，妳可能會發現中斷 1、2 週的斷食之後，要回歸往昔的用餐模式，不是一件太容易的事。面對這種情況，「慢慢來」就是最好的對策。妳可能必須從比較短時間的禁食開始，重新適應斷食，幫助自己慢慢回歸 16：8 模式。只要妳一如既往地在進食時段攝取健康餐點，並恢復運動習慣，身體很快就會重回正軌。

觀察身體的反應，選擇適合的食物

在進食時段，請依照我在書中提及的所有健康食物，包括：低脂蛋白質、非澱粉類蔬菜、健康油脂和澱粉類碳水化合物，調配出符合自己的三大營養素和經期需求的餐點。

除此之外，**我認為妳在選擇食物時，一定要好好聆聽身體的聲音，了解它對這些食物的反應。**舉例來說，假如妳在食用米飯或穀類後會感到疲倦，請試著多吃一些非澱粉類蔬菜。然後觀察這樣做之後，是否會讓妳餐後比較有活力。假如會，就表示身體在告訴妳「多吃蔬菜，少碰穀類」。

請持續調整妳的三大營養素比例，這一點對還有月經的女性來說格外重要。一方面，身體的需求會隨著年紀增長而不停變動；另一方面，每天都吃相同的餐點，發生食物不耐和食物敏感的風險大增。總之，想要維持最佳的健康狀態，絕對要持續觀察身體的反應，並多方嘗試各種食物。

持續留意體重變化

保持體重、不復胖，是一件極具挑戰的事。每年都有數百萬人瘦下來，但只有一小部分的人能保持在不復胖的狀態。根據多項研究的數據，這一小部分的人大概占總減重人口的 2％至 20％。

除非妳有特別留意體重的變化，否則容易在志得意滿、毫無警覺的情況下，又回到先前的體重。萬一妳發現自己的體重增加，請回歸啟動期的飲食方式，降低碳水化合物的攝取量，並在減掉增加的那些重量之前，都要一直採取「低碳水」的間歇性斷食。

至於增加多少體重，妳才必須有所行動呢？這部分就要由妳自己來決定。舉例來說，若妳把 3 公斤定為上限，一旦體重增加 3 公斤以上，就要回歸低碳水的間歇性斷食，並持續運動。事實上，已有研究指出，間歇性斷食是維持理想體重的最好方法之一。

　　所以，當妳發現體重超出可接受的範圍時，務必要盡快恢復斷食計畫。對發胖置之不理的時間愈長，日後要減掉它們的難度就愈高。

用多樣化的日常運動，提升斷食成果

　　任何一種有益健康的生活方式，其基礎一定少不了運動。不論是我們的循環和呼吸系統，或是肌肉和關節結構，都顯示出「我們的身體本來就該流暢的活動」。一旦因為久坐不動的生活型態，或是健康因素停止活動，身體就會開始出狀況。我們的關節會僵硬、體重會上升，健康狀態也會變差。

　　運動不僅能讓人保持健康，也能維持愉快心情。即便妳在健康或行動能力上有某些不足，仍必須藉由運動來維持良好的健康狀態。誠如我稍早所說，運動能幫助間歇性斷食。有研究證據指出，在禁食狀態下運動，能提升胰島素敏感度、維持血糖的穩定度，甚至能加快燃脂速度。

　　另外，運動還能提升粒線體的機能，讓妳更有效率地燃燒能量。在低肝醣／碳水存量的條件下運動，格外能激發粒線體的燃脂能力。

　　所以，請務必保持每天運動的習慣，一週做 2 至 4 次的高強度運動，例如：肌力訓練或 HIIT。該週的其他日子，則做一些比較和緩、有助身體修復的運動，例如：

走路

要進行良好的有氧運動，妳不見得非要跑 15 公里以上。快走（又稱健走）也能對心臟帶來等同跑步的好處，但它對身體造成的負擔卻少很多。走路不只對關節較友善，多項研究也顯示，在走路期間聽些輕鬆的 Podcast 節目，能大幅降低受試者的皮質醇分泌量。

試著一邊快走（快到說話必須喘口氣的程度），一邊擺動雙臂，每次持續至少 30 分鐘，就能鍛鍊妳的心肺功能。

游泳

游泳是對關節負擔最小的運動，許多物理治療都會將它納為療程的一部分。游泳是一種有氧運動，能鍛鍊身體的每一塊肌肉；正因如此，有游泳習慣者經常能練出令人羨慕的好身材！

除了生理上的鍛鍊，水對我們的心理也有某種神奇的療癒力。當我們把自己浸在水中時，也會感覺到壓在心頭的生活壓力，似乎隨著水流減輕了一些。不論是悠哉的在水中慢慢滑行，或是專注的在水道中快速前行，妳的身體都能因游泳受惠。

太極拳

太極拳是一種古老的中國傳統武術，但現在已被當成是一種運動，它非常講究呼吸與動作的相輔相成，因此常被稱作「動態冥想」，對減壓非常有效。這項運動對健康還有許多其他的好處，包括提升平衡感和靈活度、預防跌倒，以及提振心情等。任何年齡層或體能狀態的人都很適合做太極拳。

妳現在就可以洽詢住家附近的運動中心，詢問是否有開設太極拳的

課程。參加這類課程不但有益健康，還能讓妳多認識一些新朋友。

瑜伽

瑜伽是我個人最愛的運動，也是現在的主流運動之一，妳隨時都可以找到學習瑜伽的管道，並開始練習。就算每天只花 10 分鐘做瑜伽，也能為健康帶來極大的幫助。瑜伽的種類很多，例如：流瑜伽（Vinyasa Flow）、哈達瑜伽（Hatha Yoga）、熱瑜伽（Hot Yoga），但我建議妳從陰瑜伽（Yin Yoga）入門。這是一種很溫和又基礎的瑜伽，以個人的姿勢和呼吸為重。

許多運動中心都有開設瑜伽課程，全國各地也有許多瑜伽工作室，但網路還是學習瑜伽最方便的管道。在 YouTube 或其他影音媒體上，妳可以找到許多專業瑜伽老師拍攝的課程影片。當然，妳也可以從書籍或雜誌等管道，甚至是手機的免費瑜伽 App 中，學到各種瑜伽技巧！現在就把櫃子裡蒙塵的瑜伽墊拿出來，跟著專家一起進入瑜伽的世界吧！

伸展

妳或許有頭痛、肩頸和腰背痠痛的問題，在壓力特別大時，可能還會引發下顎僵硬。這一切都是因為壓力所致，造成肌肉緊繃，使它發痠、疼痛！伸展是解決這類問題的好方法，所以只要情況許可，我會盡可能多做伸展。

基本上，妳隨時隨地都可以伸展，做家事、甚至是看電視的時候，都可以順便伸展身體。沒錯，瑜伽也能讓身體得到很好的伸展，但在伸展時，不一定要把瑜伽的動作做到位。伸展時，妳只需要針對想伸展的特定肌肉，做些溫和、能感到舒服的拉伸動作即可。我最喜歡在結束一天的工作後，一邊與家人看電視，一邊做些簡單的伸展放鬆身體。

另外，伸展時，要聆聽身體的聲音。如果有好好感受身體，它一定會告訴妳，妳能伸展到什麼程度，還有該在哪些時候加強伸展的強度。

監控妳的代謝靈活性

提醒妳，代謝靈活性是指「身體利用碳水化合物和油脂當作燃料的能力」，至於要用哪一種燃料產生能量，則取決於當下能取得的燃料種類。當妳的代謝靈活性愈高，就愈不用控制三大營養素的攝取量。因為在這個情況下，只要都是吃天然食物，身體就會如實且可靠的向妳傳達飽足感的信號。

因此，妳一定想維持良好的代謝靈活性。但要做到這一點，必須花點心思。定期詢問自己下列問題，可以幫助妳及早發現某些異常症狀（但願妳都是以肯定的答案回覆這些問題）：

- 每天早上，妳都處於輕度的生酮狀態嗎？（妳可以利用特殊的試紙來評估這一點，任何藥房都可以買到這種試紙，可檢測尿液中的酮體濃度。代謝靈活性好的人會在晚上停止進食後，快速將身體的代謝模式切換至「禁食」狀態，正因如此，到了早上，他們才會處在生酮狀態）
- 妳在吃完富含碳水化合物的餐點後，能避免昏昏欲睡嗎？
- 妳能毫無異狀地少吃一餐嗎？
- 吃零食的次數變少了嗎？或是完全不吃了？
- 現在執行間歇性斷食，有覺得比較輕鬆嗎？
- 如果間歇性斷食已經讓妳瘦到理想體重，那麼到目前為止，妳能維持在那個體重嗎？（如果能，就表示妳的身體已經具備燃脂力，所以比較不容易復胖）

- 妳能做較高強度的運動嗎？
- 妳有一直處在較有活力的狀態嗎？
- 妳覺得心情有變好和穩定嗎？
- 如果有監控血糖值，請問血糖有保持在正常和穩定的狀態嗎？

　　如果上述問題的絕大多數答案都是「肯定的」，就表示妳的代謝靈活性很好，恭喜妳！相反的，萬一代謝靈活性出現異常跡象，以下對策都能幫助妳重拾良好的代謝靈活性，像是：

每天都要運動

　　不管是肌力訓練或有氧運動，只要有規律運動的習慣，都能有效且直接地改善代謝靈活性。運動能提升胰島素敏感度和恢復身體的燃脂力，某些類型的訓練，例如：HIIT，甚至還有助於粒線體的新生。提升胰島素敏感度、恢復燃脂力和更多（而且能力更好）的粒線體，對恢復代謝靈活性來說，會有很大的幫助。

恢復燃脂力

　　妳可以用為期一週的低碳水飲食和間歇性斷食做到這一點。如果再搭配運動，對粒線體機能、燃脂力和胰島素敏感度等，均能帶來正面幫助，並加快燃脂的速度。保持這樣的狀態大約 1 個月後，妳就可以依照自身的運動強度，調整碳水化合物的攝取量。飲食方面，請特別著重在有助代謝靈活性的食物和營養素，例如：鎂（可預防胰島素阻抗）、多酚（黑巧克力和繽紛蔬果中的植物化合物），以及 omega-3 油脂（可提升粒線體機能）。

充分運用多出來的閒暇時間

此時此刻，妳的人生變得簡單多了。妳多出了許多閒暇時間，可以專注在真正在乎的事物上。妳不必再花許多時間思考該吃些什麼，還有準備餐點。妳不只把白天的行程化繁為簡，也把晚上的時間空了出來。妳不會再吃個不停、老是想吃東西，也比較不會在飯後懶洋洋的癱在沙發上，想著自己為何要吃這麼多。

現在妳要思考的是：「有了這些多出來的時間（和金錢）後，該如何運用它？」

請充分利用這些餘裕，追求妳心中嚮往的其他事物。想想妳過去曾把哪些事物暫時擱在一旁：進修、嗜好、事業，還是家庭？現在的妳已經擁有了許多閒暇時間，可以用這些時間去做任何想做的事。說不定妳還會發現一些新的喜好，因為人生本來就有無限的可能性。間歇性斷食不只會帶妳進入一個新世界，更會讓妳看見一整個宇宙的機會。

註：欲查閱本章引用的 4 篇參考文獻，請至 cynthiathurlow.com/references。

Chapter

13

6 週間歇性斷食計畫
的飲食內容

　　為了從間歇性斷食中獲得最大的好處，在進食時段，妳一定要攝取富含營養的食物。用天然的食物製作營養均衡的餐點，包括：低脂的蛋白質、健康的油脂、富含纖維素的碳水化合物。不僅能提供身體能量、平衡激素，還可以讓妳的健康在斷食期間愈來愈好。

　　這份為期 6 週的飲食計畫，是依據間歇性斷食的三個階段來安排的，即：啟動期、優化期和微調期。啟動期的飲食全都由低碳水化合物餐點組成，這樣身體才能慢慢進入生酮狀態，並讓妳在禁食期間，愈來愈能以脂肪作為燃料。到了優化期和微調期，碳水化合物就會拉高到一般的攝取量，且大多數的日子都是如此，中間只會穿插幾天低碳水和高碳水的日子（這是碳水循環飲食的精髓所在）。

　　在優化期和微調期，如果想把碳水化合物的攝取量再往上調高一些，可以在當日的一餐或兩餐中，額外加入一小份碳水化合物含量較高的食物。在頁 252，我列出了一些食物供妳參考，等到妳愈來愈能適應這樣的飲食方式，就可以自行微調三大營養素的攝取量，好讓妳在斷食

期間獲得更理想的營養補給。

　　下列飲食計畫中的每一份食譜，均已列出刊載頁數，請直接翻到第十四章，即可找到相對應的作法。沒有提供頁數的食譜，則為較簡單的菜餚，請直接依文字說明製作即可。

每日早餐

　　黑咖啡、綠茶或草本茶，及含有電解質的水（一定要全天候補充適量水分）

啟動期的飲食計畫

第一週

星期一

　　午餐：4個經典魔鬼蛋（頁318）、4個蘑菇鑲義式香腸（頁336）

　　晚餐：裙帶牛排佐酪梨辣根醬（頁260）、炒四季豆

星期二

　　午餐：義大利煙花女鮪魚番茄盅（頁303）

　　晚餐：青醬菠菜雞肉燉飯（頁304）

星期三

　　午餐：蘋果豬肉餅（頁286）、蘑菇洋蔥炒蛋（蛋2顆、碎洋蔥和蘑菇片適量）

　　晚餐：牛排凱薩沙拉（頁268）

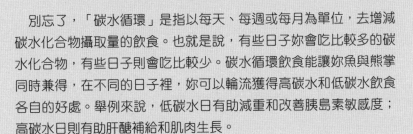

健康的碳水化合物

　　別忘了，「碳水循環」是指以每天、每週或每月為單位，去增減碳水化合物攝取量的飲食。也就是說，有些日子妳會吃比較多的碳水化合物，有些日子則會吃比較少。碳水循環飲食能讓妳魚與熊掌同時兼得，在不同的日子裡，妳可以輪流獲得高碳水和低碳水飲食各自的好處。舉例來說，低碳水日有助減重和改善胰島素敏感度；高碳水日則有助肝醣補給和肌肉生長。

　　攝取碳水化合物時，請一定要選擇健康的碳水化合物，不要吃垃圾食物，同時，也要注意分量。兼顧這兩大重點後，妳才可以在營養均衡和熱量不超標的條件下，有效改善體重、代謝靈活性和胰島素敏感度。

以下列出的碳水化合物，都是妳在碳水循環期間的最佳「增碳水」選項。我尤其推薦澱粉類蔬菜，如果妳是個不吃穀物的人，更是要以澱粉類蔬菜為首選。此外，**顯示為粗體字的碳水化合物，都含有「抗性澱粉」**（resistant starch），**這類澱粉不會被小腸消化吸收**。不過，當抗性澱粉來到結腸時，結腸裡的好菌會發酵它們，為我們帶來諸多好處，像是：減重、調控血糖和胰島素、降低食欲，以及有益消化。跟纖維素一樣，抗性澱粉也屬於益生質（prebiotic），是腸道益菌的食物。

煮熟的澱粉類蔬菜

妳要把分量拿捏的小一些，原則上，每一種澱粉類蔬菜都是以1/3 杯為一份；若是地瓜或山藥，就以一小塊為一份。

豆類和扁豆、甜菜、胡蘿蔔、玉米粒（1/2 根玉米）、**豌豆仁**、防風草

大蕉（香蕉的品種之一）、南瓜、**地瓜**、冬南瓜（例如：橡果南瓜和胡桃南瓜）、山藥

無麩質穀類

莧菜籽、蕎麥、小米、燕麥、藜麥、米（**糙米和野米最佳**）、高粱、苔麩

優化期的飲食計畫

第二週

星期一

午餐：辣味香腸佐肉醬（頁 274）、蔬菜沙拉佐特選醬料

晚餐：羊肩排佐義式三味醬（頁 270）

午餐：4 個甜菜辣根魔鬼蛋（頁 320）、無穀「黃金奶」香蕉瑪芬
　　　（頁 328）

晚餐：鄉村豬里肌（頁 276）、蔬菜沙拉佐特選醬料

星期三

午餐：什錦春捲盅（頁 342，鮮蝦版）

晚餐：果香雞肉香腸佐德式酸菜（頁 313）

星期四

午餐：4 個甜菜辣根魔鬼蛋（頁 320）、2 支帕瑪火腿烤蘆筍（頁
　　　335）

晚餐：美式紅什錦炊飯（頁 340）

星期五

午餐：義式白花椰麵疙瘩佐番茄乳酪沙拉（頁 326）

晚餐：辣味香腸佐肉醬（頁 274）、蔬菜沙拉佐特選醬料

星期六

午餐：球芽甘藍佐培根蛋（頁 316）

晚餐：泰式鮮魚蔬菜咖哩（頁 296）

星期日

午餐：雞肉華爾道夫沙拉（頁 306）

晚餐：辣味香腸佐肉醬（頁 274）、蔬菜沙拉佐特選醬料

第三週

星期一

午餐：鮮蝦沙拉酪梨盅（頁 292）、1 塊可可椰棗哈瓦爾酥糖（頁
　　　332）

晚餐：希臘羊肉丸生菜捲佐黃瓜優格醬（頁 272）

星期二

午餐：麻醬櫛瓜麵佐蔬菜（頁 324）

晚餐：雞肉香腸烤食蔬（頁 312）

星期三

午餐：義大利煙花女鮪魚番茄盅（頁 303）、1 塊可可椰棗哈瓦爾酥
糖（頁 332）

晚餐：照燒法蘭克牛排（頁 262）、炒香的白花椰飯、清炒綠花椰

星期四

午餐：辣味鮮蝦酪梨冷湯（頁 290）

晚餐：墨西哥雞肉法士達（頁 310）

星期五

午餐：迷你版美式烘肉糕（頁 264）、蔬菜沙拉佐特選醬料

晚餐：蔬菜紙包魚（頁 300）、1 塊可可椰棗哈瓦爾酥糖（頁 332）

星期六

午餐：墨西哥煎蛋沙拉（頁 314）

晚餐：酥脆豬排佐芹菜蘋果沙拉（頁 280）

星期日

午餐：蘋果豬肉餅（頁 286）、3 顆炒蛋、1 塊無穀椰霜胡蘿蔔瑪芬
蛋糕（頁 330）

晚餐：家鄉味蔬菜烤雞（頁 308）

第四週

星期一

午餐：亞洲風味雞絲沙拉（頁 309，用沒吃完的烤雞製作）

晚餐：西班牙臘腸番茄煲淡菜（頁 287）

星期二

午餐：牛排凱薩沙拉（頁 268）、1 塊無穀椰霜胡蘿蔔瑪芬蛋糕（頁
330）

晚餐：韓式泡菜蝦肉炒飯（頁 288）

星期三

午餐：蘋果豬肉餅（頁 286）、洋蔥菠菜炒蛋（蛋 3 顆、切碎的洋
蔥和菠菜適量）

晚餐：義式白花椰麵疙瘩佐番茄乳酪沙拉（頁 326）

星期四

午餐：什錦春捲盅（頁 342，火雞版）、1 塊無穀椰霜胡蘿蔔瑪芬蛋
糕（頁 330）

晚餐：裙帶牛排佐酪梨辣根醬（頁 260）、炒四季豆

星期五

午餐：蘋果豬肉餅（頁 286）、洋蔥甜椒炒蛋（蛋 3 顆、切碎的洋
蔥和甜椒適量）

晚餐：檸檬胡椒奶油烤綠花椰菜和鮭魚（頁 298）

星期六

午餐：雞肉華爾道夫沙拉（頁 306）

晚餐：希臘羊肉丸生菜捲佐黃瓜優格醬（頁 272）

星期日

午餐：茴香、紅蔥和山羊乳酪義式烘蛋（頁 321）、西班牙紅椒堅
果醬（頁 327）佐蔬菜丁

晚餐：辣味香腸佐肉醬（頁 274）、蔬菜沙拉佐特選醬料

第五週

星期一
午餐：4 個味噌魔鬼蛋（頁 319）、2 支帕瑪火腿烤蘆筍（頁 335）
晚餐：青醬菠菜雞肉燉飯（頁 304）

星期二
午餐：辣味香腸佐肉醬（頁 274）、蔬菜沙拉佐特選醬料
晚餐：檸檬胡椒奶油烤綠花椰菜和鮭魚（頁 298）、1 塊可可椰子凍軟糖（頁 333）

星期三
午餐：鮮蝦沙拉酪梨盅（頁 292）
晚餐：照燒法蘭克牛排（頁 262）、清蒸綠花椰菜拌芝麻油（炒焙過的芝麻製成）

星期四
午餐：青醬菠菜雞肉燉飯（頁 304）
晚餐：酥脆豬排佐芹菜蘋果沙拉（頁 280）

星期五
午餐：4 個味噌魔鬼蛋（頁 319）、沙拉佐特選醬料
晚餐：炙燒墨西哥辣味培根扇貝（頁 302）、白花椰菜飯、1 塊可可椰子凍軟糖（頁 333）

星期六
午餐：墨西哥煎蛋沙拉（頁 314）、無穀「黃金奶」香蕉瑪芬（頁 328）
晚餐：泰式鮮魚蔬菜咖哩（頁 296）

午餐：升級版起司堡（頁 266）、氣炸豆薯條佐香草美乃滋（頁 338）

晚餐：雞肉香腸烤食蔬（頁 312）、1 塊可可椰子凍軟糖（頁 333）

微調期的飲食計畫

第六週

星期一

午餐：無奶白醬金線瓜麵（頁 322），搭配 110 公克的特選蛋白質

晚餐：越式焦糖豬肉（頁 278）

星期二

午餐：麻醬櫛瓜麵佐蔬菜（頁 324）

晚餐：西班牙臘腸番茄煲淡菜（頁 287）、1 塊可可椰棗哈瓦爾酥糖（頁 332）

星期三

午餐：義大利煙花女鮪魚番茄盅（頁 303）、1 塊無穀椰霜胡蘿蔔瑪芬蛋糕（頁 330）

晚餐：希臘羊肉丸生菜捲佐黃瓜優格醬（頁 272）

星期四

午餐：球芽甘藍碎佐培根蛋（頁 316）

晚餐：義式白花椰麵疙瘩佐番茄乳酪沙拉（頁 326）

星期五

午餐：甜菜辣根魔鬼蛋（頁 320）、蔬菜沙拉佐特選醬料、1 塊無穀

椰霜胡蘿蔔瑪芬蛋糕（頁 330）

晚餐：家鄉味蔬菜烤雞（頁 308）

星期六

午餐：亞洲風味雞絲沙拉（頁 309，用沒吃完的烤雞製作）

晚餐：鮭魚肉餅（頁 294）、蔬菜沙拉佐特選醬料

星期日

午餐：茴香、紅蔥和山羊乳酪義式烘蛋（頁 321）、1 塊可可椰棗哈
　　　瓦爾酥糖（頁 332）

晚餐：果香雞肉香腸佐德式酸菜（頁 313）

Chapter
14

6 週間歇性斷食計畫
的食譜

按照飲食計畫吃著營養均衡的餐食，並不表示妳就必須放棄享受美食的樂趣！我所設計的食譜，不只能讓妳在進食時段吃進合宜的三大營養素，還能帶來飽足感及滿足味蕾。

這些餐點都很容易製作，就算沒有現做現吃也很美味。**每一道食譜都已標出三大營養素的含量**，如此一來，妳就能確切掌握蛋白質、碳水化合物和油脂的攝取量。

現在，就跟我一起來看看這些兼具營養、斷食原則，且吃起來更是「美味」的料理有哪些吧！

裙帶牛排佐酪梨辣根醬

　　裙帶牛排是一種鮮嫩又帶有咬勁的牛肉。它可以快速料理，很適合當作忙碌上班日的晚餐。裙帶牛排的熟度一旦超過三分熟，口感就會變得很柴，所以如果妳喜歡吃五分熟以上的牛排，裙帶牛排恐怕就不是妳的菜。不過，這道菜搭配的酪梨辣根醬很百搭，用它搭配其他牛排也很美味。

材料

牛排

- 700 公克裙帶牛排、細海鹽和現磨黑胡椒少許、2 湯匙酪梨油

酪梨辣根醬

- 1 顆熟酪梨
- 1 湯匙處理好的辣根
- 1 湯匙特級初榨橄欖油
- 2 茶匙檸檬汁
- 1/2 茶匙蒜粉
- 1/2 茶匙椰子胺基酸醬油
- 細海鹽和現磨黑胡椒

作法

製作牛排

1 如果牛排是一大塊，請把它切成 2 到 3 塊方便放入鍋中的大小。取一只大鑄鐵鍋或厚底鍋，大火熱鍋。把牛排表面徹底拍乾，以鹽和胡椒調味。鍋熱後，加入酪梨油潤鍋，放入牛排。煎 3 到 4 分鐘，直到底部焦化上色，翻面，再煎 2 到 4 分鐘（用料理用溫度計插入牛排最厚處時，應測得約 55 度）。起鍋，放在砧板上，用鋁箔紙包覆牛排以保溫，靜置 10 分鐘。

2 牛排逆紋切片、盛盤，每份牛排可搭配 1 到 2 湯匙的酪梨醬享用。

製作酪梨辣根醬

3 靜置牛排時，製作醬料。將酪梨去籽、去皮，放入食物調理機中，再加入辣根、橄欖油、檸檬汁、蒜粉和椰子胺基酸醬油。啟動調理機，將食材打至滑順狀。確認味道後，以鹽和胡椒調味（大約可做出 2/3 杯的醬）。

每份熱量 541 大卡、
蛋白質 35 公克、油
脂 29 公克、碳水化
合物 4 公克、纖維素
3 公克

備料時間：15 分鐘
烹調時間：15 分鐘
製作分量：4 塊

小叮嚀

1 妳或許需要分好幾次，
   才能把所有的牛排煎
   好。因此，在煎每一塊
   牛排前，都可視情況，
   再往鍋裡補點油。在料
   理其他牛排時，同樣用
   鋁箔紙罩住煎好的牛排
   為其保溫，等到要上菜
   時，再將它們一起切片
   盛盤。

2 如果酪梨醬沒有吃完，
   可以密封冷藏。它和任
   何蛋白質都很對味，或
   者也可以用來當作蔬菜
   棒的沾醬。

使用酪梨油的方法

　　我很喜歡用酪梨油做菜。酪梨油跟製成它的美味酪梨一樣，擁有非常豐富的健康單元不飽和脂肪，而且富含維生素 A、B1、B2、D 和 E。它們對細胞、腰圍、皮膚，甚至是頭髮都有助益。這種油也是很強大的抗氧化劑，可以對抗造成各種疾病的自由基。

　　酪梨油不只對健康好處多，滋味也相當好——清淡、爽口，與大部分的食物都很對味。原本用橄欖油、椰子油或芝麻油入菜的料理，換成酪梨油後，味道也依舊美味。

　　酪梨油的發煙點落在約 240 至 300 度之間，是發煙點最高的食用油，也是最適合高溫烹調的油品。這個特性很重要，因為有些油的發煙點很低、不耐高溫，高溫烹調時，它們就會燃燒、裂解成有毒的化學物質。不過在使用酪梨油時，則完全不必擔心這一點。

　　酪梨油的料理方式也很廣，可以用來做沙拉醬、自製美乃滋，或直接淋在鷹嘴豆泥上、拌入湯中，抑或是用來炒菜、製作醃料皆可。

| 牛肉料理 |

照燒法蘭克牛排

　　雖然我們常買市售現成的照燒醬，但如果妳吃過自己做的醬料，就不會再去買現成的了。它的作法很簡單，味道也比市售的美味許多。妳可以多做一些備用，方便淋在任何蛋白質或蔬菜上。

材料

- 1 茶匙葛粉
- 2 湯匙酪梨油
- 4 瓣大蒜，切末
- 2 湯匙新鮮薑末
- 2/3 杯椰子胺基酸醬油
- 2 湯匙味醂
- 1½ 茶匙生蜂蜜
- 1 茶匙橙皮
- 現磨黑胡椒
- 600 公克法蘭克牛排（拍乾）
- 細海鹽

作法

1　取一只小碗，將葛粉溶於 1 湯匙的水中。取一只小的單柄鍋，放入 1 湯匙的酪梨油，用中小火熱油。加入蒜和薑，炒香它們（約 1 分鐘）。加入椰子胺基酸醬油、味醂、生蜂蜜和橙皮，拌勻。把葛粉水拌入單柄鍋的醬料中，煮滾醬汁。醬汁煮滾後，轉小火，繼續一邊攪拌、一邊燉煮，直到醬汁變稠（約 1 分鐘），即可離火，盛入小碗。確認味道後以胡椒調味，放涼備用（這應該會做出 1 杯左右的醬）。把一半的醬倒入杯子內，密封冷藏。等要吃牛排時，再把這一半的醬淋上；一般來說，這部分的醬剛好夠每份牛排淋 1 到 2 湯匙的量。

每份熱量 438 大卡、蛋白質 36 公克、油脂 19 公克、碳水化合物 18 公克、纖維素 0 公克

備料時間：15 分鐘
醃漬時間：4 到 8 小時
烹調時間 20 分鐘
份數：4 塊

2 另一半的醬倒入可重複密封的大夾鏈袋內，並放入牛排（如果牛排很長，請切成 2 塊）。密封夾鏈袋，轉動袋身數次，待醬料均勻沾附在牛排上，即可放入冰箱，醃漬 4 到 8 小時。

3 煎牛排前，先讓牛排在室溫回溫 20 分鐘。取一只大鑄鐵鍋或厚底鍋，大火熱鍋。鍋很熱時，把剩餘的 1 湯匙油放入鍋中潤鍋。用一點薄鹽為牛排增味，然後入鍋煎 3 到 4 分鐘，直到底部焦化上色。用食物料理夾小心翻面，再煎 3 到 4 分鐘；用料理用溫度計插入牛排最厚處時，若測得約 55 度，就表示熟度已達三分熟。起鍋，放在砧板上，用鋁箔紙罩著牛排，靜置 5 到 10 分鐘。

4 取出先前冷藏在杯中的另一半照燒醬，倒入小單柄鍋，以小火緩緩地回溫，期間要不時攪拌。

5 牛排逆紋切成薄片，分成 4 盤，即可上菜；照燒醬的部分，則由用餐者自行淋上。

<hr>

純素版作法

用照燒醬搭配其他植物性蛋白質食物即可。

迷你版美式烘肉糕

　　有些人光是聽到「肝」這個字，臉就會皺成一團。但事實上，妳祖母的話是對的：它確實是營養最豐富的食物之一。如果妳或妳的家人超怕吃肝，這些小小的烘肉糕可以幫妳克服難關。在這道料理中，肝會被切成末，與培根、牛絞肉、香料和烤肉醬混在一起，完全看不出它的形狀，也吃不

材料

- 橄欖或酪梨油（潤模具用）
- 500 公克牛絞肉（最好是 100%草飼牛）
- 56 公克無使用人工添加物的培根（切末）
- 56 公克牛肝（切末）
- 1 顆大蛋，打散
- 3/4 杯豬肉製麵包粉（例如 Bacon's Heir 的產品）
- 2 茶匙蒜粉
- 2 茶匙乾燥的奧勒岡
- 1 茶匙洋蔥粉
- 1/2 茶匙細海鹽
- 1/4 茶匙現磨黑胡椒
- 1/4 杯無加糖烤肉醬（例如 True Made Foods 的產品）

作法

1 烤箱預熱到約 180 度。在 12 個不沾鍋瑪芬模具的內側，輕輕刷上一層油。

2 取一只大碗，將牛肉、培根、牛肝、蛋、麵包粉、蒜粉、奧勒岡、洋蔥粉、鹽和胡椒倒在一起，再用雙手輕柔地混勻。

3 把混勻的食材分裝到瑪芬模具中（可使用冰淇淋杓）。分裝完，再用手指輕壓模具中的食材，整平它們的表面。每一個烘肉糕加 1 茶匙的烤肉醬，並讓醬汁均勻覆蓋在表層。

出它的味道，妳只會嘗到一塊用料豐富又令人心滿意足的烘肉糕。由於牛肝的營養價值很高，所以就算用量不多，也可以提供滿滿的營養。

4　烘烤 20 到 25 分鐘，直到烘肉糕徹底熟透（用料理用溫度計插入烘肉糕的中心處時，應測得約 70 度）。脫模前，請先讓肉糕在烤盤上冷卻 5 分鐘。完成後可以趁熱吃，也可以放涼後密封冷藏，之後再吃（冷藏最久可存放 4 天）。

如果能買到客製化的絞肉，即內含：80％牛肉、10％培根和 10％肝，料理起來會更加方便。這個分量可以讓妳照著食譜做出兩倍的烘肉糕，或者先把一半的絞肉冷凍起來，日後再用。這個絞肉也可以做出很美味的漢堡肉。

> 每份熱量（2 個烘肉糕）313
> 大卡、蛋白質 30 公克、油脂
> 20 公克、碳水化合物 3 公克、
> 纖維素 1 公克

> 備料時間：20 分鐘
> 烹調時間：25 分鐘
> 成品分量：12 個迷你烘肉糕

升級版起司堡

　　這款升級版的起司堡，每一樣用料都相當講究，它選用：草飼牛肉、濃郁醬汁、優質起司、焦香洋蔥和烤得香酥的無穀白花椰漢堡包。這些食材不僅讓食物更美味，也會讓妳更健康。

材料

醬料

- 1/4 杯美乃滋
- 2 湯匙無加糖番茄醬
- 2 湯匙半發酵酸黃瓜末
- 1/2 茶匙椰子胺基酸醬油
- 1/4 茶匙辣醬
- 1/4 茶匙煙燻紅椒粉
- 細海鹽和現磨黑胡椒少許

漢堡

- 1 湯匙印度酥油
- 1 顆黃洋蔥（剖半，切細絲）
- 細海鹽和現磨黑胡椒
- 600 公克牛絞肉
- 4 片切達起司（最好是羊奶製）
- 4 個烤過的白花椰漢堡包（例如 Outer Aisle 的產品）

作法

製作醬料

1　取一只小碗，把美乃滋、番茄醬、酸黃瓜、椰子胺基酸醬油、辣醬和紅椒粉，全都拌在一起。確認味道後，再以鹽和胡椒調味（這大概會做出 1/2 杯的醬）。

> 每份熱量 595 大卡、蛋白質 45
> 公克、油脂 44 公克、碳水化
> 合物 6 公克、纖維素 1 公克

> 備料時間：15 分鐘
> 烹調時間：30 分鐘
> 份數：4 個

製作漢堡

2 取一只大煎鍋，放入印度酥油，以中火將油化開。加入洋蔥，用一點鹽調味。烹煮約 15 到 18 分鐘，期間需不時攪拌，直到洋蔥變得焦黃。愈是快到起鍋的時間，愈要注意洋蔥的顏色變化、提高攪拌頻率，以免洋蔥燒焦。起鍋後，盛入碗中，加蓋保溫。

3 把牛絞肉分成 4 份，塑型成 4 個 10 公分寬的肉餅。用大火加熱剛剛炒洋蔥的煎鍋，鍋熱後，放入以大量鹽和胡椒調味的肉餅。

煎煮約 3 分鐘，待底部焦化上色，翻面，再煎 3 到 5 分鐘，直到另一面也焦化上色，且達三分熟的熟度（用料理用溫度計插入肉餅中心處，應測得約 60 度），即可放上一片起司，再加熱 1 分鐘，讓起司溶在上面。

4 取 4 個盤子，各放上一組白花椰菜漢堡包。每個漢堡包都加上一湯匙的醬料和少許洋蔥，即可與起司肉餅一起享用（如有需要，可把剩下的醬料一起端上桌，供用餐者自行取用）。

牛排凱薩沙拉

　　沒有乳酪或麵包丁也可以做出鹹香、美味的凱薩沙拉。屬於完全蛋白質（complete protein）的大麻籽，能做出凱薩沙拉醬的濃稠醬體，而撒在沙拉上的帕瑪森乳酪和烤過的葵花籽，則能帶出整道菜的鹹味和爽脆口感。妳也可以把牛換成烤雞、蝦或任何其他方便取得的蛋白質。

材料

沙拉醬

- 4 湯匙特級初榨橄欖油
- 3 瓶鯷魚罐頭（玻璃罐裝或鐵罐裝皆可）
- 2 瓣大蒜，切末
- 1/2 茶匙檸檬皮
- 2 湯匙檸檬汁
- 2 湯匙大麻籽
- 1 顆大蛋的蛋黃
- 細海鹽和現磨黑胡椒

沙拉

- 680 公克紐約客牛排（約 4 公分厚，拍乾）
- 細海鹽和現磨黑胡椒
- 1 湯匙酪梨油
- 2 湯匙無鹽奶油
- 3 瓣大蒜，搗碎

- 1 顆大型或 2 顆中型的蘿蔓生菜（約 400 公克，切碎）
- 4 茶匙烤過、加鹽的葵花籽

作法

製作沙拉醬

1 取一只未加熱的小煎鍋，將 1 湯匙橄欖油、鯷魚和大蒜混勻。混勻後，靜置在小火上加熱，煮到鍋中滋滋作響，並持續約 30 秒，即可起鍋。將鍋中食材放入小型食物調理機中，加入檸檬皮、檸檬汁、大麻籽和蛋黃，攪打至滑順貌。加入剩下的 3 湯匙橄欖油，將所有食材攪打至充分融合、乳化的濃稠狀。確認味道並以鹽和胡椒調味（妳可以提前一天把沙拉醬做好，密封冷藏。使用前要拌一下）。

每份熱量 351 大卡、蛋白質 17 公克、油脂 27 公克、碳水化合物 7 公克、纖維素 2 公克

備料時間：20 分鐘
烹調時間：15 分鐘
份數：4 份

製作牛排

2 煎牛排前，請先讓牛排在室溫回溫 30 分鐘。取一只大鑄鐵鍋或厚底鍋，用中大火熱鍋。熱鍋時，用大量的鹽和胡椒為牛排調味。鍋很熱時，先用酪梨油潤鍋，再放入牛排。煎 3 到 4 分鐘，直到底部焦化上色，翻面，再煎 3 到 4 分鐘。待另一面也焦化上色，轉中火，加入奶油和大蒜（奶油會很快化掉）。繼續煎煮牛排約 4 到 7 分鐘，期間要把牛排翻面數次，並不時把鍋中的大蒜奶油澆淋在牛排上。待妳用料理用溫度計插入牛排最厚處，測得約 58 度時，就表示熟度已達三分熟。起鍋，放在砧板上，用鋁箔紙罩著牛排，靜置至少 5 分鐘。

3 取一只大碗，放入生菜。先加入一半的沙拉醬（大約 1/3 杯），將兩者拌勻。如果覺得醬太少，可以再多拌入一些沙拉醬。分裝到 4 只淺碗，每碗撒上 1 茶匙的葵花籽。牛排逆紋切片，均分到沙拉上，即可享用。

小叮嚀

1 使用生蛋黃要小心，請選用殺菌過的蛋品。

2 製作純素版時，可用瀝乾水分的罐頭豆類或扁豆取代牛排，再淋上一瓶純素的凱薩沙拉醬即可。

羊肩排佐義式三味醬

　　羊肩排比羊肋排便宜許多，但風味也很好。雖然羊肩排較常用來燉煮，但就如同本道食譜的料理方式，羊肩排也很適合用煎鍋燒烤，搭配簡單的醃料就很美味。如果妳願意，可以先做好義式三味醬（gremolata），方便晚餐時快速上菜。

材料

羊肩排

- 2 湯匙酪梨油
- 3 瓣大蒜（切末）
- 1 茶匙乾燥的奧勒岡
- 1/2 茶匙細海鹽
- 1/4 茶匙現磨黑胡椒
- 4 塊羊肩排（每塊約 225 到 280 公克，拍乾）

義式三味醬

- 1½ 湯匙特級初榨橄欖油
- 1 瓣大蒜（切末）
- 1/2 杯雙色橄欖（綠色和黑色，去籽、切碎）
- 2 湯匙切碎的新鮮扁葉巴西里
- 1/2 茶匙檸檬皮
- 1 茶匙檸檬汁
- 1 小撮乾紅辣椒片
- 細海鹽和現磨黑胡椒

小叮嚀

如果妳有兩個煎鍋，就可以一口氣煎完所有的羊肩排。如果沒有，請一次煎兩塊，且在煎第二批時，要替第一批的羊肩排保溫。

每份熱量 579 大卡、蛋白質 29 公克、油脂 50 公克、碳水化合物 3 公克、纖維素 0 公克

備料時間：20 分鐘（加上最長 8 小時的醃漬時間）
烹調時間：20 分鐘
份數：4 份

作法

製作義式三味醬

1 取一只未加熱的小煎鍋，把橄欖油和大蒜混在一起。混勻後，以中小火加熱，將鍋中食材煮到滋滋作響，並持續約 30 秒，即可起鍋。將鍋中食材盛入一個中等大小的碗，靜置冷卻。冷卻後，加入橄欖、巴西里、檸檬皮、檸檬汁和辣椒片，拌勻。確認味道並以胡椒調味（可以提前一天做好三味醬，密封冷藏）。

製作羊肩排

2 取一只碗，把酪梨油、大蒜、奧勒岡、鹽和和胡椒混在一起。把全部的羊排放進一個可重複密封的大夾鏈袋，加入剛剛混在一起的調料，密封袋口，轉動袋身數次，使醬料均勻沾附在羊排上。

在室溫下，羊排需醃漬 30 分鐘；若是冷藏醃漬，時間可拉長到 8 小時（如果採冷藏醃漬，烹調前，請讓羊排在室溫回溫 30 分鐘）。

3 取一只大鑄鐵鍋或厚底鍋，用中大火熱鍋。熱鍋時，把羊排從醃料中取出，以鹽和胡椒調味。鍋熱時，放入羊排，每面煎 3 到 5 分鐘（視厚度而定），待兩面皆焦化上色，且料理用溫度計插入羊排最厚處（要避開骨頭）測得約 55 度時，就可以起鍋。起鍋後，放在砧板上，用鋁箔紙稍微罩著羊排，靜置 5 分鐘，再與義式三味醬一起享用。

希臘羊肉丸生菜捲佐黃瓜優格醬

　　中東綜合香料通常是由乾燥的百里香、奧勒岡、鹽膚木（sumac）和烤過的芝麻籽組成，是一款很值得常備的調味料，因為不論是畜肉、魚肉、雞肉或蔬菜，都可以在它的提味下更顯鮮美。如果妳沒有料理羊肉的經驗，肉丸子是很好的入門菜。黃瓜優格醬則是這道菜不可或缺的最佳拍檔。

材料

黃瓜優格醬

- 1/2 條長黃瓜（English cucumber）
- 細海鹽
- 1 湯匙特級初榨橄欖油
- 2 瓣大蒜（切末）
- 3/4 杯全脂希臘優格
- 1½ 湯匙檸檬汁
- 2 茶匙切末的新鮮薄荷
- 現磨黑胡椒

肉丸子

- 450 公克羊絞肉
- 3 湯匙木薯粉
- 2 湯匙特級初榨橄欖油
- 2 茶匙蒜粉
- 2 茶匙乾燥的奧勒岡
- 2 茶匙中東綜合香料
- 1 湯匙切末的新鮮薄荷
- 1/2 茶匙細海鹽
- 1/4 茶匙現磨黑胡椒
- 噴霧式橄欖油
- 1 杯對切的小番茄
- 1/4 杯切碎的去籽希臘黑橄欖（kalamata olive）或油漬橄欖
- 數片比布萵苣葉（奶油萵苣的一種）

每份熱量 508 大卡、蛋白質 30
公克、油脂 35 公克、碳水化
合物 20 公克、纖維素 3 公克

備料時間：30 分鐘
烹調時間：20 分鐘
份數：4 份

作法

製作黃瓜優格醬

1 用大孔徑的刨絲器將黃瓜刨絲。刨絲的黃瓜置於細篩網上，撒上 1/4 茶匙海鹽，攪拌一下，靜置 10 分鐘。取一只未加熱的小煎鍋，把橄欖油和大蒜混在一起。混勻後，以小火加熱，將鍋中食材煮到滋滋作響，並持續約 30 秒即可起鍋，將鍋中食材盛入一個中等大小的碗。

2 擠壓黃瓜絲，逼出水分，然後用乾淨的餐巾紙將黃瓜絲包起來，盡可能瀝乾水分，即可混入步驟 ① 做好的大蒜油中。加入優格、檸檬汁和薄荷，把所有食材充分拌勻。品嘗味道，再以鹽和胡椒調味（這大概會做出 1 杯的醬，可提前一天把優格醬做好，密封冷藏。使用前攪拌一下）。

製作肉丸子

3 烤箱預熱到 180 度，烤盤鋪上烤盤紙。

4 取一只大碗，將羊肉、木薯粉、橄欖油、蒜粉、奧勒岡、中東綜合香料、薄荷、鹽和胡椒倒在一起，用雙手輕柔地充分混勻它們。把混勻的食材分成 12 等分（可使用冰淇淋杓），然後將它們滾成球狀，放在烤盤上。入烤箱前，在肉丸子表面噴上一層橄欖油。烘烤約 15 到 18 分鐘，烤到肉丸子熟透。

5 將番茄和橄欖分別裝在兩個不同的碗中，生菜則放在盤子裡。把肉丸子和黃瓜優格醬端上桌，即可自行包出生菜捲。

辣味香腸佐肉醬

　　燉辣肉醬做好後，如果能先放一段時間再品嘗，風味會更好；因此若可以，請提前一天製作並冷藏，隔天要吃時再加熱即可。假如已加萊姆汁，也用鹽和胡椒調味，但還是覺得它少了一味，可以試著拌入一些蜂蜜。有時候，就是需要靠著些許甜味去帶出菜餚的風味。

材料

- 1 湯匙培根油或酪梨油
- 230 公克辣味豬肉香腸（去除腸衣）
- 1 大顆洋蔥（切碎）
- 1 大根墨西哥辣椒（去籽切末）
- 2 大根芹菜（切丁）
- 1 顆中型的紅甜椒（去籽、切丁）
- 細海鹽和現磨黑胡椒
- 3 瓣大蒜（切末）
- 700 公克野牛絞肉
- 1 湯匙辣椒粉
- 1 湯匙乾燥的奧勒岡
- 1½ 茶匙孜然粉
- 1/2 茶匙煙燻紅椒粉
- 1/4 茶匙肉桂粉
- 1 罐 425 公克的火烤番茄丁
- 2 湯匙番茄糊
- 1 湯匙椰子胺基酸醬油
- 1 杯牛骨或雞骨高湯
- 1 湯匙萊姆汁或蘋果醋
- 1/4 茶匙蜂蜜（可省略）

純素版作法

用素食香腸取代豬肉香腸；用瀝乾水分的罐頭豆類或扁豆，取代野牛絞肉。

每杯熱量 378 大卡、蛋白質 59
公克、油脂 12 公克、碳水化
合物 9 公克、纖維素 2 公克

備料時間：30 分鐘
烹調時間：1 小時
成品分量：大約 9 份

作法

1 取一只荷蘭鍋，放入培根油，以中火溶化。加入香腸，烹煮 5 到 7 分鐘，期間要不時用木杓攪拌，並將香腸肉壓散。炒至其完全熟透，油脂被逼出，且表面出現焦黃斑點時，加入洋蔥、墨西哥辣椒、芹菜和甜椒，撒上鹽和胡椒，繼續拌炒 6 到 8 分鐘。待鍋中食材軟化，加入大蒜，煸炒約 1 分鐘，炒出蒜香。

2 加入野牛絞肉。以大量的鹽和胡椒調味，用木杓將絞肉打散，拌炒約 6 到 8 分鐘，炒至其完全熟透。加入辣椒粉、奧勒岡、孜然、紅椒粉和肉桂，繼續拌炒 1 到 2 分鐘，使所有香料均勻混合，散發香氣。

3 加入番茄、番茄糊、椰子胺基酸醬油和高湯；持續攪拌，而且要拌到鍋底，將底部的小鍋巴不斷往上翻。鍋中湯汁開始小滾時，轉小火，蓋上鍋蓋燜煮 30 分鐘。

4 將萊姆汁及蜂蜜拌入辣肉醬。確認味道後以鹽和胡椒調味。可搭配佐料（酪梨丁、切達乳酪絲、酸奶、切丁小蘿蔔、香菜或其他配料）現做現吃，也可以把它放涼，冷藏一陣子再取出享用。復熱時，請以中小火加熱。

鄉村豬里肌

用加了辛香料的白脫牛奶（buttermilk）浸漬豬里肌，可以做出濃郁、滑潤的田園風味。如果天氣許可，不一定要用鍋子煎，可改用戶外燒烤的方式來料理。喜歡吃辣的人，可以加一些水牛城辣雞翅醬，跟這道菜超對味。

材料

- 1 湯匙乾燥的巴西里
- 1 湯匙蒜粉
- 2 茶匙乾燥的蝦夷蔥
- 2 茶匙洋蔥粉
- 1½ 茶匙乾燥的蒔蘿
- 1/4 茶匙甜紅椒粉
- 2 杯低脂白脫牛奶
- 2 茶匙蜂蜜
- 1 湯匙細海鹽
- 1/2 茶匙現磨胡椒粉
- 1 條約 680 公克的豬里肌
- 2 湯匙印度酥油或酪梨油

作法

1　取一只大碗，將巴西里、蒜粉、蝦夷蔥、洋蔥粉、蒔蘿和紅椒粉倒在一起，用叉子充分混勻它們。混勻後應該會有 5 湯匙的量，取出一半的香料密封冷藏。剩下的 2½ 湯匙香料，則繼續在大碗中與白脫牛奶、蜂蜜、鹽和胡椒拌勻。

2　去除豬里肌的多餘油脂。如果肉上覆有一層薄薄的銀白色筋膜，請用水果刀將它割開，然後用手指剝除它（剝到尾端時，若有無法徒手剝下的部分，可用水果刀切除）。以逆紋的方向，橫切成 0.5 公分厚的肉塊。拍乾肉塊，浸入步驟 ① 的白脫牛奶醃料，密封冷藏。至少靜置 4 小時，或是直接讓肉浸泡一個晚上。

每份熱量 271 大卡、蛋白質 36 公克、油脂 11 公克、碳水化合物 8 公克、纖維素 1 公克

備料時間：15 分鐘
烹調時間：10 分鐘
份數：4 份

3 要煮這道菜時，請把豬肉從醃料中撈出、丟棄醃料。擦除肉塊表面的多餘醃料後，先將它切成肉片，再用刀面把這些肉片壓成 0.5 公分的厚度。撒上鹽和先前預留的香料調味，並稍微按壓，使調料附著在肉片上。

4 取一只大煎鍋，放入印度酥油，以中火溶化。鍋熱後，放入里肌肉片，每面煎 1 到 3 分鐘。待兩面焦黃上色，且肉片裡面不再是粉紅色，即可盛盤，上蓋保溫，靜置 5 分鐘，再行享用（煎的時候，不要把肉餅排得太密，若有需要可分批煎。在煎每一批肉片前，再往鍋裡補點印度酥油）。

小叮嚀

如果白脫牛奶沒有一次用完，而且不會馬上再用到，可先全部冷凍起來。如果之後只會少量的使用，可把牛奶倒入冰塊盒，或矽膠製的瑪芬模具中冷凍；待凍成小冰磚後再脫模，放入冷凍袋集中保存，方便日後使用。

越式焦糖豬肉

　　乍看之下，「焦糖」和豬肉搭在一起似乎有點奇怪，但只要妳嘗過這道菜的滋味，就會明白它們有多麼絕配。焦糖化的椰子糖不僅讓豬肉表面充滿光澤，也更能突顯薑、蒜和豬肉的風味。薄荷和羅勒可提升這道菜的風味。這道菜我最喜歡用生菜葉包著吃，或還沒起鍋時就趁熱偷吃！

材料

- 2 湯匙酪梨油
- 6 支蔥（蔥白和蔥綠分開，斜切成片）
- 1 湯匙現切薑末
- 2 瓣大蒜（切末）
- 2 茶匙瀝乾湯汁、切末的醃香茅（可省略）
- 1 小根紅或青辣椒（去籽、切薄片）
- 細海鹽
- 450 公克豬絞肉
- 5 湯匙椰子糖
- 2½ 湯匙魚露
- 數片比布萵苣葉、飯，或白花椰米飯
- 切碎的新鮮薄荷和泰國羅勒（可省略）

作法

1 取一只大煎鍋，放入酪梨油，以中大火熱油。加入蔥、薑、蒜、香茅（如果有準備）和辣椒，再以 1 小撮的鹽調味。拌炒 1 到 2 分鐘，待香氣出來後，加入豬肉，繼續拌炒 2 到 3 分鐘；期間需用木杓將絞肉打散，使豬肉均勻受熱。

2 將椰子糖和魚露混勻，淋在鍋中的豬肉上，不要攪拌，就讓它這樣煮個 2 分鐘。

每份熱量 438 大卡、蛋白質 21
公克、油脂 29 公克、碳水化
合物 26 公克、纖維素 1 公克

備料時間：15 分鐘
烹調時間：20 分鐘
份數：4 份或 8 份

3 2 分鐘後，攪拌鍋中的豬肉，然
後將它鋪平，再靜置煮個 30 秒
到 1 分鐘，使沾附在豬肉表面的
椰子糖能充分焦糖化。接下來的
5 到 7 分鐘都重複著上一句話的
動作，待所有的豬肉都裹上一層
焦黃色的糖衣、散發出誘人的香
氣，即可起鍋，盛盤。

4 趁熱搭配生菜、米飯或白花椰飯
即可享用；也可以加些薄荷或泰
國羅勒提味。

酥脆豬排佐芹菜蘋果沙拉

在豬里肌外裹上一層豬肉製麵包粉，入鍋油煎後，就完成一道能滿足口腹，又不會造成太大負擔的酥脆美食。再搭配由菊苣、芹菜、蘋果、新鮮巴西里和少許椰棗乾組成的清爽生菜，更能使豬排嘗起來爽口不油膩。如果妳比較喜歡吃雞排，也可以用雞肉取代豬肉。

材料

沙拉

- 2 顆菊苣（縱向對切，切成細絲）
- 4 根芹菜（斜切成薄片）
- 1 顆中型蘋果（去芯、切碎）
- 1/3 杯新鮮扁葉巴西里
- 1/4 杯去籽椰棗乾（切碎）
- 1 湯匙特級初榨橄欖油
- 1 湯匙檸檬汁
- 細海鹽和現磨黑胡椒

豬排

- 1 條 560 到 680 公克的豬里肌（去除多餘油花）
- 細海鹽和現磨黑胡椒
- 1 顆大蛋
- 3/4 杯豬肉製麵包粉
- 2 湯匙葛粉
- 1/2 茶匙蒜粉
- 1/4 茶匙洋蔥粉
- 1/4 茶匙煙燻紅椒粉
- 酪梨油（煎肉排用）
- 檸檬片（可省略）

小叮嚀

這道沙拉跟雞肉或魚肉也很搭。如果主菜沒有豬排般的酥脆口感，可以加入一些有著脆脆口感的食材，比如烘烤過的鹽味開心果。

每份熱量 541 大卡、蛋白質 55
公克、油脂 23 公克、碳水化
合物 26 公克、纖維素 4 公克

備料時間：30 分鐘
烹調時間：6 分鐘（煎一鍋豬
　　　　　 排的時間）
份數：4 份

作法

製作沙拉

1 取一只中等大小的碗，放入菊苣、芹菜、蘋果、巴西里和椰棗。淋上橄欖油和檸檬汁，輕柔拌勻。撒些鹽和胡椒調味，並再次拌勻。

製作豬排

2 烤箱預熱到約 100 度；在烤盤上放一個散熱架，放進烤箱。

3 先把豬里肌切成肉片，再用刀面把肉片壓成約 1 公分的厚度。拍乾肉片，撒上鹽和胡椒調味。

4 取一只淺碗，把蛋打散。再取另一只淺碗，將麵包粉、葛粉、蒜粉、洋蔥粉和紅椒粉拌勻。取一只大煎鍋，倒入約 0.5 公分高的酪梨油，以中大火熱油。

5 將肉片浸入蛋液，抖掉多餘的蛋液後，把它放入麵包粉調料中，以按壓的方式，讓麵包粉沾附在肉片表面；用這樣的步驟處理所有的肉片。將幾片裹了粉的肉片放入鍋中（不要把肉片排得太密），煎 2 到 3 分鐘，底部焦黃後，小心翻面，再煎 2 到 3 分鐘。待肉片雙面焦黃且熟透，即可起鍋，放入烤箱保溫，繼續煎下一批的肉排（在煎每一批肉排前，妳都可視情況，再往鍋裡補點油）。

6 把沙拉均分成 4 盤，然後把豬排均分到盤中。上菜時，可搭配檸檬片享用。

低醣義式臘腸千層麵

　　如果想吃千層麵，但又不想吃進大量的碳水化合物和乳酪，一定要試試這道菜。這道低醣版的千層麵用金線瓜取代了千層麵的麵皮，雖然只加了些許的山羊乳酪，卻能嘗到濃郁的奶香。搭配大量的蔬菜和美味的香腸一起享用，保證吃得心滿意足。

材料

- 1 顆中型金線瓜（約 1000 公克）
- 2 湯匙特級初榨橄欖油
- 細海鹽和現磨黑胡椒
- 450 公克甜味或辣味義式臘腸（去除腸衣）
- 1 顆中型黃洋蔥（切碎）
- 3 瓣大蒜（切末）
- 140 公克羽衣甘藍苗（切碎）
- 1½ 杯罐裝義式紅醬
- 110 公克軟山羊乳酪（捏碎）

作法

1 烤箱預熱到 200 度，烤盤鋪上烤盤紙，並在烤盤內側薄薄刷上一層油。

2 把金線瓜放在穩固的砧板上，用鋒利的主廚刀去除蒂頭，並在底部切一刀，使底部的圓面變成一個平面。切出平面後，就可以把金線瓜立著擺在砧板上，以縱切的方向，將瓜體對切成兩半。拿一支湯匙，刮除瓜體內部的籽。

3 在瓜體內側刷上 1 湯匙的橄欖油，以鹽和胡椒調味。將金線瓜切面朝下，並放上烤盤，烘烤 45 到 50 分鐘；待瓜體烤到柔軟、刀子可輕鬆刺穿的程度，就可以小心翻面，讓它稍微冷卻。

4 取一只大煎鍋，放入剩下一湯匙的橄欖油，以中火熱油。放入臘腸，烹煮 7 到 9 分鐘，期間要不

每份熱量 468 大卡、蛋白質 26
公克、油脂 26 公克、碳水化
合物 34 公克、纖維素 7 公克

備料時間：20 分鐘
烹調時間：1 小時 15 分鐘
份數：4 份

時用木杓攪拌，並將臘腸肉壓碎；炒至其完全熟透，且表面出現焦黃斑點。將鍋中的臘腸肉舀出，盛入大碗。把洋蔥加入煎鍋，以鹽和胡椒調味，持續拌炒 6 到 8 分鐘。等洋蔥變軟後，加入大蒜，煸炒約 1 分鐘。炒出蒜香後，加入羽衣甘藍（分批加入，一次加一把），以鹽調味，拌炒 3 到 4 分鐘。待羽衣甘藍出水出得差不多，都縮起來時，就可以把鍋中的食材起鍋，加入盛在大碗中的臘腸肉。

5 用叉子將剖半、烤熟的金線瓜瓜肉通通刮起（大概會有 3½ 杯）。把一半的瓜肉鋪在陶瓷烤盤上，然後擺上一半的臘腸混料，抹上一半的醬料，再撒上一半的山羊乳酪。重複上述的步驟

再鋪疊一次，最上面那一層會是山羊乳酪。烘烤 20 到 25 分鐘，至千層麵表面開始起泡時，即可趁熱享用。

小叮嚀

1 妳也可以事先備料，這樣到了晚餐時間，就只需要把它們組合在一起，放入烤箱加熱就好。比方說，先把瓜烤好，刮出瓜肉，密封冷藏；還有先炒好臘腸混料，盛入另一個碗中，密封冷藏。還有別忘了，加熱千層麵之前，要先讓烤箱預熱。

2 若要製作純素版，可以不要放臘腸，改用切碎、炒香過的菇類，來增加這道菜的分量。

經典手撕豬肉

　　用荷蘭鍋做出來的手撕豬肉，不但紋理漂亮，肉質嫩卻不爛，風味也非常濃郁。我敢打包票，這道料理絕對能收服每個人的胃。不論是用它做沙拉、漢堡，或配顆半熟荷包蛋享用，都能讓人吃得營養又滿足。

材料

- 3 湯匙椰子醣
- 2 茶匙蒜粉
- 2 茶匙乾燥的奧勒岡
- 1 茶匙細海鹽
- 1 茶匙醃燻紅椒粉
- 1 茶匙甜紅椒粉
- 1/2 茶匙現磨黑胡椒
- 1/2 茶匙辣椒粉
- 1800 公克無骨豬肩肉（去除多餘油花，切成 5 公分長的肉塊，拍乾）
- 2 湯匙酪梨油
- 1/2 杯雞骨高湯
- 無糖烤肉醬（可省略）

作法

1 烤箱預熱到 150 度。

2 取一只大碗，把椰子糖、蒜粉、奧勒岡、鹽、兩種紅椒粉、胡椒和辣椒粉，拌在一起。加入豬肉，攪拌一番，使香料均勻沾附在肉塊上。

3 取一只荷蘭鍋，放入酪梨油，以中大火熱油。放入豬肉，煎 3 到 5 分鐘，使各面都焦化上色，期間需多次翻動肉塊（煎的時候，不要把肉塊排得太密；如果肉塊無法一鍋煎完，可以分批煎。在煎每一批肉塊前，請再往鍋裡補點油）。

每杯熱量 375 大卡、蛋白質 55
公克、油脂 12 公克、碳水化
合物 7 公克、纖維素 1 公克

備料時間：20 分鐘
烹調時間：3 小時 15 分鐘
成品分量：大約 8 份

4 等所有肉塊都煎好後，把所有的肉塊都倒回鍋中（連它們滲出的肉汁也一起倒入）。倒入高湯，蓋上鍋蓋，放入烤箱。烘烤 2.5 到 3 小時，等到豬肉的油脂被逼出、徹底熟透且可輕易撕開，鍋中的湯汁也收得差不多時，就可以取出烤箱（如果烘烤 3 小時後，鍋中的湯汁還很多，就不要蓋鍋蓋，讓它再烤 15 到 20 分鐘）。

5 把肉塊撕成絲狀，然後與鍋中的肉汁拌一拌。確認味道，如果有需要，可再加些鹽和胡椒調味。這道菜可以現做現吃，也可以放涼後密封冷藏，稍後享用。品嘗時，可依個人喜好搭配烤肉醬。

蘋果豬肉餅

　　絞肉可改用香腸代替，只要脫去腸衣，就可用香腸肉輕鬆做出肉餅的基底。妳可以提前一天做好肉餅，密封冷藏，隔日現煎現吃；也可以先煎好，放涼後冷藏保存，要吃時再用煎鍋或小烤箱復熱。

材料

- 450 公克豬絞肉
- 1 小顆酸蘋果（或青蘋果，去皮、去芯，用刨絲器刨成絲）
- 2 茶匙切末的新鮮鼠尾草
- ½ 茶匙蒜粉
- ¾ 茶匙細海鹽
- ¼ 茶匙現磨胡椒粉

每塊肉餅的熱量 155 大卡、蛋白質 10 公克、油脂 11 公克、碳水化合物 4 公克、纖維素 1 公克

備料時間：10 分鐘
烹調時間：8 分鐘（煎一鍋的
　　　　　　時間）
成品分量：8 塊肉餅

作法

1 取一只大碗，將豬肉、蘋果、鼠尾草、蒜粉、鹽和胡椒倒在一起，再用雙手充分混勻。把混勻的食材分成 8 等分，做成厚度約 0.5 公分的肉餅（直徑約 6 公分）。

2 取一只不沾鍋的大煎鍋，以中火熱鍋。鍋熱後，放入肉餅，每塊肉餅煎 5 到 8 分鐘；中途要翻面，待肉餅熟透且雙面略帶焦黃，即可起鍋趁熱享用（煎的時候，不要把肉餅排得太密，若有需要可分批煎）。

西班牙臘腸番茄煲淡菜

淡菜是省時又好料理且經濟實惠的食材。西班牙臘腸讓這道菜多了煙燻味，但如果不吃肉，又想保有煙燻風味，可在加入大蒜時拌入半茶匙的煙燻紅椒粉。用大一點的鍋子烹煮，淡菜才不會過度交疊，拉長烹調時間。煮10分鐘都還沒開的淡菜，請挑起來丟掉，表示不新鮮，不宜食用。

材料

- 1 湯匙酪梨油
- 85 公克西班牙臘腸（切碎）
- 1 小顆黃洋蔥（切碎）
- 細海鹽和現磨黑胡椒
- 3 瓣大蒜（切碎）
- ½ 茶匙辣味紅椒粉
- ¼ 茶匙乾紅辣椒片
- 1 罐約 400 公克火烤番茄丁
- ½ 杯不含殘糖的白酒（dry white wine）
- 3 支新鮮百里香
- 1800 公克的淡菜（刷洗外殼、去除淡菜的鬚足）

> 每份熱量 335 大卡、蛋白質 35 公克、油脂 11 公克、碳水化合物 18 公克、纖維素 2 公克

> 備料時間：15 分鐘
> 烹調時間：20 分鐘
> 份數：4 份

作法

1 取一只荷蘭鍋或大鍋，放入酪梨油，以中火熱油。加入西班牙臘腸，拌炒 2 到 3 分鐘，使臘腸充分加熱。加入洋蔥，撒上鹽，拌炒 4 到 5 分鐘，直到洋蔥變軟。加入大蒜，煸炒 1 分鐘。蒜香出來後，拌入紅椒粉和紅辣椒片。

2 拌入番茄和酒，而且要拌到鍋底，把底部的小鍋巴往上翻。拌入百里香。加入淡菜，並將它們拌入醬汁，讓醬汁裹上它們。上鍋蓋煮 8 到 10 分鐘，期間攪拌一到兩次，淡菜都打開後，即可離火。

3 亦可自行搭配烤麵包、櫛瓜麵、白花椰菜泥或其他佐料食用。

韓式泡菜蝦肉炒飯

　　我把受歡迎又適合外帶的炒飯，做了一番改造，讓它不僅美味不減，還變得超級營養，因為富含蔬菜又有益腸道健康。白花椰飯取代了澱粉含量較高的米飯；新鮮的薑和蒜不只增添了整道料理的風味，還具備抗發炎的功效；蝦子提供了蛋白質；用大白菜和大量辣椒發酵製成的韓式泡菜，

材料

- 1 湯匙無鹽奶油
- 600 公克中型或大型蝦子（脫殼、去內臟）
- 細海鹽和現磨黑胡椒
- 1 湯匙酪梨油
- 6 支蔥，蔥白和蔥綠分開，斜切成片（深綠色的部分當作盤飾）
- 1½ 湯匙新鮮薑末
- 1 包約 340 公克的冷凍白花椰菜米
- 2 湯匙椰子胺基酸醬油
- 2 杯瀝乾湯汁、切碎的韓式泡菜
- 2 湯匙芝麻油（炒焙過的芝麻製成）

作法

1 取一只大煎鍋，放入奶油，以中火化開奶油。加入蝦子，以鹽和胡椒調味，煮 3 到 4 分鐘。等到蝦肉不再透明，即可起鍋，盛碗，上蓋，保溫備用。

2 用同一個煎鍋熱酪梨油。加入蔥和薑，以少許的鹽調味，拌炒約 1 分鐘，炒到蔥和薑散發香氣且變軟。加入白花椰菜米，再加一點鹽和胡椒調味，轉中大火，拌炒 4 到 6 分鐘，直到米粒充分受熱、軟化。拌入椰子胺基酸醬油，繼續煸炒 1 分鐘，炒到醬汁收乾。

則讓整道菜吃起來香辣又爽口。更棒的是，這道菜還相當省時，非常適合於忙碌的週間晚餐時料理。

3 加入步驟 ① 炒好的蝦子，拌炒 1 分鐘。再加入韓式泡菜，稍微拌炒個幾秒鐘就好，只要泡菜不再涼涼的，就可以起鍋。淋上一些芝麻油，撒上一些深綠色的蔥花，即可上菜。

每份熱量 338 大卡、蛋白質 28 公克、油脂 20 公克、碳水化合物 11 公克、纖維素 3 公克

備料時間：15 分鐘
烹調時間：15 分鐘
份數：4 份

純素版作法

可用毛豆或紅豆取代蝦子。選購韓式泡菜時，請詳閱成分標示，確認它是純素製成。

辣味鮮蝦酪梨冷湯

　　這道清爽的冷湯有加入薄荷，但不會吃到薄荷味；也用到辣醬，但不會覺得辣口。品嘗這道菜時，只會感受到滑順、爽口又多層次的滋味。蝦肉不僅提供豐富的蛋白質，辣粉更會帶出湯體的清甜，是一道非常適合在夏日享用的輕食。如果沒有加水稀釋酪梨湯體，也可以把它當做沾醬使用。

材料

- 約 450 公克中型蝦子（脫殼、去內臟，拍乾）
- 1 湯匙特級初榨橄欖油
- 1/2 茶匙辣椒粉
- 細海鹽和現磨黑胡椒
- 2 顆中型熟酪梨（對切、去籽）
- 1 中型長黃瓜（去除蒂頭、切碎）
- 1/4 杯全脂優格
- 1 茶匙萊姆皮
- 1/4 杯萊姆汁
- 2 湯匙切碎的新鮮薄荷
- 1 茶匙椰子胺基酸醬油
- 1 茶匙辣醬
- 1/2 到 1 茶匙生蜂蜜（可省略）

作法

1 烤箱預熱到 200 度，烤盤鋪上烤盤紙。

2 取一只中等大小的碗，把蝦、橄欖油、辣椒粉拌在一起，再以鹽和胡椒調味。把碗中的食材平鋪在烤盤上，烘烤 8 到 10 分鐘，直到蝦肉熟透，轉為粉紅色。出爐，把蝦子擺在砧板上冷卻。

3 擠壓剖半酪梨的果皮，把果肉擠進食物調理機。加入黃瓜、優格、萊姆皮、萊姆汁、薄荷、椰子胺基酸醬油和蜂蜜（如果有

每份熱量 373 大卡、蛋白質 32
公克、油脂 24 公克、碳水化
合物 7 公克、纖維素 4 公克

備料時間：15 分鐘
烹調時間：10 分鐘
份數：4 碗

準備），把所有食材攪打至滑順狀。如果覺得太稠，可加水稀釋到喜歡的稠度。確認味道，並用鹽和胡椒調味（大概會做出 2 杯的量）。

4 蝦肉切成粗丁。把步驟 ③ 做出的酪梨湯體均分到 4 個淺碗中，放上蝦肉，淋幾滴橄欖油，再依個人喜好撒上些許巴西里或辣醬，即可享用（若不放蝦，就是一道純素料理）。

鮮蝦沙拉酪梨盅

　　清爽又風味濃郁的鮮蝦沙拉（shrimp Louie）能成為經典名菜，不是沒有原因：作法簡單又美味。在這道料理中，我們會把沙拉擺在對切的酪梨上，做出一頓豐盛的午餐。它提供的豐富蛋白質和健康油脂，能讓人飽足好幾個小時。如果不愛酪梨，也可以用烤過的白花椰菜漢堡包取代。

材料

- 700 公克中型蝦子（脫殼、去內臟）
- 1 湯匙特級初榨橄欖油
- 細海鹽和現磨黑胡椒
- 1/3 杯酪梨油美乃滋
- 1/4 杯番茄醬（最好是無加糖的，例如 Primal Kitchen 的產品）
- 1/4 杯切末的幼條醃黃瓜（cornichon，大約 8 到 10 條）或酸黃瓜（sour pickle）
- 1/2 茶匙椰子胺基酸醬油
- 1/4 茶匙辣醬（可省略）
- 2 根芹菜（切末）
- 1/2 小顆紅甜椒（去籽、切末）
- 2 茶匙切末的新鮮蒔蘿
- 2 顆熟酪梨（對切、去籽、去皮）

作法

1 烤箱預熱到 200 度。取一個大烤盤，鋪上烤盤紙。

2 徹底拍乾蝦子表面的水分，與橄欖油拌在一起，讓蝦身裹上一層油，再撒一些鹽和胡椒。把碗中的食材平鋪在烤盤上，烘烤 8 到 10 分鐘，直到蝦肉熟透，轉為粉紅色。出爐，把蝦子擺在砧板上冷卻。

3 取一只小碗，把美乃滋、番茄醬、醃黃瓜、椰子胺基酸醬油和辣醬（如果有準備）拌在一起。確認味道，並用鹽和胡椒調味。

每份熱量 498 大卡、蛋白質 42
公克、油脂 33 公克、碳水化
合物 13 公克、纖維素 6 公克

備料時間：25 分鐘
烹調時間：10 分鐘
份數：4 盅

4 蝦子冷卻後，切成粗丁。放入大碗，加入芹菜和甜椒。加入蒔蘿和 4 到 5 湯匙步驟 ③ 的沙拉醬，把所有食材拌在一起。若有需要，可以再多加一些醬。確認味道，並用鹽和胡椒調味。

5 準備 4 個盤子，各放上半顆的酪梨，以鹽和胡椒稍微調味。用湯匙把步驟 ④ 做好的鮮蝦沙拉舀到酪梨上，堆疊出小山的形狀。上菜時，可附上多餘的沙拉醬供享用。

鮭魚肉餅

　　即便是不敢吃魚的人,也能接受這道肉餅。這道料理是用鮭魚罐頭製成,不但能節省做菜時間,也很省錢;去皮、去骨的野生鮭魚是最健康、最方便的料理選項。用豬肉製麵包粉當作肉餅的黏著劑,不只代表不含碳水,還可增添肉餅的風味和飽足感。

材料

- 2 罐約 420 公克的鮭魚罐頭(瀝乾湯汁)
- 1 杯豬肉製麵包粉(例如 Bacon's Heir 的產品)
- 1/2 杯酪梨油美乃滋
- 1 小顆紅蔥(切末)
- 1½ 湯匙切碎的新鮮蒔蘿
- 1 茶匙檸檬皮
- 1 湯匙檸檬汁
- 2 茶匙瀝乾湯汁的酸豆(切末)
- 1 茶匙第戎芥末醬
- 2 顆大蛋(打散)
- 細海鹽和現磨黑胡椒
- 酪梨油(煎肉餅用)

作法

1 取一只大碗,將鮭魚、麵包粉、美乃滋、紅蔥、蒔蘿、檸檬皮、檸檬汁、酸豆、芥末醬和蛋倒在一起,輕柔但充分地混勻它們。確認味道,並以鹽和胡椒調味。分成 8 塊,然後整形成寬 7 公分、厚 1 公分的肉餅。

2 烤箱預熱到約 100 度,在烤盤上放一個散熱架,放進烤箱。

3 取一只不沾鍋的大煎鍋,倒入酪梨油,以中火熱油。在鍋內平鋪一層肉餅,肉餅之間要保有空間,不要排得過擠。

每個肉餅熱量 379 大卡、蛋白質 42 公克、油脂 23 公克、碳水化合物 3 公克、纖維素 0 公克

備料時間：15 分鐘
烹調時間：10 分鐘
成品分量：8 個肉餅

4 肉餅請煎煮 3 到 4 分鐘，待底部焦黃，小心翻面，再煎 3 到 4 分鐘，直到兩面都焦黃、徹底熟透（可以在其中一塊肉餅的中心處，刺一刀確認熟度），即可放入烤箱保溫。之後就重複上述動作，把剩餘的肉餅煎完（若鍋中的油不夠，可再添加），再一起盛盤上菜。

小叮嚀

1 妳可以把這些肉餅做成各種口味。想要亞洲風味，就把紅蔥、柑橘、酸豆、芥末醬和辛香料，換成蔥、薑、蒜和少許芝麻油。蒔蘿可以換成巴西里、香菜或龍蒿；檸檬則可以換成 Old Bay 海鮮調味粉，或辣椒粉加萊姆。總之，要把這道鮭魚肉餅做成什麼口味都行，請盡情發揮創意嘗試各種組合。

2 升級版起司堡的特調醬料（頁 266）或希臘羊肉丸生菜捲的黃瓜優格醬（頁 272），都可以用來搭配肉餅。如果想吃印度風味的鮭魚肉餅，可以用咖哩粉和萊姆調味，再搭配現成的印度沾醬（chutney）或蜂蜜芥末醬享用。若搭配現成青醬和優格混製的醬料，就是獨特的地中海滋味。

泰式鮮魚蔬菜咖哩

　　這道咖哩使用了大量的蔬菜、香料和濃郁的椰奶，很適合在涼爽的夜晚享用。鮮魚的部分，只需要直接放入醬汁煮熟就好。若再煮一些白花椰飯，就能享用一碗營養滿分的咖哩飯。

材料

- 2 湯匙酪梨油
- 110 公克香菇（切片）
- 細海鹽
- 1 小顆綠花椰菜（梗部削皮、切片，頭部花球切成一口大小的塊狀）
- 1 顆中型甜椒（紅、黃或橙色，去籽、切碎）
- 4 支蔥（蔥白和嫩綠的部分斜切成片）
- 2 湯匙新鮮薑末

- 3 瓣大蒜（切末）
- 1 湯匙醃香茅（切末）
- 2 湯匙紅咖哩醬
- 1 罐 380 公克的全脂椰奶
- 2 湯匙萊姆汁
- 2 湯匙魚露
- 1 磅鱈魚或黑線鱈（拍乾，切成 5 公分塊狀）
- 現磨黑胡椒
- 新鮮香菜葉（盤飾用，可省略）

每份熱量 395 大卡、蛋白質 20 公克、油脂 27 公克、碳水化合物 14 公克、纖維素 3 公克

備料時間：20 分鐘
烹調時間：25 分鐘
份數：4 份

作法

1 取一只大單柄鍋，放入 1 湯匙酪梨油，以中大火加熱。加入香菇，以鹽調味，拌炒 6 到 8 分鐘，直到香菇釋放水分，轉為金黃。加入剩餘的 1 湯匙油和綠花椰菜，略施薄鹽調味，繼續拌炒 1 到 2 分鐘，直到花椰菜轉為亮綠色。加入甜椒和青蔥，撒些鹽，拌煮約 1 分鐘，直到它們開始變軟。

2 加入薑和蒜，煸炒約 1 分鐘，逼出香氣。拌入香茅、咖哩醬、椰奶、萊姆汁和魚露，煮到小滾。小滾後，轉中小火。把魚塊浸入鍋中液體，上鍋蓋，煨煮 5 到 7 分鐘，直到魚徹底熟透。確認味道，以鹽和胡椒調味。

3 若有準備飯，可分成 4 碗，淋上咖哩，撒上香菜，即可享用。

小叮嚀

1 如果想要咖哩濃稠些，請將 1/2 茶匙的葛粉溶在 1/2 茶匙的水裡，然後在加魚之前把它拌入咖哩。

2 若不加魚，就是純素的料理。

檸檬胡椒奶油烤綠花椰菜和鮭魚

檸檬胡椒奶油較耐放，可以在星期天先做好，這樣平日下班回家後就能使用。如果家中有炒蛋、牛排或蒸煮蔬菜等剩菜，可以直接搭配奶油享用。蔬菜不一定要綠花椰菜，換成其他蔬菜（或綜合蔬菜）亦可。

材料

檸檬胡椒奶油

· 55 公克無鹽奶油（放軟）
· 1/2 茶匙檸檬皮
· 1 茶匙檸檬汁
· 1/4 茶匙粗粒黑胡椒
· 細海鹽

綠花椰菜和鮭魚

· 3 小顆或 1 大顆綠花椰菜（梗部削皮、切片，頭部花球切成一口大小的塊狀）
· 3 湯匙特級初榨橄欖油
· 4 塊 110 到 170 公克的鮭魚排

作法

1 烤箱預熱到 220 度；預熱時，裡面放一個大烤盤。

2 [製作檸檬胡椒奶油] 取一只小碗，把奶油、檸檬皮、檸檬汁、胡椒和一大撮鹽放到裡面。用叉子把所有食材搗在一起，直到它們充分混勻（最早可以提前 2 天製作。保存時，請將它塑型成圓柱狀，用保鮮膜包起來並冷藏。要吃時，再切成片狀隨餐附上即可）。

3 [製作綠花椰菜和鮭魚] 取一只中等大小的沙拉碗，放入綠花椰菜，加入 2 湯匙橄欖油、鹽適量，拌勻。平鋪在烤盤上，烘烤10 分鐘。拌一下，再烘烤 5 分

每份熱量 559 大卡、蛋白質 43 公克、油脂 38 公克、碳水化合物 11 公克、纖維素 4 公克

備料時間：20 分鐘
烹調時間：20 分鐘
份數：4 份

鐘。同一時間，準備鮭魚：拍乾魚肉，抹上剩餘的 1 湯匙油，均勻撒上一層薄鹽。

4 把發燙的烤盤移出烤箱。拌一下綠花椰菜，然後把它們往烤盤兩側推。把鮭魚帶皮的那一面放在烤盤上。重新放回烤箱，再烤個 4 到 8 分鐘，讓鮭魚達三分熟，或理想中的熟度（一般來說，每片鮭魚需要烤 4 到 6 分鐘，可以在其中一塊魚排的最厚處，刺一刀確認熟度）。

5 把綠花椰菜分成 4 盤，每盤放上一塊鮭魚，再附上一團奶油，即可享用。

小叮嚀

如果希望綠花椰菜更焦香，可在烤鮭魚之前，再多烤 5 分鐘。

蔬菜紙包魚

　　這道菜看起來很厲害，但其實不需要什麼技巧，只要把所有食材都包在一起，丟進烤箱即可。把魚和蔬菜包在烘焙紙裡，一起送入烤箱烘烤，不但可避免滿室的魚腥味，也不會把廚房弄亂。如果對煮魚沒什麼信心，這是一道很好的入門菜。

材料

- 1 小顆檸檬（擦洗乾淨，切成 8 瓣薄片）
- 4 塊 110 到 170 公克的大比目魚排或鱈魚排（拍乾）
- 細海鹽和現磨黑胡椒
- 4 湯匙罐裝青醬
- 2 條中型胡蘿蔔（切絲）
- 1 小條櫛瓜（切絲）
- 2 湯匙切末的去籽淺綠橄欖或黑橄欖（例如西西里綠橄欖〔Castelvetrano〕）
- 4 湯匙特級初榨橄欖油

作法

1 烤箱預熱到 230 度。把 4 張 35×30 公分的烘焙紙對折，剪出 4 個大愛心。

2 在每張心形烘焙紙的右側放上 2 片檸檬。以鹽和胡椒調味魚排，放在檸檬片上，每張烘焙紙都放一塊。在每一塊魚排上，抹 1 湯匙的青醬。放上少許的胡蘿蔔、櫛瓜和橄欖。各淋上一湯匙的橄欖油，再以鹽和胡椒調味。

3 從心形最上端的圓弧處開始，將紙的邊緣往內摺，一摺一摺把食材牢牢封在紙裡。每一個摺子都

每份熱量 414 大卡、蛋白質 36 公克、油脂 28 公克、碳水化合物 6 公克、纖維素 1 公克

備料時間：20 分鐘
烹調時間：20 分鐘
份數：4 份

要相互重疊，邊緣才能完全密封。摺到心形的尖端時，食材會完整地密封在紙中。按照這個方式，把剩下三份紙包魚都包好。包好後，把它們放到大烤盤上，送入烤箱。

4 烘烤 15 到 20 分鐘（視魚排厚度決定），烤到烘焙紙膨起，且略微焦褐。出烤箱後，小心打開每份蔬菜紙包魚（手指要避開蒸氣竄出的地方，才不會被燙到），盛入 4 個盤子，即可享用。

小叮嚀

1 不加青醬和橄欖，改加蔥片和蒜片，再把橄欖油換成芝麻油，就成為亞洲風味料理；用甜椒片、罐裝黑橄欖、大蒜和辣椒粉等食材入菜，能讓這道菜化身墨西哥料理。也就是説，可依照自己的口味以及手邊現有的食材，任意組合出不同風味的紙包魚料理。

2 烘培紙不一定要剪成愛心，直接用來包覆魚肉亦可。

炙燒墨西哥辣味培根扇貝

　　炙燒出美味扇貝的竅門有兩個：一是盡可能拍乾它們，二是鍋要夠熱。只要有做到這兩件事，就能在家做出餐廳等級的炙燒扇貝。扇貝側邊的那塊硬肉，可直接用手剝除，也可用小刀割掉。

材料

- 2 片培根
- 450 公克海撈扇貝（拍乾、剝除側邊的一塊硬肉）
- 1/2 茶匙墨西哥辣椒粉
- 細海鹽和現磨黑胡椒
- 1 湯匙切碎的新鮮香菜
- 1 湯匙萊姆汁

每份熱量 120 大卡、蛋白質 18 公克、油脂 3 公克、碳水化合物 3 公克、纖維素 0 公克

備料時間：5 分鐘
烹調時間：15 分鐘
份數：4 份

作法

1. 取一只未加熱的大煎鍋，放入培根。以中小火加熱，乾煎約 6 到 8 分鐘，直到培根的油脂被逼出，且變得金黃酥脆，即可起鍋，放在砧板上冷卻。

2. 將煎鍋下的火轉中大火，熱鍋。在扇貝表面撒上辣椒粉、鹽和胡椒。放入鍋中炙燒 2 到 3 分鐘，待底部焦黃上色，翻面，再炙燒個 1 到 2 分鐘，直到另一面也上色（請不要煮過頭）。不要把扇貝排得太密，若有需要，可以分批煮。

3. 把培根剁碎或捏碎。扇貝分成 4 盤，撒上培根、香菜和萊姆汁。若有需要，可搭配蔬菜沙拉、酪梨和萊姆片享用。

義大利煙花女鮪魚番茄盅

這道料理是由酸豆、橄欖和鯷魚構成，因此醬汁帶有濃郁鹹味。作法是把醬汁和油漬鮪魚拌在一起，再塞進番茄。不用開火、不用手忙腳亂，就可以輕鬆完成一道滋味濃郁又富含蛋白質的美味餐點。

材料

- 4 顆中型番茄
- 2 罐約 190 公克橄欖油漬鮪魚片罐頭（例如 Tonnino 的產品）
- 2 湯匙瀝乾湯汁的酸豆（切成粗丁）
- 3 罐鐵罐裝鯷魚罐頭（切末）
- 1/4 杯切碎、去籽的油漬黑橄欖（或希臘黑橄欖）
- 1/2 茶匙乾燥的奧勒岡
- 1/8 茶匙乾紅辣椒片（若嗜辣，可多準備）
- 細海鹽和現磨黑胡椒
- 特級初榨橄欖油（可省略）

> 每份熱量 498 大卡、蛋白質 42 公克、油脂 33 公克、碳水化合物 13 公克、纖維素 6 公克

> 備料時間：20 分鐘
> 份數：4 盅

作法

1 在番茄頂部切一刀，開一個蓋。用挖果器或湯匙，把裡面的籽和肉挖出。

2 取一只中碗，撈出罐頭中的鮪魚（罐頭湯汁保留），用叉子把鮪魚弄碎。加入鯷魚、橄欖、奧勒岡和紅辣椒片；用叉子拌勻，使所有食材充分融合。加入先前保留的鮪魚罐頭湯汁，確認味道，並用鹽和胡椒調味。

3 在挖空的番茄內部撒一點鹽和胡椒調味，把步驟 ② 做的混料填入番茄。若有需要，可再淋一點油在填好的番茄盅上，即可享用。或者，也可以將它密封冷藏，於 4 個小時內食用完畢。

青醬菠菜雞肉燉飯

　　這道菜不只好吃，也有益健康，並含有豐富的蛋白質和健康油脂，澱粉量也非常低（因為飯是白花椰米）。如果剛好有吃剩的雞肉，也可以直接用來做這道菜（私房心得：節慶沒吃完的火雞也超適合這道菜）。如果先把

材料

- 680 公克去皮、無骨雞腿肉（拍乾）
- 2 湯匙酪梨油
- 細海鹽和現磨黑胡椒
- 2 顆紅蔥（切片）
- 280 公克菠菜苗（切碎）
- 6 瓣大蒜（切末）
- 3/4 杯酪梨油美乃滋
- 3/4 杯罐裝全脂椰奶
- 1 湯匙檸檬汁
- 3 湯匙罐裝青醬
- 2 顆大蛋（打散）
- 340 公克冷凍白花椰米（解凍）
- 噴霧式橄欖油
- 1/4 杯杏仁片

作法

1 烤箱預熱到 220 度；預熱時，裡面放一個大烤盤。

2 替雞肉抹上 1 湯匙的酪梨油，以鹽和胡椒調味。小心取出烤箱裡的烤盤。放上雞肉，入烤箱烘烤20 到 25 分鐘，直到雞肉徹底熟透，中間需翻一次面。出爐後，把雞肉放在砧板上冷卻一下。烤箱的溫度再調到 190 度。

3 烤雞時，取一只大煎鍋，放入剩餘的 1 湯匙油，以中火熱油。加入紅蔥，撒一點鹽，拌炒約 4 分鐘。紅蔥變軟後，以一次一把的量，分批將菠菜加入鍋中，蒜也在這個時候拌入。以鹽和胡椒調味，拌炒約 5 分鐘，待菠菜出水、消風時，即可離火。

冷凍的白花椰米解凍，即可省下很多烹調時間。對了，千萬不要擔心菠菜的量太多，煮完之後會消風成剛好的量。

4　取一只大碗，把美乃滋、椰奶、檸檬汁、青醬和蛋拌在一起。以翻摺（fold-in）的方式，把白花椰菜拌入。雞肉冷卻到可以處理時，把它撕碎或切碎，放入碗中，加入步驟 ③ 的菠菜，繼續以翻摺的方式，拌勻所有食材。

5　在陶瓷烤盤內側噴上一層油，均勻鋪上步驟 ④ 的混料。撒上杏仁，為盤中混料的表面噴上一層油。入烤箱烘烤 25 到 30 分鐘，等燉飯徹底加熱，表面開始起泡時，即可出爐。享用前，請先靜置冷卻 5 分鐘。

每份熱量 486 大卡、蛋白質 19 公克、油脂 44 公克、碳水化合物 5 公克、纖維素 2 公克

備料時間：30 分鐘
烹調時間：1 小時
份數：8 份

雞肉華爾道夫沙拉

　　據飲食節目《美食頻道》（Food Network）所說，這道經典的華爾道夫沙拉是 1893 年，華爾道夫飯店為一場慈善舞會所準備的一道新料理。華爾道夫沙拉的基本菜色有芹菜、蘋果、美乃滋和椰棗，不過我做了一點調整，讓它的營養和滋味都更上一層樓。除了在沙拉裡多加了雞肉和茴香，

材料

沙拉醬

- 1/2 杯全脂希臘優格
- 3 湯匙酪梨油美乃滋
- 1 湯匙切碎的新鮮扁葉巴西里
- 1 茶匙檸檬皮
- 2 茶匙檸檬汁
- 1 茶匙生蜂蜜
- 細海鹽和現磨黑胡椒

> 每份熱量 289 大卡、蛋白質 19 公克、油脂 16 公克、碳水化合物 20 公克、纖維素 5 公克

> 備料時間：20 分鐘
> 烹調時間：10 分鐘
> 份數：4 份

沙拉

- 1/2 杯核桃碎
- 230 公克煮熟、去皮、無骨的碎雞肉（吃剩的雞肉，或是烤雞肉，約 2½ 杯）
- 1 大顆青蘋果（去芯，切碎）
- 1/2 顆中型球莖茴香（修除梗葉、對切、去芯、切碎）
- 2 根芹菜（斜切成片）
- 1/2 杯對切的無籽紅葡萄
- 1 顆比布萵苣或波士頓萵苣

醬汁方面，我還用了一點檸檬、巴西里和蜂蜜，帶出整道菜的韻味。這樣的組合香氣濃郁，滋味酸甜又帶點鹹香，令人回味無窮。另外，如果有沒吃完的雞肉，也很適合拿來做這道菜。

作法

製作沙拉醬

1 取一只大碗，把優格、美乃滋、巴西里、檸檬皮、檸檬汁和蜂蜜拌在一起。確認味道，以鹽和胡椒調味（這大約會做出 1/2 杯的量。可提前一天把沙拉醬做好，密封冷藏。使用前要拌一下）。

純素版作法

用瀝乾湯汁的罐頭鷹嘴豆取代雞肉。沙拉醬部分，選用植物性優格和美乃滋，並用楓糖漿取代蜂蜜。

製作沙拉

2 將烤箱預熱到 175 度。把核桃平鋪到烤盤上，烘烤 8 到 10 分鐘，烤到核桃上色、散發香氣（期間需要晃動一次烤盤，使核桃均勻受熱）。出烤箱後，盛入小碗放涼。

3 把雞肉、蘋果、茴香、芹菜和葡萄加入沙拉醬的大碗中，以翻拌的方式，輕柔地把所有食材混勻。把萵苣分裝到 4 只淺碗，每碗放上 1/4 的雞肉混料，灑上核桃，即可享用。

家鄉味蔬菜烤雞

烤雞有撫慰人心的神奇力量，尤其是烘烤過程中散發的那股香氣。用風乾鹽漬（dry brine）的方式調理雞肉，是做出味美、多汁烤雞的祕密。什麼是風乾鹽漬？就是將整隻雞抹上鹽，放在盤子上，靜置冷藏一夜。這種調理方式很簡單，但呈現出的滋味卻令人十分驚豔。如果比較喜歡小馬

材料

- 1 隻約 2000 公克的全雞
- 細海鹽
- 5 支新鮮百里香
- 3 支新鮮迷迭香
- 6 瓣大蒜
- 1 顆檸檬（切成 4 瓣）
- 1 顆中型地瓜（刷洗乾淨、擦乾，切成地瓜丁）
- 3 大顆紅蔥（切片）
- 1 中型球莖茴香（修除梗葉、切成滾刀塊）
- 4 湯匙特級初榨橄欖油
- 現磨黑胡椒

作法

1 把雞肉徹底拍乾，修除多餘油花。在雞身的內、外均勻抹上一層鹽。放在盤子上，不用封膜，靜置冷藏至少 8 小時。

2 先將烤箱預熱到 200 度，在雞肚裡塞 2 支百里香、1 支迷迭香、2 瓣大蒜，剩下的空間則用檸檬填滿，再以料理用棉線把雞腿綁在一起。

3 取一個大烤肉盤，放入剩下的 4 拌大蒜、地瓜、紅蔥和茴香，拌入 2 湯匙橄欖油，並以鹽和胡椒調味。將剩餘的 3 支百里香、2 支迷迭香塞入蔬菜混料。在烤肉盤上方放置一個烤肉架。

4 把剩餘的 2 湯匙橄欖油均勻抹在雞身上，並以鹽和胡椒調味。將雞放上烤肉架後，即可將整個烤肉盤送入烤箱，烘烤 1 小時 15

鈴薯、根芹菜、胡蘿蔔或洋蔥之類的蔬菜，也可以把食譜中的蔬菜換掉，它們跟烤雞很對味。

分鐘到 1 小時 30 分鐘，烤到雞肉金黃、徹底熟透（避開腿骨，用料理用溫度計插入雞腿時，應測得 70 度）。烘烤期間，要攪拌蔬菜 1 到 2 次。

5 把出爐的烤雞放在砧板上，罩上一層鋁箔紙，靜置 10 到 15 分鐘。烤好的蔬菜盛入大盤子，並移除香草梗。切下烤雞的肉，放在蔬菜上，即可享用。

每份熱量 553 大卡、蛋白質 29 公克、油脂 17 公克、碳水化合物 18 公克、纖維素 4 公克

備料時間：25 分鐘
冷藏鹽漬：8 小時
烹調時間：1 小時 30 分鐘
份數：4 份

當餐沒吃完的烤雞怎麼處理？

如果妳的雞肉沒有當餐吃完，可以在第二天，利用這些剩菜做出「亞洲風味雞絲沙拉」。把雞骨上的肉撕下來，切碎。取一只碗，把雞肉與切碎的萵苣、高麗菜絲、胡蘿蔔絲、切片的豌豆或荷蘭豆，拌在一起。如果妳手邊有橘子，也可以加一點橘子拌進去。

沙拉醬的做法非常簡單迅速，需要的食材有：2 湯匙酪梨油、1 湯匙無調味米醋、1 茶匙白味噌、1 茶匙椰子胺基酸醬油、1/2 茶匙芝麻油及 1/4 到 1/2 茶匙味醂（或蜂蜜）。把全部食材混合，以鹽調味，沙拉醬就完成了。最後把沙拉醬淋到雞肉和蔬菜上，再撒上杏仁片或芝麻籽，就可以享用這道清爽的亞洲風味雞絲沙拉。

墨西哥雞肉法士達

適合全家人一起享用的法士達料理，只要準備一種醃料，就可以同時做出肉類和蔬菜都適合的風味。上菜時，請把煮好的雞肉和蔬菜各自盛盤，跟其他佐料一起端上桌，讓大家動手做出自己的法士達。如果想要，也可以把雞肉換成蝦子。

材料

法士達

- 1/4 杯酪梨油
- 1 湯匙椰子胺基酸醬油
- 1 湯匙萊姆汁
- 2 茶匙辣椒粉
- 1 茶匙蒜粉
- 1 茶匙乾燥的奧勒岡
- 1/2 茶匙孜然粉
- 1/2 茶匙醃燻紅椒粉
- 細海鹽和現磨黑胡椒
- 1 隻去皮、無骨雞腿肉（拍乾，修除多餘油花，切成塊狀）
- 1 小顆紅洋蔥（切片）
- 3 顆中型甜椒（任何顏色都可以，去籽、切片）
- 1 小顆墨西哥辣椒（去籽，橫切成薄片）

酸奶醬

- 1/3 杯酸奶油
- 2 湯匙萊姆汁
- 1/2 茶匙椰子胺基酸醬油
- 1/4 茶匙生蜂蜜
- 1/8 茶匙辣椒粉
- 細海鹽和現磨黑胡椒

純素版作法

可用黑豆取代雞肉，酸奶醬的酸奶油則可換成植物性優格。

每份熱量 504 大卡、蛋白質 26
公克、油脂 41 公克、碳水化
合物 14 公克、纖維素 3 公克

備料時間：20 分鐘（加上 1 到
　　　　　 4 小時的醃漬時間）
烹調時間：35 分鐘
份數：4 份

作法

製作法士達

1 取一只大碗，把酪梨油、椰子胺
基酸醬油、萊姆汁、辣椒粉、蒜
粉、奧勒岡、孜然和醃燻紅椒
粉，拌在一起。拌入 1/2 茶匙鹽
和 1/4 茶匙胡椒。把一半的醃料
盛到一只中等大小的碗中，並將
雞肉放入該碗。在裝有剩餘醃料
的大碗中，繼續放入洋蔥、甜椒
和墨西哥辣椒。接著把兩碗食材
拌勻，待食材表面都覆上一層醃
料後，即可封膜，冷藏醃漬 1 到
4 小時。

製作酸奶醬

2 取一只小碗，把酸奶油、萊姆
汁、椰子胺基酸醬油、蜂蜜和辣
椒粉，拌在一起。確認味道後以
鹽和胡椒調味。如果覺得不夠

辣，可以多拌點辣椒粉。調整到
喜歡的口味後，即可密封冷藏。

3 烤箱預熱到 425 度；預熱時，裡
面放兩個大烤盤。

4 瀝乾蔬菜的湯汁，撒上鹽和胡
椒；鋪上其中一個預熱的烤盤，
烘烤 10 分鐘。雞肉鋪上另一個
烤盤，同樣以鹽和胡椒調味，烘
烤 20 到 25 分鐘，直到雞肉徹底
熟透，期間需翻動一次（翻動雞
肉時，請順便翻動一下蔬菜。如
果覺得它們太焦，可以提早把它
們移出烤箱）。

5 將出爐的蔬菜和雞肉與酸奶醬一
起端上桌。如果妳有準備墨西哥
薄餅或白花椰飯，以及其他佐
料，也請一起端上桌。

雞肉香腸烤食蔬

與其說這是一份食譜，我覺得它更像是一份配方，比方說，依據時令更換蔬菜種類（春天用蘆筍，秋天用斑紋南瓜）、選用不同的香腸（如果嗜辣，可以加辣味香腸），和不同的調味料調味（義大利香料、中東綜合香料、咖哩）都合適。

材料

- 2 顆中型綠花椰菜（梗部削皮、切片，頭部花球切成一口大小的塊狀）
- 4 條中型胡蘿蔔（斜切成片）
- 1 顆中型紅洋蔥（切片）
- 1 把小蘿蔔（約 12 個，剖半，如果比較大顆，就切成 4 瓣）
- 6 瓣大蒜（每瓣縱切成 4 片）
- 3 湯匙特級初榨橄欖油
- 細海鹽和現磨黑胡椒
- 8 條 85 公克大小的雞肉香腸（斜切成片）
- 2 茶匙紅酒、白酒或雪莉醋

每份熱量 399 大卡、蛋白質 26 公克、油脂 23 公克、碳水化合物 24 公克、纖維素 7 公克

備料時間：20 分鐘
烹調時間：40 分鐘
份數：4 份

作法

1. 烤箱預熱到 200 度；預熱時，裡面放兩個大烤盤。

2. 取一只大碗，把綠花椰菜、胡蘿蔔、紅洋蔥、小蘿蔔和大蒜混在一起。加入橄欖油拌勻。以適量的鹽和胡椒調味。小心取出烤箱裡的烤盤，把蔬菜平均鋪在兩個烤盤上，入烤箱烘烤 20 分鐘，直到蔬菜軟化，開始焦糖化。

3. 取出烤盤，先拌一拌蔬菜，再將兩個烤盤中的蔬菜推往一側。所有香腸分成兩半，平鋪在空出的烤盤上，入烤箱再烘烤 15 到 20 分鐘，中間要攪拌一次，直到蔬菜變得很軟又充分焦糖化，香腸也徹底溫熱。

4. 出爐後，撒上酒再拌勻，均分成 4 碗，即可享用。

果香雞肉香腸佐德式酸菜

　　這是一道能快速上菜的「一鍋料理」，現成的雞肉香腸和涼拌捲心菜沙拉可以替妳省下不少備料時間，很適合當作忙碌上班日的晚餐。這道菜的豐富蛋白質能帶來飽足感，德式酸菜和青蘋果則能使整道菜吃起來酸爽不膩口，最重要的是，只用一只鍋子即可完成。

材料

- 2 湯匙酪梨油
- 6 條 85 公克大小的雞肉香腸（蒜味尤佳，斜切成片）
- 1 顆中型洋蔥（切碎）
- 細海鹽和現磨黑胡椒
- 1 包 340 公克的涼拌捲心菜沙拉（切絲的高麗菜和胡蘿蔔）
- 1/4 杯雞骨高湯
- 1 小顆酸蘋果（可用青蘋果，切成細丁），
- 1/2 杯瀝乾湯汁的德式酸菜（切碎）

> 每份熱量 397 大卡、蛋白質 24 公克、油脂 20 公克、碳水化合物 30 公克、纖維素 7 公克

> 備料時間：15 分鐘
> 烹調時間：20 分鐘
> 份數：4 份

作法

1. 取一只大煎鍋，放入 1 湯匙酪梨油，以中火熱油。加入香腸煎煮 6 到 8 分鐘，期間需不時拌炒。待香腸金黃上色，即可盛入碗中，上蓋保溫。

2. 用同只煎鍋熱剩餘的 1 湯匙油。加入洋蔥，撒點鹽，拌炒 3 到 5 分鐘，直到洋蔥變得很軟。加入涼拌捲心菜沙拉，以鹽和胡椒調味，拌炒 1 到 2 分鐘，直到菜變軟、轉為亮綠色。倒入高湯，攪拌鍋中食材，而且要拌到鍋底，把底部的小鍋巴往上翻；煮 1 分鐘，收乾鍋中大部分的液體。

3. 拌入蘋果，煸炒 1 分鐘。把步驟 ① 的香腸重新倒回鍋中（連碗中的肉汁也一併倒入），加入德式酸菜，拌炒 1 分鐘左右。待酸菜變熱，與所有食材融合在一起，即可起鍋享用。

墨西哥煎蛋沙拉

　　這道菜是很多人最愛的早餐，雖然我把它改成比較健康的版本，降低了澱粉量、提升了蔬菜量，但它討人喜歡的味道依舊沒變。如果可以，請提前一天做好沙拉醬，給它一點時間醞釀風味，而且冰過之後，醬體也會變得比較濃稠，吃起來口感更好。

材料

沙拉醬

- 4 湯匙特級初榨橄欖油
- 3 瓣大蒜（切末）
- 1 小根墨西哥辣椒（去籽、切末）
- 1 茶匙萊姆皮
- 2 湯匙萊姆汁
- 1 杯新鮮香菜葉
- 1/2 杯全脂原味優格
- 1 茶匙椰子胺基酸醬油
- 1/2 茶匙蜂蜜
- 細海鹽和現磨黑胡椒

沙拉

- 1 大顆蘿蔓生菜（切絲）
- 1 杯粗粒莎莎醬
- 1 顆熟酪梨（對切、去籽、切碎）
- 6 顆小蘿蔔（修除梗葉、對切、切片）
- 2 湯匙酪梨油
- 8 顆大蛋
- 細海鹽和現磨黑胡椒
- 1/2 杯稍微壓碎的無穀墨西哥玉米片（可省略）

每份熱量 331 大卡、蛋白質 13
公克、油脂 26 公克、碳水化
合物 11 公克、纖維素 4 公克

備料時間：30 分鐘
烹調時間：15 分鐘
份數：4 份

作法

製作沙拉醬

1 取一只未加熱的小煎鍋，放入 2
湯匙橄欖油、大蒜和墨西哥辣
椒。混勻後，以小火加熱，煮到
鍋中滋滋作響。讓滋滋作響的狀
態持續約 30 秒，然後把鍋中食
材倒入食物調理機，加入剩餘
的 2 匙橄欖油，及萊姆皮、萊姆
汁、香菜、優格、椰子胺基酸醬
油和蜂蜜，攪打至滑順貌。確認
味道後以鹽和胡椒調味（大約會
做出 1 杯的量，可提前一天把沙
拉醬做好，密封冷藏。沙拉醬
冷藏後會變稠，使用前需拌一
下）。

製作沙拉

2 把生菜、莎莎醬、酪梨和小蘿蔔
分到 4 個淺碗中。

3 烤箱預熱到 120 度後備用。取一
只不沾鍋的大煎鍋，放入 1 湯匙
酪梨油，以中大火加熱。在煎鍋
裡打 4 顆蛋，以鹽和胡椒調味，
煎 2 到 5 分鐘，到達喜歡的熟度
即可起鍋（如果想要翻面，期間
可以翻一次面）。盛盤放到烤箱
保溫。重複上述動作，用剩下的
1 湯匙酪梨油煎另外 4 顆蛋。

4 每份沙拉擺上 2 個煎蛋，各淋 1
湯匙沙拉醬。若有準備壓碎的玉
米片，請平均撒在每份沙拉的表
面。趁熱上菜，多餘的沙拉醬請
一起上桌，供用餐者自行取用。

| 蛋料理 |

球芽甘藍佐培根蛋

　　球芽甘藍、培根和蛋很對味，如果把它切成絲，很快就會熟。焦糖化的洋蔥、醋和高湯則能淡化球芽甘藍的苦味。這道料理很適合當作假日的早午餐，不過如果時間許可，也很適合在晚餐時段享用。

材料

- 4 片培根
- 1 小顆黃洋蔥（切碎）
- 細海鹽和現磨黑胡椒
- 1/4 茶匙蜂蜜
- 450 公克球芽甘藍（切絲）
- 2 茶匙蘋果醋
- 1/4 杯雞骨高湯
- 2 湯匙印度酥油
- 8 顆大蛋

作法

1 取一只未加熱、不沾鍋的大煎鍋，放入培根，以中小火乾煎 8 到 10 分鐘，期間要翻幾次面，待培根變得金黃酥脆，即可起鍋，放到砧板上冷卻。

2 把洋蔥放入留有培根油的煎鍋，以鹽和胡椒調味，再倒一些蜂蜜。拌炒 15 到 20 分鐘，直到洋蔥變得很軟且焦糖化（請小心不要炒到燒焦）。

每份熱量 306 大卡、蛋白質 18
公克、油脂 21 公克、碳水化
合物 11 公克、纖維素 4 公克

備料時間：15 分鐘
烹調時間：50 分鐘
份數：4 份

3 轉中大火，加入球芽甘藍，以鹽
調味，煸炒 1 到 2 分鐘，直到葉
色轉為亮綠。加入醋，拌炒 1 分
鐘。倒入高湯，再拌煮 1 到 2 分
鐘，使湯汁收乾。把鍋中食材鋪
平、壓實，靜置煮個 30 秒，再
攪拌一下；接下來 4 到 6 分鐘，
都重複著上述動作，直到球芽甘
藍變得非常軟，且略帶焦色，即
可起鍋。盛入碗中，上蓋保溫
（這大約會做出 4 杯的量）。

4 用同一只煎鍋融化 1 湯匙的印度
酥油。在煎鍋裡打 4 顆蛋，以鹽
和胡椒調味，煮約 5 分鐘，到達
喜歡的熟度即可起鍋；如果想要
翻面，期間可以自行翻面。盛入
盤中，上蓋保溫。用剩下的印度
酥油和蛋重複上述動作。煎蛋的
同時，請把培根切碎或捏碎。

5 把步驟 ③ 炒的球芽甘藍分到 4
只淺碗中，撒上培根，每盤再放
上 2 顆煎蛋，即可上菜。

魔鬼蛋三吃

　　我很愛魔鬼蛋。它們看起來豐盛又富節慶氛圍，卻是非常健康的小點心。更重要的是，它們能做出很多變化，偶爾徒手拿一顆來品嘗，感覺真的很棒。這裡要分享三款魔鬼蛋的作法，可以當作派對料理，或是單純自行享用。魔鬼蛋含有豐富的蛋白質和健康油脂，一定能吃得健康又飽足。

經典魔鬼蛋

材料

- 6 大顆水煮蛋（去殼）
- 3 湯匙美乃滋（最好是用酪梨油或橄欖油製成）
- 3/4 茶匙第戎芥末醬
- 1/2 茶匙生蘋果醋
- 少許伍斯特醬
- 細海鹽和現磨黑胡椒
- 紅椒粉（盤飾用，可省略）

每份（2 個）熱量 126 大卡、蛋白質 6 公克、油脂 11 公克、碳水化合物 0 公克、纖維素 0 公克

備料時間：20 分鐘
成品分量：12 個

作法

1 把蛋縱切成兩半。取一只中碗，把挖出的蛋黃放入，再加入美乃滋、芥末醬、醋和伍斯特醬，用叉子將所有食材拌勻（如果有小型食物調理機，也可直接把食材攪打至滑順）。確認味道後，以鹽和胡椒調味，即完成填料。

2 做好的填料可以直接放入蛋白中，也可先放進可密封的夾鏈袋，在袋角剪一個小口，以擠花的方式填入蛋白。撒上紅椒粉（若有準備），即可上桌享用。或是，妳也可以密封冷藏，最多可保存 2 天。

味噌魔鬼蛋

材料

- 2 湯匙酪梨油
- 2 支蔥（蔥白和嫩綠的部分切成末）
- 1 湯匙新鮮薑末
- 6 大顆水煮蛋（去殼）
- 2 茶匙白味噌
- 1/2 茶匙味醂
- 1/4 茶匙芝麻油（炒焙過的芝麻製成，可省略）
- 細海鹽
- 1 段 5 公分的紫菜乾（剪碎，盤飾用，可省略）

> 每份（2 個）熱量 127 大卡、蛋白質 6 公克、油脂 10 公克、碳水化合物 1 公克、纖維素 0 公克

> 備料時間：25 分鐘
> 成品分量：12 個

作法

1 取一只未加熱的小煎鍋，放入酪梨油、蔥和薑。混勻後，靜置在小火上加熱，煮到鍋中滋滋作響。讓滋滋作響的狀態持續 1 分鐘，即可起鍋，盛入碗中冷卻。

如何煮出漂亮的水煮蛋？

「蒸」是最省事的水煮蛋料理方式。水煮蛋最麻煩的地方是，如果蛋很新鮮，煮熟後殼會很難剝。不過若用「蒸」的方式來料理，會讓殼好剝許多。蒸蛋時，請在鍋中注入約 2.5 公分高的水，水要能剛好碰到蒸籠的底部。然後放入蒸籠，把水煮滾。水滾後，小心把蛋平鋪在蒸籠裡（我會用料理夾完成這個步驟，以免蒸氣燙到手）。蓋上鍋蓋，轉中大火。如果喜歡溏心蛋的半熟蛋黃，請蒸 10 分鐘；如果喜歡全熟蛋，請蒸 12 到 14 分鐘。完成後，把蛋盛入碗中，以冰水冷卻，即可輕鬆剝除蛋殼。

2 蛋縱切成兩半，挖出的蛋黃放到步驟 ① 的碗中。加入味噌、味醂和芝麻油（如果有準備），用叉子將所有食材拌勻（也可以小型食物調理機直接把食材攪打至滑順）。確認味道，如有需要，可用鹽和胡椒調味。

3 做好的填料可以直接舀入蛋白中，也可先放進可密封夾鏈袋，在袋角剪一個小口，以擠花的方式填入蛋白。最後散上碎紫菜（如有準備）即可享用。或也可以密封冷藏，最多可保存 2 天。

小叮嚀

顏色愈深的味噌，鹹味和風味都愈重。就味道和美觀度來說，這道料理最適合用白味噌製作。

甜菜辣根魔鬼蛋

材料

- 6 大顆水煮蛋（去殼）
- 1 小顆蒸熟的甜菜（切碎）
- 2 湯匙美乃滋（最好是用酪梨油或橄欖油製成）
- 2 茶匙瀝乾湯汁的罐裝辣根
- 1/4 茶匙生蘋果醋
- 細海鹽和現磨黑胡椒
- 剪碎的蝦夷蔥（盤飾用，可省略）

每份（2 個）熱量 114 大卡、蛋白質 6 公克、油脂 9 公克、碳水化合物 1 公克、纖維素 0 公克

備料時間：20 分鐘
成品分量：12 個

作法

1 蛋縱切成兩半，把挖出的蛋黃放到小型食物調理機中。加入甜菜、美乃滋、辣根和醋，把所有食材攪打至滑順。確認味道後，以鹽和胡椒調味。

2 做好的填料可直接舀入蛋白，也可放進可密封的夾鏈袋，在袋角剪一個小口，以擠花方式填入蛋白。在蛋白上撒蝦夷蔥（如有準備），即可上桌享用（如沒有馬上享用，請把填料和蛋白分別裝入密封容器，冷藏保存，最多可保存 1 天。要吃時，再把填料攪拌，擠入蛋白。若提前把填料填入蛋白，甜菜會將蛋白染紅）。

茴香、紅蔥和山羊乳酪義式烘蛋

義式烘蛋是一道相當省事的料理。好料理、變化多、價格親民、冷熱皆宜，不論在哪一餐食用都很適合。義式烘蛋也是一道很棒的清冰箱料理，如果有沒用完的蔬菜和新鮮香草，都可以用來做烘蛋。妳也可以試試不同的乳酪，或是不要加乳酪。這道菜很難失敗，請放手嘗試。

材料

- 1 湯匙無鹽奶油
- 1 湯匙酪梨油
- 1 小顆球莖茴香（修除梗葉、切成 4 瓣，去芯、切片）
- 2 顆紅蔥（切碎）
- 細海鹽和現磨黑胡椒
- 2 瓣大蒜（切末）
- 1 茶匙新鮮百里香葉
- 2 湯匙切細丁的去籽希臘橄欖
- 10 顆大蛋
- 56 公克軟山羊乳酪（捏碎）

每份熱量 352 大卡、蛋白質 18 公克、油脂 26 公克、碳水化合物 10 公克、纖維素 2 公克

備料時間：10 分鐘
烹調時間：25 分鐘
份數：4 份

作法

1 烤箱預熱到 200 度。

2 取一只鑄鐵鍋，中火熱鍋。放入奶油和酪梨油，待兩者融在一起後，加入茴香和紅蔥，撒上鹽和胡椒，拌炒 5 到 7 分鐘，直到蔬菜變軟，開始微微焦化。加入大蒜和百里香，煸炒 1 分鐘，再均勻撒上橄欖。

3 把蛋打入大碗，加入 1/2 茶匙鹽和 1/4 茶匙胡椒，打散；蛋液倒入鑄鐵鍋，淹過鍋中蔬菜。均勻撒上山羊乳酪，煮 2 到 3 分鐘。待邊緣開始凝固，就可以把鍋子移入烤箱，烘烤 10 到 12 分鐘。

4 待烘蛋中心處凝固後，即可出爐。請先讓它靜置冷卻 2 分鐘，再切片盛盤。當餐沒吃完的烘蛋可以密封起來，冷藏保存。

無奶白醬金線瓜麵

　　品嘗義大利麵時，總會令人感到很療癒。但之後就會因為食用大量的乳製品和碳水化合物，讓你飽受脹氣之苦。所以，這道食譜不用義大利麵，改用金線瓜；也不用任何乳製品，改用腰果、大麻籽和營養酵母製作無奶白醬。如此一來，不僅能滿足口腹之欲，也不會有任何不舒服的感覺。

材料

- 1 杯生腰果
- 1 顆中型金線瓜（約 1100 公克）
- 3 湯匙特級初榨橄欖油
- 細海鹽和現磨黑胡椒
- 2 瓣大蒜（切末）
- 1½ 湯匙檸檬汁
- 2½ 湯匙營養酵母
- 1 湯匙大麻籽
- 1 杯開水（再多準備半杯，以備不時之需）
- 1 湯匙切碎的新鮮巴西里
- 乾紅辣椒片（可省略）

作法

1　取一只中碗，放入腰果，用水淹過它。密封放到冰箱，冷泡至少 4 小時，或是泡一個晚上。

2　烤箱預熱到 200 度。取一個大烤盤，鋪上烤盤紙。

3　把金線瓜放在穩固的砧板上，去除蒂頭，並在底部切一刀，使底部的圓面變成一個平面。切出平面後，就可以把金線瓜立著擺在砧板上，以縱切的方向，將瓜體對切成兩半。拿一支湯匙，刮除內部的籽。

4　在瓜體內側刷上 1 湯匙的橄欖油，以鹽和胡椒調味。將金線瓜切面朝下，放上烤盤，烘烤 40 到 50 分鐘；等到瓜體烤到柔軟、刀子可以輕鬆刺穿的程度，就可小心翻面，讓它稍微冷卻。

每份熱量 676 大卡、蛋白質 18 公克、油脂 50 公克、碳水化合物 46 公克、纖維素 9 公克

備料時間：20 分鐘
冷泡時間：4 小時
烹調時間：50 分鐘
份數：2 份（或分 4 份當配菜）

5 等待瓜體冷卻時，可開始製作醬汁。取一只未加熱的小煎鍋，把剩餘的橄欖油和大蒜混在一起。混勻後，以小火加熱，將鍋中食材煮到滋滋作響。讓滋滋作響的狀態持續 1 分鐘，即可倒入食物調理機。瀝乾腰果，先以冷水沖洗，並甩去多餘的水分，再放入食物調理機。加入檸檬汁、營養酵母、大麻籽和 1/2 杯開水，把所有食材攪打到充分融合在一起。再多加一點水，一次加 1 到 2 湯匙的量，繼續攪打，直到混料呈現滑順的醬料質地。確認味道，以鹽和胡椒調味（大約會做出 1 杯半的醬）。

6 用叉子將剖半、烤熟的金線瓜瓜肉刮起。如果瓜肉已經冷了，請放到大煎鍋裡，稍微煸炒一下，讓它回溫。瓜肉拌入約一半的醬汁，再撒上巴西里和紅辣椒片（如果有準備），即可享用。

小叮嚀

1 請把冰箱裡剩的蔬菜，搭配這道料理一起享用。如果想增加蛋白質的攝取量，可以加幾片雞肉，或是快炒一些蝦肉也不錯。

2 剩下的醬汁冷卻後，可密封冷藏，最多可存放 3 天。亦可用醬汁來拌更多的金線瓜或其它蔬菜。

麻醬櫛瓜麵佐蔬菜

這道純素料理不但料多味美,且冷熱皆宜。這道菜是以外帶麵食發想而來,所以搭配了濃厚的醬汁。醬汁的基底是杏仁醬,佐以米醋、薑末和芝麻油提味。為了提升整道菜的營養,把麵條換成櫛瓜麵,還增加了蔬菜的分量。妳可以直接單吃這道菜,或是搭配喜愛的蛋白質食物享用。

材料

- 3 湯匙酪梨油
- 3 支蔥(蔥白和嫩綠的部分斜切成片,深綠的部分切蔥花盤飾用)
- 2 瓣大蒜(切末)
- 2 茶匙新鮮薑末
- 1/2 杯無顆粒、無加糖的杏仁醬
- 3 湯匙椰子胺基酸醬油
- 2 茶匙無調味米醋
- 1 到 2 茶匙拉差辣椒醬(可省略)
- 1 湯匙芝麻油(以炒焙過的芝麻製成)
- 細海鹽和現磨黑胡椒
- 1 顆中型甜椒(去籽,切薄片)
- 1 杯荷蘭豆(切片)
- 1 條中型胡蘿蔔(切絲)
- 4 條中型櫛瓜(切成長條狀,或直接準備櫛瓜麵)
- 2 茶匙芝麻籽(盤飾用,可省略)

作法

1 取一只中型煎鍋,放入 2 湯匙酪梨油、蔥、蒜和薑。拌勻後,以小火加熱,煮到鍋中滋滋作響。讓滋滋作響的狀態持續 1 分鐘,接著拌入杏仁醬、椰子胺基酸醬油、米醋和是拉差辣椒醬(如果有準備)。拌煮 1 分鐘後,盛入大碗,拌入芝麻油,以鹽和胡椒調味。如果需要把醬調稀一些,請用一次 1 湯匙的量,加入熱水,慢慢把醬調到想要的稠度(大約會做出 1 杯的醬)。

2 用紙巾擦拭煎鍋。鍋中放入 1/2 湯匙的油,加入甜椒和荷蘭豆,以鹽和胡椒調味。拌炒約 3 到 4 分鐘,直到鍋中食材軟化。加入胡蘿蔔,煸炒 1 到 2 分鐘。等胡蘿蔔也變軟後,即可盛入大碗,冷卻備用。

每份熱量 394 大卡、蛋白質 10
公克、油脂 31 公克、碳水化
合物 23 公克、纖維素 10 公克

備料時間：25 分鐘
烹調時間：15 分鐘
份數：4 份

3 把剩餘的 1/2 湯匙油放入煎鍋。
加入櫛瓜麵，以鹽調味，拌炒 4
到 6 分鐘，直到麵條軟化。用料
理夾把麵撈起，放到濾盆中，瀝
除湯汁，冷卻備用。

4 把麵條放入步驟 ② 的大碗中，
加入 1/4 杯的醬，輕柔拌勻。如
果覺得醬太少，可再多拌一些。
全程使用料理夾拌麵，拌到所有
食材都裹上一層醬。確認味道，
以鹽和胡椒調味（大約會做出 6
杯的量）。把麵條分裝到 4 只碗
中，撒上芝麻籽和蔥花（如果有
準備），即可享用。

小叮嚀

1 如果想以冷食的形式品嘗這道料
理，就先不要分盤，直接把拌好
的麵放入冰箱，要吃時再分盤。

2 如果希望醬料更滑順，可以把爆
香過的蔥、薑、蒜倒入食物調理
機，再加入其餘食材，攪打到喜
歡的質地為止。

3 沒吃完的醬很適合用來當沙拉
醬、蔬菜的沾醬或烤雞的佐料。

義式白花椰麵疙瘩佐番茄乳酪沙拉

如果妳喜歡吃番茄乳酪沙拉，一定也會愛這道菜。這是一道簡單純素料理，將羅勒、番茄和莫札瑞拉乳酪的滋味，與白花椰菜製成的麵疙瘩完美結合在一起。烤的麵疙瘩不但口感更好，也比用鍋子煮省事許多，是一種雙贏的料理方式。

材料

- 2 包 300 公克的冷凍白花椰麵疙瘩
- 噴霧式橄欖油
- 1/4 杯罐裝青醬
- 2 湯匙特級初榨橄欖油
- 2 杯對切小番茄
- 1 杯對切新鮮莫札瑞拉乾酪球
- 細海鹽和現磨黑胡椒

> 每份熱量 380 大卡、蛋白質 10 公克、油脂 23 公克、碳水化合物 31 公克、纖維素 9 公克

> 備料時間：10 分鐘
> 烹調時間：25 分鐘
> 份數：4 份

作法

1 烤箱預熱到 200 度，烤盤鋪上烤盤紙。

2 把冷凍的麵疙瘩均勻鋪在烤盤上，噴上一層橄欖油。送入烤箱烤 20 到 25 分鐘，直到麵體金黃、徹底熟透，中途要晃動一下烤盤。

3 取一只大碗，把青醬和橄欖油拌在一起。麵疙瘩烤好後，倒入碗中，迅速與碗中醬汁拌勻，使表層沾附一層醬汁。加入番茄和乳酪，輕柔拌勻。確認味道，以鹽和胡椒調味，再均分到 4 只淺碗中，即可享用。

純素版作法

用植物性的莫札瑞拉乳酪，來取代乳製乳酪即可。

西班牙紅椒堅果醬

　　這款由烤紅椒和杏仁醬製成的香濃沾醬，是我最愛的西班牙醬料。現吃就很美味，但如果能先靜置一天，風味會更出色，所以若時間許可，請提早做好。做好的醬料可當蔬菜沾醬、無穀蘇打餅的抹醬，甚至還能成為漢堡、烤雞和烤魚的佐料。

材料

- 2 湯匙特級初榨橄欖油
- 3 瓣大蒜（切末）
- 1 杯瀝乾湯汁的罐裝烤紅椒
- 1/3 杯無顆粒、無加糖的杏仁醬
- 1 湯匙切碎的新鮮扁葉巴西里
- 2 茶匙紅酒醋
- 1/2 茶匙辣味紅椒粉
- 少許辣椒（可省略）
- 1/4 茶匙生蜂蜜
- 細海鹽和現磨黑胡椒

> 每份（2 湯匙）熱量 84 大卡、蛋白質 2 公克、油脂 7 公克、碳水化合物 5 公克、纖維素 1 公克

> 備料時間：15 分鐘
> 烹調時間：2 分鐘
> 成品分量：1¼ 杯

作法

1　取一只未加熱的小煎鍋，倒入橄欖油和大蒜。混勻後，靜置在小火上加熱，煮到鍋中滋滋作響。讓滋滋作響的狀態持續 1 分鐘，即可盛入小碗冷卻。

2　在食物調理機的調理碗中，把烤紅椒、杏仁醬、巴西里、醋、紅椒粉、辣椒（如果有準備）和蜂蜜，拌在一起。再加入冷卻的大蒜混料，攪打至滑順狀，用刮杓把調理碗內的所有醬體刮出。確認味道，以鹽和胡椒調味。

3　可以現做現吃，或密封冷藏稍後享用。

無穀「黃金奶」香蕉瑪芬

香蕉瑪芬是很討人喜歡的料理；若想做出獨具特色的瑪芬，可以試著添加一些薑黃、薑和肉桂。印度熱飲「黃金奶」（golden milk），就是用這些辛香料調製而成。根據記載，薑黃有強大的抗發炎功效，肉桂則能調節血糖，而薑則有抗氧化的能力。另外，妳一定不會相信這些瑪芬沒加糖，

材料

- 2 杯去皮杏仁粉
- 1/4 杯葛粉
- 3 湯匙膠原蛋白胜肽
- 1 茶匙小蘇打粉
- 2 茶匙肉桂粉
- 1 茶匙薑粉
- 1 茶匙薑黃粉
- 1/4 茶匙細海鹽
- 3 根中型熟香蕉
- 6 顆去籽椰棗乾
- 1/4 杯特級初榨橄欖油
- 1 茶匙香草精
- 2 顆大蛋（打散）

作法

1 將烤箱預熱到 180 度；準備 12 個放有紙托的瑪芬模具，放在烤盤上。

2 取一只大碗，把杏仁粉、葛粉、膠原蛋白、小蘇打粉、肉桂、薑、薑黃和鹽，混在一起。

3 用食物調理機把香蕉、椰棗、橄欖油和香草打在一起。待所有食材滑順的融合在一起，即可倒入步驟 ② 的大碗中，再加入雞蛋。以翻摺的方式，把所有食材拌在一起，待所有食材混勻後，即可分裝到模具中。

因為它們的滋味香甜，還帶有濕潤、濃郁的口感，保證妳在享用這道料理的過程，一定會忘記自己在執行間歇性斷食的飲食計畫。

4 烘烤 20 到 25 分鐘，烤至瑪芬表面呈金黃色。用牙籤插入任一顆瑪芬的中心處，若牙籤抽出後沒有沾黏任何麵糊，就表示熟透了（萬一還沒熟透，表面又開始有點過焦，可在上頭蓋一層鋁箔）。出爐的瑪芬先連同烤盤，放在散熱架上冷卻 5 分鐘，之後再移至散熱架上，徹底放涼。當餐沒吃完的瑪芬，請密封冷藏。

每份（1 個瑪芬）熱量 226 大卡、蛋白質 7 公克、油脂 16 公克、碳水化合物 16 公克、纖維素 3 公克

備料時間：15 分鐘
烹調時間：25 分鐘
成品分量：12 個瑪芬

無穀椰霜胡蘿蔔瑪芬蛋糕

　　這份食譜把充滿濃郁香氣的胡蘿蔔蛋糕，做成了瑪芬的大小，而且還減少了穀物和精製糖的用量，是一道兼顧美味和健康的點心。雖然不一定要在蛋糕表面撒上一層椰絲，但我推薦這麼做，因為多了椰絲的瑪芬，不但口感更豐富，還能攝取健康油脂。

材料

- 1½ 杯（168 公克）去皮杏仁粉
- 1/4 杯（36 公克）葛粉
- 1/4 杯（40 公克）膠原蛋白胜肽
- 2 茶匙肉桂粉
- 1 茶匙薑粉
- 1/4 茶匙肉豆蔻粉
- 1/2 茶匙泡打粉
- 1/4 茶匙小蘇打粉
- 1/4 茶匙加一小撮細海鹽
- 3 顆室溫大蛋
- 1/3 杯加 2 湯匙楓糖漿

- 3 湯匙特級初榨橄欖油
- 1¼ 茶匙香草精
- 2 條中型胡蘿蔔（切絲）
- 1/2 杯核桃碎或胡桃碎
- 1/4 杯無加糖椰絲（可省略）
- 1/4 杯椰子醬

每份（1 個瑪芬）熱量 255 大卡、蛋白質 7 公克、油脂 18 公克、碳水化合物 17 公克、纖維素 3 公克

備料時間：15 分鐘
烹調時間：25 分鐘
成品分量：12 個瑪芬

作法

1 烤箱預熱到 180 度；準備 12 個放有紙托的瑪芬模具，放在烤盤上。

2 取一只大碗，把杏仁粉、葛粉、膠原蛋白、肉桂、薑、肉豆蔻、泡打粉、小蘇打粉和 1/4 茶匙鹽，混在一起。取另一只中等大小的碗，把蛋、1/3 杯楓糖漿、橄欖油和 1 茶匙的香草精，拌在一起。把蛋液混料倒入杏仁粉混料，將兩者充分拌勻。以翻摺的方式，把核桃和椰絲（如果有準備）拌入。

3 將步驟 ② 的麵糊分裝到瑪芬模具中。烘烤 22 到 25 分鐘，烤到瑪芬表面呈金黃色。用牙籤插入任一顆瑪芬的中心處，若牙籤抽出後沒有沾黏麵糊，就表示熟透了。出爐的瑪芬先連同烤盤，整盤放在散熱架上冷卻 5 分鐘，之後再移至散熱架上，徹底放涼。

4 取一只小碗，把椰子醬和剩餘的一撮鹽、2 湯匙楓糖漿和 1/4 茶匙香草精拌在一起（如果椰子醬很硬，請把所有食材放入小鍋子，以小火一邊加熱、一邊攪拌，直到所有食材均勻相融在一起）。等瑪芬徹底冷卻後，在每顆瑪芬表面淋上 1 茶匙的椰子醬混料，然後以湯匙的背面輕柔抹開，即可享用。當餐沒吃完的瑪芬，請密封冷藏。

可可椰棗哈瓦爾酥糖

　　這款中東糖果是以芝麻籽製成，但因為含精製糖，所以我改用中東芝麻醬做這些一口大小的酥糖，並用椰棗（和少許的楓糖漿）的甜來取代精製糖。它們不含堅果，很適合當作一家大小的飯後甜點。

材料

- 1½ 杯去籽椰棗乾
- 1/2 杯中東芝麻醬（tahini）
- 1/2 杯（48 公克）無加糖可可粉
- 1 湯匙楓糖漿
- 1 茶匙香草精
- 1/2 茶匙即溶咖啡（可省略）
- 1/4 茶匙細海鹽

小叮嚀

1 請務必使用質地柔軟的椰棗製作這款酥糖，不然它們無法成形。如果妳使用的椰棗很硬，請把它們放到熱水裡，泡 10 到 15 分鐘。要開始製作時，再把它們撈起，拍乾多餘的水分。

2 如果你喜歡，也可以在這些酥糖表面滾上烤過的椰絲、可可粒、芝麻籽或堅果碎。

作法

1 把椰棗放入食物調理機的調理碗，以瞬轉模式，將椰棗分次攪打成細丁。再加入中東芝麻醬、可可粉、楓糖漿、香草、咖啡（如果有準備）和鹽。攪打 1 到 2 分鐘，直到所有食材均勻融合、呈滑順狀。

2 用湯匙或冰淇淋杓，把混料分成 22 份，再將它們滾成球狀，即可享用。如果沒有馬上要吃，可以密封起來，冷藏（最多可放 1 週）或冷凍（最多可放 2 個月）保存。

每份（1 塊）熱量 80 大卡、蛋白質 2 公克、油脂 3 公克、碳水化合物 12 公克、纖維素 2 公克

備料時間：20 分鐘
成品分量：大約 22 塊

| 小菜 · 點心 |

可可椰子凍軟糖

　　想來點健康版的軟糖嗎？這款點心能滿足妳的願望。它不含任何精製糖，且椰子醬賦予它極為濃郁的口感，只要一小口，就能滿足妳對軟糖的渴望。不僅如此，這款軟糖還可以冷凍保存，不必急於一時享用。可以把它放在陶瓷烤盤冷凍，之後切成小塊，盛裝到可密封的厚夾鏈袋裡。

材料

- 1 杯無加糖椰子醬
- 2 湯匙椰子油
- 24 公克無加糖可可粉
- 1/2 杯楓糖漿
- 1 茶匙香草精
- 1/4 茶匙細海鹽
- 粗海鹽（可省略）

小叮嚀

這款軟糖必須冷凍保存，從冷凍庫取出後，也必須盡快享用。因為在室溫下，它會漸漸融化。

> 每份（1 塊）熱量 110 大卡、蛋白質 1 公克、油脂 9 公克、碳水化合物 9 公克、纖維素 2 公克

> 備料時間：20 分鐘
> 冷凍時間：1 小時
> 成品分量：大約 20 塊

作法

1 準備 24 個放有紙托的迷你瑪芬模具，或是準備 1 個鋪有烤盤紙的 20 公分陶瓷烤盤。

2 準備一鍋沸水，以隔水加熱的方式，在一只大碗中，把椰子醬和椰子油混在一起。先靜置加熱，等它們軟化開始能夠相融之後，就可把大碗從鍋中取出，充分拌勻碗中食材。

3 把可可、楓糖漿、香草和鹽加入大碗中，持續攪拌，直到所有食材滑順的融合在一起。

4 把混料分裝到瑪芬模具中，或是鋪到陶瓷烤盤中。撒上粗鹽（如果有準備），即可送進冷凍庫成形。請至少冷凍 1 小時，再取出享用，或盛裝到冷凍袋保存（如果是將混料鋪在陶瓷烤盤中冷凍，等軟糖成形後，就可把它切成小塊，盛裝到冷凍袋保存）。

無穀格蘭諾拉麥穀片

　　大家總會覺得市售的格蘭諾拉麥穀片很健康，但它們多半都含有大量的糖和穀物，添加的油也都不太好。幸好，自己動手做格蘭諾拉麥穀片並不是什麼難事，這樣就能輕鬆把關食材的品質。請把這份食譜當作一個範本，然後依照個人口味，去變換裡面的辛香料、堅果和種子的種類。

材料

- 3/4 杯生核桃或胡桃
- 1/2 杯生南瓜籽
- 1/2 杯生腰果
- 3/4 杯生杏仁片
- 1/2 杯無加糖椰絲
- 1/4 杯大麻籽
- 1/4 杯特級初榨橄欖油
- 1/3 杯楓糖漿
- 1 茶匙香草精
- 2 茶匙肉桂
- 1/2 茶匙薑粉
- 1/2 茶匙細海鹽

> 每份（1/4 杯）熱量 203 大卡、蛋白質 5 公克、油脂 17 公克、碳水化合物 10 公克、纖維素 2 公克

> 備料時間：10 分鐘
> 烹調時間：45 分鐘
> 成品分量：大約 4 杯

作法

1 烤箱預熱到 150 度。

2 把核桃、南瓜籽和腰果切成粗粒。盛入大碗，加入杏仁、椰絲和大麻籽，拌勻。

3 加入橄欖油、楓糖漿、香草、肉桂、薑和鹽；以翻摺的方式，把所有食材拌勻。等食材充分融合在一起後，即可均勻鋪上烤盤。

4 先烘烤 15 分鐘，翻攪盤中食材，再將它們重新鋪平，繼續烘烤 20 到 30 分鐘；烤到香氣四溢、外表焦黃，期間每 10 分鐘就翻拌一次（格蘭諾拉麥穀片冷卻後會變脆）。

5 盛入大碗冷卻，冷卻期間請攪拌數次，好讓它充分散熱。冷卻後的格蘭諾拉麥穀片請放入密封罐保存，室溫可保存 1 週，冷藏可保存 2 週，冷凍則可保存 3 個月。

帕瑪火腿烤蘆筍

　　做這道簡單又美味的小點心時，請務必選購大小適中的蘆筍。由於蘆筍必須與帕瑪火腿一起入烤箱烘烤，如果太細，等火腿烤脆時，它就過熟了；如果太粗，又會不夠熟。中型的蘆筍最適合做這道菜。製作時，妳不需要額外加鹽，因為帕瑪火腿本身已經夠鹹了，尤其是在烤過之後。

材料

- 6 片帕瑪火腿
- 12 根中型蘆筍（約 20 公分）
- 1 湯匙特級初榨橄欖油
- 現磨黑胡椒
- 1 茶匙檸檬汁（可省略）
- 現磨帕瑪森乳酪（可省略）

小叮嚀

　　這道菜最好一出爐就趁熱享用，才能吃到帕瑪火腿的酥脆口感。妳可以先把捲上火腿的蘆筍準備好，但不要烤；密封冷藏，最久可放 2 天。要吃時再用烤箱，或是烤吐司的小烤箱現烤、現吃。

作法

1 烤箱預熱到 200 度。烤盤鋪上烤盤紙。

2 以縱切的方式，將每片帕瑪火腿對切。把蘆筍末端過老的部分削掉。把食材放到烤盤上，撒上橄欖油。接著把帕瑪火腿包在蘆筍的梗上（尖端鱗片以下的位置），一片帕瑪火腿包一根蘆筍。放回烤盤，以胡椒調味。

3 烘烤 10 到 12 分鐘，烤到蘆筍變軟，帕瑪火腿酥脆。撒上檸檬汁，點綴一些帕瑪森乳酪（如果有準備），即可趁熱享用。

每份（2 捲）熱量 96 大卡、蛋白質 9 公克、油脂 7 公克、碳水化合物 1 公克、纖維素 1 公克

備料時間：10 分鐘
烹調時間：12 分鐘
成品分量：12 捲

蘑菇鑲義式香腸

這是我最愛的開胃菜，所以我突發奇想，何不讓它成為一道家常菜？這道料理很有飽足感，含有豐富的蛋白質，一次可做很多密封冷藏。要吃的時候，只要拿出幾顆，用小烤箱加熱，就能快速變出一道配菜。

材料

- 20 朵蘑菇（去梗）
- 3 湯匙特級初榨橄欖油
- 細海鹽和現磨黑胡椒
- 450 公克甜味或辣味義式臘腸（去除腸衣）
- 4 支蔥（蔥白和嫩綠的部分切末）
- 3 瓣大蒜（切末）
- 4 湯匙現磨帕瑪森乳酪
- 26 公克去皮杏仁粉
- 1 湯匙切末的新鮮巴西里
- 噴霧式橄欖油

作法

1 烤箱預熱到 180 度。烤盤鋪上烤盤紙。

2 把蘑菇凹面朝上的排在烤盤上。在蘑菇表面刷上一層橄欖油，並以鹽和胡椒調味。

3 取一只大煎鍋，放入剩餘 1 湯匙的橄欖油，以中火熱油。加入香腸，烹煮 8 到 10 分鐘，期間要不時用木杓攪拌，並將香腸肉壓碎；炒至其完全熟透，且表面略帶焦黃。加入蔥和蒜，拌炒約 2 分鐘，直到變軟、散發香氣。拌

每份（2 顆）熱量 143 大卡、
蛋白質 11 公克、油脂 10 公
克、碳水化合物 3 公克、纖維
素 1 公克

備料時間：25 分鐘
烹調時間：30 分鐘
成品分量：20 顆

入 3 湯匙的帕瑪森乳酪、杏仁粉
和巴西里，繼續拌炒 1 到 2 分鐘，
直到所有食材均勻融合，且充分
受熱。確認味道，如有需要，可
用鹽和胡椒調味。

4 把做好的填料鑲入菇帽中。烘烤
10 到 12 分鐘，烤到菇體熟透，
填料熱燙。將剩下 1 湯匙的帕瑪
森乳酪，均勻撒在每顆蘑菇上，
噴上一層橄欖油，再繼續烘烤 3
分鐘，烤到乳酪轉為金黃色，即
大功告成。

小叮嚀

這道菜最適合用中、大型的蘑菇製
作。小的蘑菇會比較不好填料，但
如果只買得到小蘑菇，可多買 5 到
10 朵，避免剩下太多填料。

氣炸豆薯條佐香草美乃滋

　　如果妳以為自己不可能在這份飲食計畫中吃到薯條，這道料理會打破妳的想像。這款薯條不是用馬鈴薯做的，而是用豆薯做的。豆薯源自墨西哥，是營養豐富、有益健康的塊莖植物，富含益生質能增加腸道裡的好菌。豆薯也可以生吃，口感爽脆、清甜，很適合搭配酪梨醬或其他沾醬享用。

材料

香草美乃滋

- 1 湯匙特級初榨橄欖油
- 1 瓣大蒜（切末）
- 1/2 杯酪梨油美乃滋
- 1 茶匙檸檬皮
- 1 湯匙檸檬汁
- 3 湯匙切碎的新鮮巴西里
- 2 湯匙切碎的新鮮蒔蘿
- 細海鹽和現磨黑胡椒

豆薯薯條

- 細海鹽
- 約 600 公克的去皮豆薯，切成約 0.5 公分厚的條狀（我都是直接用 2 包 Trader Joe's 的 270 公克預切豆薯棒）
- 1 湯匙酪梨油
- 1/2 茶匙蒜粉
- 1/4 茶匙辣椒粉（可省略）

- 現磨黑胡椒
- 噴霧式橄欖油

作法

製作香草美乃滋

1 取一只未加熱的小煎鍋，將橄欖油和大蒜混勻。混勻後，靜置在小火上加熱，煮到鍋中滋滋作響。讓滋滋作響的狀態持續 30 秒，即可盛入中等大小的碗裡冷卻。冷卻後，把美乃滋、檸檬皮、檸檬汁、巴西里和蒔蘿，加入碗中，以翻摺的方式，將所有食材拌勻（或者，如果有小型食物調理機，也可以直接用它把所有食材攪打至滑順）。確認味道，並以鹽和胡椒調味（這大約會做出 2/3 杯的醬）。

每份（1/4 的薯條配 2 湯匙美
乃滋）熱量 318 大卡、蛋白質
1 公克、油脂 31 公克、碳水化
合物 13 公克、纖維素 7 公克

備料時間：25 分鐘
烹調時間：40 分鐘
份數：4 份

製作薯條

2 把一鍋加鹽的水煮滾。放入豆薯，讓水重新煮滾，並持續滾煮 10 分鐘。瀝除水分，徹底拍乾豆薯。

3 氣炸鍋預熱到 200 度。

4 把豆薯和酪梨油、蒜粉和辣椒粉拌在一起，並以鹽和胡椒調味。在氣炸鍋的炸物籃內側噴上一層油，把豆薯條平鋪在炸物籃內（請不要排太密，如有需要，可以分批氣炸）。氣炸 18 到 20 分鐘，直到豆薯條變得金黃、酥脆；中途須晃動炸物籃，使豆薯均勻受熱。趁熱上桌，搭配香草美乃滋享用。

小叮嚀

1 最早可提前一天做好美乃滋，密封冷藏。如果醬有剩，可拌入鮪魚或鮭魚罐頭中。

2 如果分批氣炸豆薯條，請把炸好的豆薯條放入烤箱保溫。烤箱溫度設在 90 度，並準備一個架了網架的烤盤，網架噴上一層橄欖油。在氣炸其他豆薯條時，請把炸好的豆薯條放在網架上，送入烤箱保溫。

美式紅什錦炊飯

如果家中有整罐的肯瓊香料粉（Cajun seasoning），就可以不用準備辛香料，直接用它入菜（需要 2½ 湯匙）。如果是用現成的香料，請確認成分中是否有鹽和胡椒。如果有，之後就可以先不用額外調味，等到所有的調味都結束後，再依當下的味道，去添加鹽或胡椒即可。

材料

辛香料混料

· 1 茶匙甜紅椒粉
· 1/2 茶匙醃燻紅椒粉
· 2 茶匙蒜粉
· 1½ 茶匙乾燥的奧勒岡
· 1 茶匙洋蔥粉
· 1/2 茶匙辣椒

什錦飯

· 3 湯匙酪梨油
· 340 公克中型蝦子（脫殼、去內臟）
· 細海鹽和現磨黑胡椒
· 3 條豬肉或雞肉的辣燻腸（斜切成片）
· 250 公克去皮、無骨雞腿肉或雞胸肉（切成塊狀，拍乾）
· 1 包 350 公克的冷凍白花椰菜米
· 1 顆中型紅甜椒（去籽、切碎）

· 2 根芹菜（切碎）
· 3 支蔥（蔥白和嫩綠的部分切片，深綠的部分留著當盤飾）
· 1 罐 450 公克的火烤番茄丁（瀝乾，湯汁保留）
· 1/4 杯雞骨高湯
· 辣醬（供用餐者取用，可省略）

作法

製作辛香料混料

1 取一只小碗，把甜紅椒粉、煙燻紅椒粉、蒜粉、奧勒岡、洋蔥粉和辣椒，混在一起。

製作什錦飯

2 取一只大煎鍋，放入 1 湯匙酪梨油，以中大火熱油。加入蝦子，以鹽和胡椒調味，撒上 1/2 茶匙

每份熱量 429 大卡、蛋白質 35
公克、油脂 25 公克、碳水化
合物 15 公克、纖維素 4 公克

備料時間：20 分鐘
烹調時間：35 分鐘
份數：4 份

辛香料混料。拌炒 2 到 4 分鐘，待蝦子熟透，即可盛入大碗。

3 把香腸放入煎鍋，拌炒約 5 到 7 分鐘，直到香腸略帶焦黃，即可盛入裝蝦的碗中。在鍋中熱另外 1 湯匙的油，加入雞肉，以鹽和胡椒調味，撒上 1/2 茶匙辛香料混料。拌炒 6 到 8 分鐘，待雞肉熟透，且表面開始出現金黃斑點，即可起鍋，盛入裝蝦和香腸的大碗內。

4 鍋中加入白花椰米，以鹽和胡椒調味，拌炒 4 到 5 分鐘；攪拌時要拌到鍋底，將底部的小鍋巴不斷上翻。待白花椰米退冰、變熱後，加入甜椒和芹菜，撒上鹽和 1/2 茶匙辛香料混料，繼續拌炒約 3 分鐘。待甜椒和芹菜變軟後，加入蔥白和嫩蔥，以及剩餘

的辛香料混料，煸炒 1 分鐘。

5 鍋中拌入番茄和高湯。加入步驟 ③ 大碗中的食材，連碗中的湯汁也一併倒入。轉中火，拌煮 1 到 2 分鐘，讓剛剛倒入的食材變熱，與鍋中其他食材的風味相融。如果覺得鍋中混料太乾，請以一次 1 湯匙的量，加入番茄罐頭的湯汁，直到變成妳想要的濕度，確認味道，如有需要，可再加點鹽和胡椒調味。

6 分裝到 4 只淺碗中，淋上辣醬（如果有準備），撒上深綠蔥段切成的蔥花，即可上菜。

純素版作法

用純素香腸和一些斑豆（有斑點的菜豆），可取代雞肉和蝦。

什錦春捲盅

　　這道用料豐富又老少咸宜的料理，很適合當作全家出遊的便當菜。蛋白質部分，可以手邊現有的食材任意更換。在開始做這道菜之前，一定要先確認食材皆已備妥，因為一旦開火了，接下來的每一個步驟都分秒必爭。如果有人不吃辣，就不要把是拉差辣椒醬拌在菜裡，隨餐附上即可。

材料

- 1/2 茶匙葛粉
- 1/4 杯椰子胺基酸醬油
- 1 湯匙味醂
- 1½ 茶匙無調味米醋（或蘋果醋）
- 1 茶匙是拉差辣椒醬（可省略）
- 2 湯匙酪梨油
- 680 公克的特選蛋白質食物（去殼、去內臟的蝦，豬絞肉、火雞絞肉、雞胸或雞腿肉塊）
- 細海鹽和現磨黑胡椒
- 6 支蔥（蔥白和嫩綠的部分斜切成片，深綠的部分切蔥花盤飾用）
- 1 杯荷蘭豆（斜切成片）
- 3 瓣大蒜（切末）
- 1 湯匙新鮮薑末
- 1 包 500 公克的涼拌捲心菜沙拉（切絲的高麗菜和胡蘿蔔）
- 1 到 2 湯匙芝麻油（炒焙過的芝麻製成）

作法

1 取一只小杯，將葛粉溶於 1/2 茶匙的水中。取另一只杯子，把椰子胺基酸醬油、味醂、米醋和是拉差辣椒醬（如果有準備）混在一起。

2 取一只大煎鍋，放入 1 湯匙酪梨油，以中大火熱油。加入蛋白質食物，以鹽和胡椒調味，拌炒至食材徹底熟透（烹煮時間視使用的蛋白質食物而定），即可盛盤，上蓋保溫。如果鍋中留有許多湯汁，請將它倒掉。

3 將剩餘的 1 湯匙油放入煎鍋，以中大火熱油。加入蔥白、嫩蔥及荷蘭豆，撒點鹽和胡椒拌炒 1 分鐘。加入蒜和薑，拌炒 1 分鐘。逼出蔥、薑的香氣後，加入涼拌捲心菜沙拉，以鹽調味，繼續拌炒 1 到 2 分鐘，炒到菜絲變軟。

每份熱量 359 大卡、蛋白質 43
公克、油脂 14 公克、碳水化
合物 14 公克、纖維素 5 公克

備料時間：20 分鐘
烹調時間：15 分鐘
份數：4 份

4 轉中火，把步驟 ② 炒好的蛋白
質食物回鍋，盤中的湯汁也一併
倒入。攪拌一下步驟 ① 做好的
椰子胺基酸醬油調料，倒入煎
鍋；把調料和鍋中食材拌匀時，
要拌到鍋底，把底部的小鍋巴
往上翻。淋上步驟 ① 做的葛粉
水，繼續拌煮約 1 分鐘，直到湯
汁收乾、變稠，均匀裹上所有食
材的表面。

5 離火，撒上 1 湯匙的芝麻油。確
認味道，如有需要，可再以鹽、
胡椒或芝麻油調味。撒上深綠色
的蔥花盤飾，即可上菜。如有準
備是拉差辣椒醬和海鮮醬，可隨
餐附上。

純素版作法

可以改用脫殼的毛豆或切碎的烤豆
腐，取代這道菜中原本的動物性蛋
白質。它們都不需要預煮，直接在
步驟 ④ 時加入，與所有食材一起充
分加熱、拌匀即可。

實踐間歇性斷食
的最佳食材及購入管道

　　本書提及的部分食材，可至本篇提供的網站中購得。由於多為英文網頁，讀者可於閱讀本書後，依作者建議，在台灣的商店購買適合的食材及產品。

電解質

　　Simply Hydration 是一款很棒的電解質補充劑，其成分比例很適合注重健康和體能表現的人使用。每 3 毫升的 Simply Hydration 可提供75 毫克鎂、300 毫克氯、150 毫克鈉和 150 毫克鉀。這些成分天然的離子礦物質很容易被人體吸收，能迅速補充身體所需的電解質。這個濃縮配方可輕易溶於水或其他飲品中，而且可以在禁食期間補充，對需要增加電解質攝取量的間歇性斷食者很有幫助。

MCT 油

　　Simply Energy 是一款分離自椰子油的 100% 純辛酸 MCT 油。每一

湯匙可提供 14 公克的辛酸，妳可以直接把它拌到咖啡或茶裡，或是用它製作奶昔、料理做菜。辛酸是有 8 個碳原子的中鏈脂肪酸，所以在化學上它又簡稱 C8。中鏈脂肪酸和其他脂肪酸的特性大不相同，所以在執行生酮飲食或其他飲食時，很適合使用這類油脂。

抗性澱粉

Simply Fiber 是由兩種第二型抗性澱粉（RS2）組成，包括：有機青香蕉粉和有機馬鈴薯澱粉。抗性澱粉是一種不會被消化吸收的澱粉，因為人體消化道裡的酵素不會對它們產生反應。不過，當抗性澱粉來到大腸時，它就會被發酵成短鏈脂肪酸，成為腸道微生物和腸道細胞的燃料。Simply Fiber 有益消化道健康，因為它有助維持腸道菌相的平衡，以及小腸的正常通透性和完整度。

除此之外，Simply Fiber 的配方或許還能帶來其他好處，例如：保持最佳的血糖和胰島素狀態、正常食欲，以及心血管健康。

蛋白粉

Simply Protein 是一款創新、美味又不含乳製品的蛋白粉，每份可提供 21 公克蛋白質。它的蛋白質來自從牛骨高湯分離、高度濃縮的 HydroBEEF ™，這種經特殊工法萃取的蛋白質很容易水解成胜肽，所以比較容易被人體吸收和利用。該產品使用的肉源是瑞典飼養的牛隻，沒有施打激素、抗生素，也沒被餵食任何基改穀物、牧草或飼料。

胃酸補充劑

https://shop.bioticsresearch.com/
https://klaire.com/

可至上述網站購買 Biotics Research 的 Hydro-Zyme 或 Klaire Labs 的產品。

消化酵素

https://enzymedica.com/

https://www.thorne.com/

可至上述網站購買 Enzymedica 的 Digest Spectrum 或 Thorne Labs 的 Bio-Gest 產品。

健康果汁

https://theweeklyjuicery.lpages.co/cynthia-thurlow-guided-juice-fast/

你做好嘗試蔬果汁禁食了嗎？用 The Weekly Juicery 的果汁執行蔬果汁禁食，不僅能讓我們的消化道在好好休息的條件下，輕鬆吸收各種有機蔬果的營養，還有助身體重置對糖分的渴望，變得更渴望攝取蔬果和水果。

血糖監測裝置 & App

https://nutrisense.io

請依需求購買適合的血糖監測裝置，並挑選適用的 App 即可。

潔顏產品

https://www.tataharperskincare.com/

可至上述網站購買。

眼霜

https://www.beautycounter.com/cynthiathurlow

我推薦 BeautyCounter 的 Countermatch 產品。

G.I. Detox 排毒劑

https://biocidin.com/products/gi- detox

可至上述網站購買。

亞精胺

https://spermidinelife.us/

可至上述網站購買。

小檗鹼

https://shop.designsforhealth.com/

可至上述網站購買。

二氫小檗鹼（Dihydroberberine）

https://nnbnutrition.com/products/glucovantage/

可至上述網站購買 NNB 的 Glucovantage 產品。

鉻素 GTF

https://www.orthomolecularproducts.com/

可至上述網站購買。

藥用菇類

https://us.foursigmatic.com/
可至上述網站購買。

適應原草藥

https://www.piquelife.com/
若要購買印度人參、紅景天和瑪卡，可至上述網站購買。

蘋果醋

https://www.bragg.com/
可購買 Bragg 的有機蘋果醋。

感謝所有支持我的人，
我會在「間歇性斷食」的路上
繼續努力

　　5 年前我離開臨床醫學領域後，就憑藉著自身的經驗和專業，投入間歇性斷食和女性健康領域，但當時我從未想過，有一天自己會針對這個重要的主題寫一本書。然而，就在此刻，這本書與大家見面了。

　　寫這本書的過程就像是一場華麗的冒險，這樣的成果既得來不易，又令人深感謙卑——尤其這段期間，疫情蔓延全球，為了避免群聚，我兩個正值青春期的孩子都待在家裡遠距上課。一路走來，我發現做書是一件非常仰賴團隊合作的事，這當中必須有許多人各司其職的完成多項重要的事務，才有辦法讓一本書順利問世。

　　因此，在這裡，我要好好感謝這一路支持我、栽培我、幫助我的各路人馬，沒有他們，我就無法實現這個如夢似幻的寫書計畫。

　　謝謝克里斯・溫菲爾德（Chris Winfield），多虧你居中牽線，我才能認識 Park&Fine 文學暨媒體版權公司的安娜・佩特科維奇（Anna Petkovich），讓她成為我的版權經紀人。安娜，謝謝妳相信我，在我需要意見時，給予我可靠的建議，引導我架構出這本書的基本藍圖；也謝

謝妳幫我找到這麼棒的出版商，讓這本書和它所乘載的觀念得以呈現在這麼多人的眼前。

謝謝我在企鵝藍燈書屋的編輯團隊，露西亞・華生（Lucia Watson）和蘇希・斯沃茲（Suzy Swartz），她們的所作所為都十分優秀又慧眼獨具。認識她們之後，我就知道自己有了業界最棒的編輯團隊。謝謝妳們的一路相挺！

謝謝 JJ・維珍（JJ Virgin），妳的見解、商業頭腦和鼓舞，不僅激勵我一路向前，還讓我不斷在人生中創造更大的成就。

謝謝卡爾・克魯梅內勒（Karl Krummenacher），以及我的 Mindshare Mastermind 智囊團。謝謝你們的愛、鼓勵和支持。你們真的是最以人為本的企業家。

謝謝潔米・帕洛托羅（Jaime Pallotolo），我的思想導師和朋友，謝謝妳從我過去的作為中，看見我的潛力，還有給我滿滿的愛和支持。

謝謝泰瑞・科克倫（Teri Cochrane），妳的亦師亦友和非常人能及的無窮活力，給了我很大的支持，我很慶幸我的人生有妳。

謝謝塔克・斯廷（Tucker Stine），你的熱情、正能量和超專業的敘事能力，讓我體悟到，一場對話真的足以改變一個人的人生。萬分感謝你讓我以全新的眼界去看待我的願景和志業。

謝謝托尼・沃特利（Tony Whatley），多虧你一直要我不要這麼「小家子氣」，尤其是 2019 年的時候，我才能放手把事情做大！

謝謝我個人網站上「6 週間歇性斷食計畫」的教練們，你們真的非常特別，是一群勤奮、專業又敬業的夥伴，謝謝你們。

謝謝貝絲・立頓（Beth Lipton），妳絕對是全國最棒的廚師之一，妳研發的菜色不但營養滿分，連味道都美味到不可思議。貝絲，妳根本就是廚神！

謝謝瑪姬・格林伍德－羅賓遜（Maggie Greenwood- Robinson），妳真的很了解我想說些什麼，還在極度有限的時間內，幫我把所有的素材統整成一套流暢的文字。謝謝這一路上妳不斷鼓勵我把眼光放遠，提醒我不要被寫作的步調和壓力束縛，多虧有妳，我才能冷靜平穩、頭腦清醒地完成這一切。

　　謝謝我的父母，謝謝你們讓我對學習有著堅韌無比的毅力和熱情；謝謝我的兄弟，謝謝你總是要我笑看人生，不要把人生過得太嚴肅。

　　謝謝我的至親好友，謝謝你們容許我與你們分享這份經驗，也謝謝你們給我的愛和支持。沒有這些養分，我就不會是現在的我。

　　我還要謝謝那些在不知不覺間，將我導往「間歇性斷食」和「代謝健康」領域的每一位醫界同仁：傑森・方（Jason Fung）醫師、加布里埃爾・里昂（Gabrielle Lyon）醫師、班・比克曼（Ben Bikman）博士、彼得・阿堤亞（Peter Attia）醫師、肯・貝瑞（Ken Berry）醫師、大衛・喬克（David Jockers）醫師、布萊恩・倫茨克斯（Brian Lenzkes）醫師、丹尼爾・龐帕（Daniel Pompa）醫師、秋・卡雷檢（Tro Kalayjian）醫師、凱特・沙納漢（Cate Shanahan）醫師、明迪・佩爾茲（Mindy Pelz）醫師、戴夫・亞斯普雷（Dave Asprey）、辛・蘭德（Siim Land）、班・阿薩迪（Ben Azadi）、勞勃・沃爾夫（Robb Wolfe）、吉米・摩爾（Jimmy Moore）、馬蒂・肯德爾（Marty Kendall）、肖恩・威爾斯（Shawn Wells）、梅蘭妮・阿瓦隆（Melanie Avalon）、琴・史蒂文斯（Gin Stephens）、梅根・拉莫斯（Megan Ramos）、瑪麗亞・艾默里奇（Maria Emmerich）；以及女性荷爾蒙健康專家莎拉・加特弗萊德（Sara Gottfried）醫師、安娜・卡貝卡（Anna Cabeca）醫師、嘉莉・瓊斯（Carrie Jones）醫師、麗莎・莫斯科尼（Lisa Mosconi）醫師、杰米・西曼（Jaime Seeman）醫師等諸多前

輩。感謝你們增長了我的見聞，並影響了這麼多人的人生！

　　最後，我要謝謝我的闌尾。在你破裂之前，我從未對你心懷感激，但為你住院的那 13 天，我對飲食有了更深層的體悟。這樣的體悟不但激發了我對間歇性斷食的不同看法，也讓我再度登上了 TEDxTalk 的講堂；而正是這場我人生中的第二場 TED 演講，開啟了我生命的第二段旅程。我對自己有幸踏上這樣的旅程，滿懷感恩！

別讓自責成為一種習慣

放過自己的 100 個正向練習！

「錯不在你！」只要明白這點，
就能活得更輕鬆！

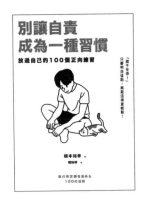

根本裕幸◎著

改造焦慮大腦

國際知名大腦科學家要告訴你，
焦慮不是弱點，而是一種天賦！

善用腦科學避開焦慮迴路，
提升專注力、生產力及創意力

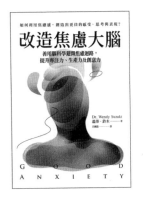

溫蒂・鈴木◎著

我也不想一直當好人

帶來傷害的關係，請勇敢拋棄吧！

把痛苦、走偏的關係，勇敢退貨，
只留下對的人！

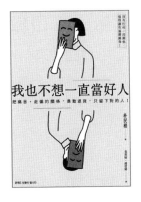

朴民根◎著

日日抗癌常備便當

抗癌成功的人都這樣吃！

收錄 110 道抗癌菜色，
打造不生病的生活。

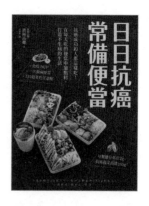

濟陽高穗◎著

吃出免疫力的大蒜料理

全台第一本大蒜料理食譜！

煮麵、煲湯、拌飯、提味，
34 道蒜味料理，美味上桌！

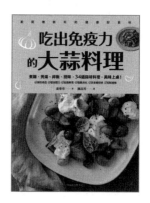

金奉京◎著

原來，食物這樣煮才好吃！

食物好吃的關鍵在「科學原理」！

從用油、調味、熱鍋、選食材到保存，
150 個讓菜色更美味、廚藝更進步的料理科學。

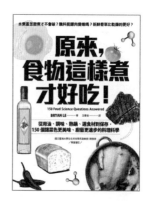

BRYAN LE ◎著

健康力
給女性的6週168間歇性斷食全書
專業營養師教妳善用532原則，用食物調整荷爾蒙，
產後、更年期、停經都適用，年過40也能瘦！

2023年2月初版　　　　　　　　　　　　　　　　　定價：新臺幣390元
有著作權・翻印必究
Printed in Taiwan.

著　　者　辛西亞・梭羅
　　　　　Cynthia Thurlow
譯　　者　王　念　慈
叢書主編　陳　永　芬
校　　對　周　書　宇
內文排版　葉　若　蒂
封面設計　比 比 司 設 計

出　版　者　聯 經 出 版 事 業 股 份 有 限 公 司　　副總編輯　陳　逸　華
地　　　址　新北市汐止區大同路一段369號1樓　　總 編 輯　涂　豐　恩
叢書主編電話　(02)86925588轉5306　　　　　總 經 理　陳　芝　宇
台北聯經書房　台 北 市 新 生 南 路 三 段 9 4 號　　社　　長　羅　國　俊
電　　　話　(0 2) 2 3 6 2 0 3 0 8　　　　發 行 人　林　載　爵
郵 政 劃 撥 帳 戶 第 0 1 0 0 5 5 9 - 3 號
郵 撥 電 話　(0 2) 2 3 6 2 0 3 0 8
印　刷　者　文 聯 彩 色 製 版 印 刷 有 限 公 司
總　經　銷　聯 合 發 行 股 份 有 限 公 司
發　行　所　新北市新店區寶橋路235巷6弄6號2樓
電　　　話　(0 2) 2 9 1 7 8 0 2 2

行政院新聞局出版事業登記證局版臺業字第0130號

本書如有缺頁，破損，倒裝請寄回台北聯經書房更換。　　ISBN　978-957-08-6697-1 (平裝)
聯經網址：www.linkingbooks.com.tw
電子信箱：linking@udngroup.com

國家圖書館出版品預行編目資料

給女性的6週168間歇性斷食全書：專業營養師教妳善用532原
則，用食物調整荷爾蒙，產後、更年期、停經都適用，年過40也能瘦！
/ Cynthia Thurlow著 . 王念慈譯 . 初版 . 新北市 . 聯經 . 2023年2月 . 360面 .
17×23公分（健康力）
譯自：THE AGE OF A.I.: And Our Human Future
ISBN　978-957-08-6697-1（平裝）

1.CST：減重　2.CST：斷食療法　3.CST：婦女健康

411.94　　　　　　　　　　　　　　　　　　　　　　111021445